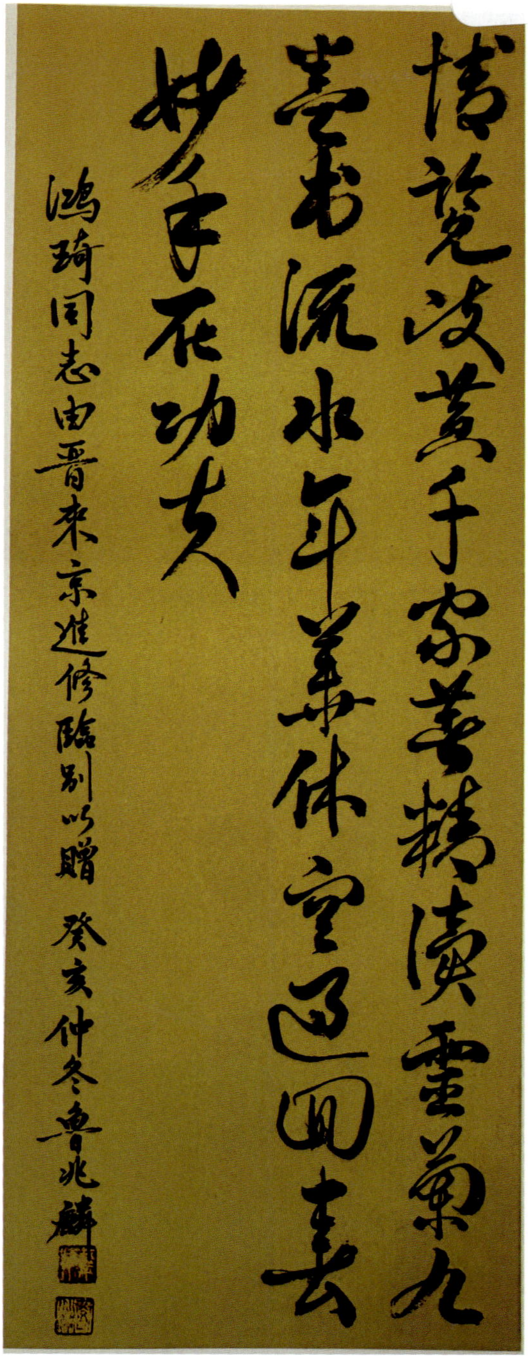

北京中医药大学鲁兆麟教授题词

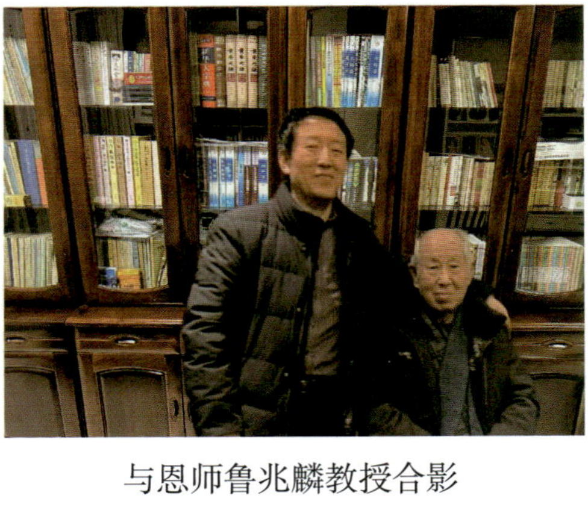

与恩师鲁兆麟教授合影

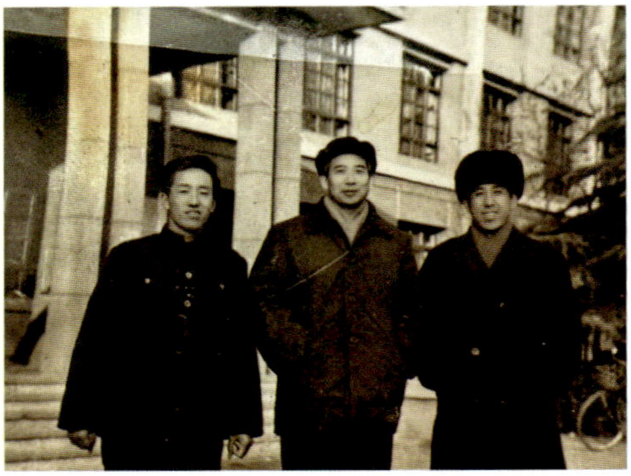

与王洪图、鲁兆麟教授合影

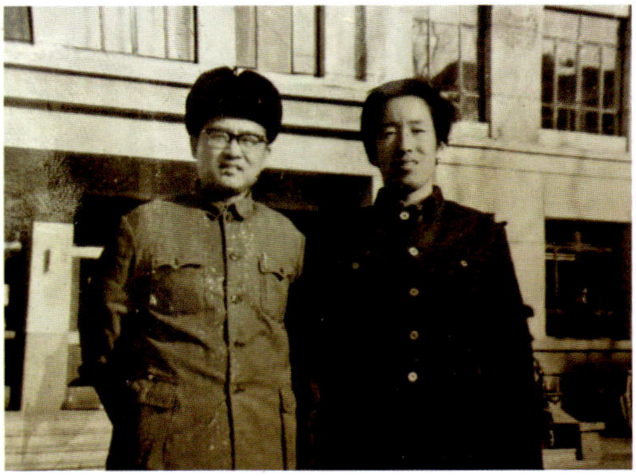

与钱超尘教授合影

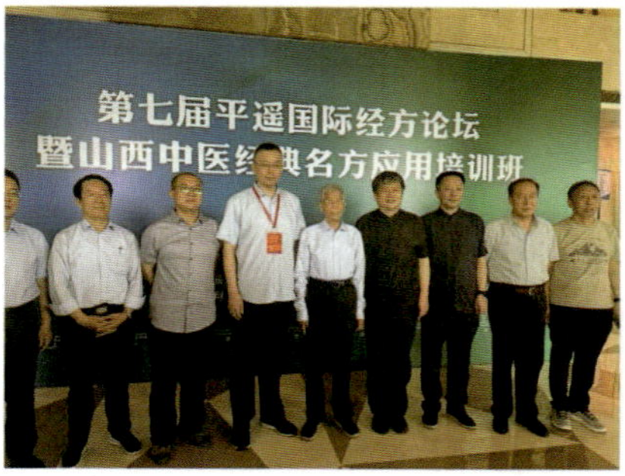

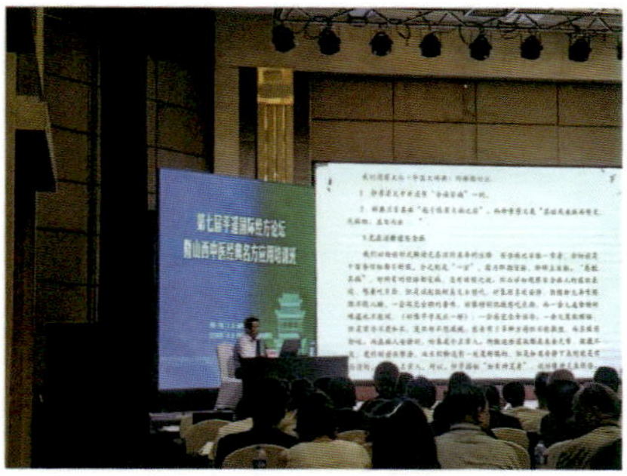

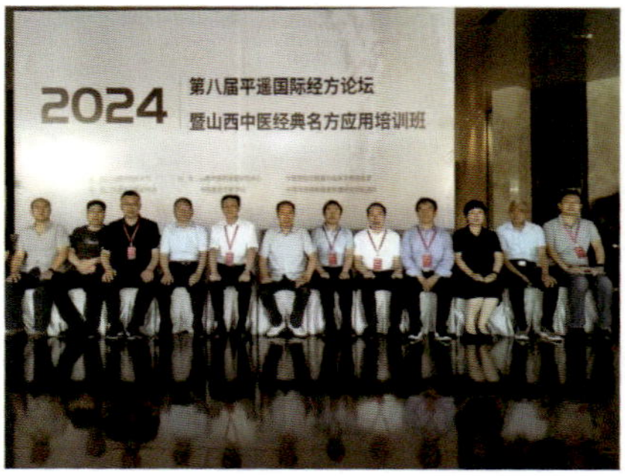

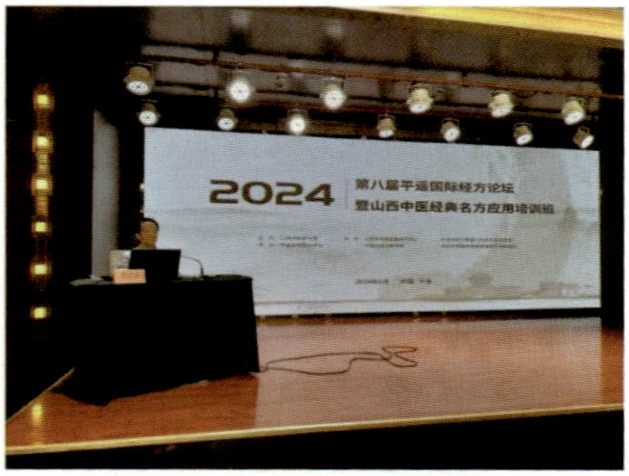

第七、八届平遥国际经方论坛受邀讲课

中医方歌与临证

李鸿琦　李子澎　李文昭　编著

中医古籍出版社
Publishing House of Ancient Chinese Medical Books

图书在版编目（CIP）数据

中医方歌与临证 / 李鸿琦，李子澎，李文昭编著. 北京 ： 中医古籍出版社，2025. 7. -- ISBN 978-7-5152-3006-1

Ⅰ. R24；R289. 4

中国国家版本馆CIP数据核字第2025NU5591号

中医方歌与临证

李鸿琦　李子澎　李文昭　编著

策划编辑　姚　强
责任编辑　李　炎
封面设计　LUCKY
出版发行　中医古籍出版社
社　　址　北京市东城区东直门内南小街 16 号（100700）
电　　话　010-64089446（总编室）010-64002949（发行部）
网　　址　www.zhongyiguji.com.cn
印　　刷　北京市泰锐印刷有限责任公司
开　　本　710mm×1000mm　1/16
印　　张　15　　彩插　0.25
字　　数　302千字
版　　次　2025 年 7 月第 1 版　2025 年 7 月第 1 次印刷
书　　号　ISBN 978-7-5152-3006-1
定　　价　78.00元

序

鸿琦同志捧两本书稿来京见我，说“给老师交作业了”。高兴之余追忆往昔，已经是三十多年前的事，学生也到古稀之年了。

“天作之合”，鸿琦同志是由我介绍来北京中医药大学各家学说进修的，而后跟我学习。当时我在宣武区讲课，是他专注认真的学习精神打动了我。先是坐班系统学习中医各家学说，同时跟随钱超尘教授学习古代汉语、医古文，为研读历代医学典籍打好基础。后来的几年里，鸿琦同志每年都来我家小住几月，帮助我整理历代医学资料，重点是历代医案。在我的学生中，鸿琦同志和我相处时间是最长的。他勤奋好学不怕吃苦，曾参加我主编《中医医案学》一书的基础编写工作，继又参加了《黄帝内经研究大成》一书的编写工作。后来就一直忙于临床，一晃就是三四十年。

鸿琦同志编写《李鸿琦医案医话》是我预料中事，因为我们师生一直致力于历代医案的收集、整理和研究工作。他将自己五十年行医的宝贵经验翔实地记录下来，并以“医话”形式加注说明，比别人记载整理要客观得多。书中外感类病案巧用、活用仲景经方，内伤类多是疑难杂症，许多病从西医角度是难治、不治之症，但是他用中医中药治疗取得良效。病种广涉内妇儿皮各科，鸿琦同志是个名副其实的全科医生，真正是中医各家学说领域培养成才的佼佼者。他在“医话”中强调，若能依证用方，就能取得相应的疗效，每例方证都能经得起临床验证，这样的医案才具有临床借鉴意义。《李鸿琦医案医话》对广大中医工作者、中医爱好者来说一本很好的临床参考书。

《中医方歌与临证》，顾名思义，是一本临床医著。我一直主张临床书籍就应该由具有丰富经验的临床医生参与编写，这样才能避免理论与实践的严重脱节。鸿琦同志在京期间攻读背诵《内经选读》《伤寒论》《金匮要略》《温病学》，遍读中医各家典籍，医理文理已具深厚的文化底蕴。他集一生的经验写就此书，结合临床“方证同记”，学以致用，书写方歌注意押韵，读来朗朗上口。他采用白描的写作手法，贴切临床，通俗易懂，又根据自己的临床心得，阐述主治功用，特别是对方证的临床应用多有拓展和发挥，并列举方证的具体应用。他根据自己的临床体会，将《伤寒论》《金匮要略》中常用方药有选择地收入书中，并收集历代名方于书中。突出辨证，不拒中西，以自己多年的经验和学习体会，收录了以西医病名应用中药治疗的案例，为西医大环境下工作的中医人提供了宝贵资料，拓展了临证思路。因此，本书既适宜于初到临床和师承带徒、自学成才的中医爱好者背诵学习，也不失为临床中医师的一本很实用的工具书。

鲁兆麟

己亥仲冬于北京　兆麟堂

前　　言

提起中医方歌，凡学中医者都得过“背汤头”这一关。但方歌如何组合？如何记诵？怎样贴切地应用于临证？是临床医生既感困惑又必须研究的要事。多数同学、同事“背汤头”应试后再不重视背诵方歌方证，结果在临床上辨证、诊断后想不出对证的方药，“才知天下无方可用”，临证茫然而不知所措，这是在实践中常有的尴尬事。笔者一生行医深有感触，从中医学徒起，遵师嘱“背汤头”，复习方歌，研究方证，坚持至今，深知研究方证是一个临床医生走向成功的法宝。“工欲善其事，必先利其器”，正如经方大家黄煌教授所讲“中医看病只有把药证、方证抓住，才是最最有力的武器”“所以‘方’是我们切入学习理法方药最关键的一个层次”（《经方》杂志）。但现行教材实为应试而编，无药物比例、主治症状，因此背过汤头后还要再次记诵所治证候，致使汤头不能很好地结合于临床，这是理论与临床脱节的一个主要原因。还有如当代名医熊继柏教授所说：“我们现在的中医队伍里面存在一个普遍的错误现象，就是中医只开药，不开方。为什么会产生这种现象呢？归根结底只有一条，他基本功不扎实，不能背方剂啊！有的人可能会开出自创秘方，自创验方。哪儿来那么多秘方和验方啊？有时候开出来的药都是自相矛盾的，一看就是大笑话，大杂烩”（《我要纠正对中医的这些“偏见”》）。笔者愚钝，从学徒起就随身携带自己的手抄方书，记诵方证至今，从不敢中断，但到临证处方时仍有模糊、拿捏不准之惶恐。黄煌教授坦诚地告诫后生“学中医首先要学会用成方，如果连成方都不会用，还想用加减方，这就相当于自己杜撰方子，这是极其愚蠢的”，他还明确指出“如果没有方证在胸，虽心思敏捷，（临证）也会目中不了了的”（黄煌《谈四个经方和一点思考》）。真正的名医大家都很反感对处方随便加减，何况连方证都不熟记！不背方证还有个更大的问题，自行组方就会是一次一个处方，那该如何总结经验？又该如何给学生讲述自己的经验？有感于此，笔者从 30 岁开始将所学方歌重新进行整理编排：一、方药组成；二、经方用药比例和时方强调比例的；三、主证（症），就是说每首方歌必须主治一组证候或一个主要症状，这样记诵五百首方歌也就记住了五百个症状。集《诊断学》《症状学》《证候学》于一炉，如此方证同记，相互对比，再结合临床细心揣摩，一定会茅塞顿开、无师自通，辨证处方得心应手。

书中所收方剂，首先是本科教材、《伤寒论》《金匮要略》中常用的经方，历代温病大家的名方，其次是《温疫论》《伤寒瘟疫条辨》《傅青主女科》《医林改错》中常用的效方，并将2019年4月国家中医药管理局发布的《古代经典名方目录第一批》补充到书中。

方证歌诀实为记诵方便而设，作为一个中医人，最少应该记诵五六百首方证歌诀才算打好了基础，因此，笔者围绕这个目标，精选522首方证，其中经方136首。若能将本书所选方证坚持诵读，勤于临证，就为临床打下了坚实的基础。

方证如何贴切地应用于临床。这是本书的重点讨论内容。首先，笔者固执地认为方剂直接应用于临床，临床书就应该由有经验的临床医生参与编写。只有这样的“主治功用”，才能使初学者容易理解和接受，也便于临床医师参考。如何以贴切、通俗易懂的语言对方剂的临床应用进行阐述，是本书追求的目标。其次，笔者集多年的临床经验，对处方临床应用的拓展和发挥，也是本书的重点之一，比如“解毒活血汤”在《医林改错》中是治疗霍乱吐泻的，笔者根据热毒瘀滞血分的原理，将其移治多种热性、干性皮肤病如银屑病、流行性红斑、环状红斑、过敏性紫癜等，疗效很好，并列举处方示范。又如甘露消毒丹是治疗温热时疫的主方，笔者根据湿热交蒸、血气蕴滞之理，将其移治多种渗出性皮肤病（如急慢性湿疹、水痘样皮炎、手脚癣继发感染、药物过敏性皮炎等）获得良效，并列举处方示范。再如阳和汤延伸治疗骨折不愈合、股骨头缺血性坏死、激素引起的“水牛背、满月脸”的类库欣综合征；荆防败毒散延伸治疗儿童多动症、后天口吃、发育迟缓；一贯煎合控涎丹治疗肺癌胸腔积液、肝癌腹水，不仅控制了症状，还取得了远期疗效……（详见《李鸿琦医案医话》）。笔者是想告诉大家，背汤头方证多多益善，打好功底，于临证时“一方多用”才能拓展思路。再次，书中适当收集部分以西医病名应用中医辨治的临床经验和报道，以拓展临床思路。现在的中医临床是在大西医环境下工作，一个不掌握一定西医知识的“纯中医”是很难真正开展临床工作的。所以，希望读者对每一个方证下的“按语”细心推敲，“衷中参西”。

文中用词虽有偏颇，窃以为对初学者依“趣味性”记诵方证、理解方证的临床应用必有帮助，对已入临床者，方证的具体应用亦能拓展思路、学以致用。因此本书更适宜作为一本临床工具书使用。“他山之石，可以攻玉”。笔者虽是一名名不见经传的基层医生，地处江湖之远，但一生学习中医、研究中医、信奉中医，愿为祖国医学的崛起尽绵薄之力。

书稿初成，儿子、儿媳已从日本留学回国，他们都是医学博士，从小耳濡目染，喜欢中医，学习中医。因此命他二人从方歌的编辑、医理、文理、检索方面对书稿进行了系统的整理。适遇庚子春节家聚，疫情“封闭了”父子三人，趁此机会又对全书进行了一次系统的校修，重点加强了“中医治疫”的相关方证、按语，使拙作更加完备，也是幸事。

在本书十数载的编写过程中，恩师鲁兆麟教授从选题到内容收录都提出了指导性的建议，并得到多方学者的热情帮助和指点。在此表示衷心的感谢！

李鸿琦　壬寅年仲秋于药香斋

目　　录

第一章　解表剂 /1

第一节　辛温解表 /1

1. 麻黄汤 /1
2. 华盖散 /2
3. 大青龙汤 /3
4. 桂枝汤 /4
5. 葛根汤 /7
6. 桂枝新加汤 /7
7. 九味羌活汤 /8
8. 香苏 /8
9. 小青龙汤 /8
10. 射干麻黄汤 /9

第二节　辛凉解表 /10

11. 桑菊饮 /10
12. 银翘散 /11
13. 麻杏甘石汤 /12
14. 越婢汤 /12
15. 升麻葛根汤 /13
16. 竹叶柳蒡汤 /13
17. 柴葛解肌汤 /13
18. 葱豉桔梗汤 /14
19. 五根汤 /14
20. 杏黄汤 /15
21. 清解汤 /15

第三节　扶正解表 /16

22. 败毒散 /16
23. 参苏饮 /16
24. 再造散 /17
25. 麻黄细辛附子汤 /17
26. 葱白七味饮 /18
27. 加减葳蕤汤 /18
28. 竹叶汤 /18
29. 十神汤 /19
30. 清肺排毒汤 /19

第二章　泻下剂 /20

1. 大承气汤 /20
2. 小承气汤 /20
3. 调胃承气汤 /21
4. 大黄附子汤 /22
5. 温脾汤 /22
6. 三物备急丸 /22
7. 麻子仁丸 /23
8. 五仁丸 /23
9. 济川煎 /23
10. 大陷胸汤 /24
11. 十枣汤 /24

12．舟车丸 /25
13．疏凿饮子 /25
14．新加黄龙汤 /26
15．增液汤、增液承气汤 /26
16．更衣丸 /26
17．胆道排石汤 /26

第三章　和解剂 /28

1．小柴胡汤 /28
2．柴胡桂枝干姜汤 /29
3．柴胡加龙骨牡蛎汤 /29
4．蒿芩清胆汤 /30
5．达原散 /30
6．四逆散 /32
7．逍遥散 /33
8．痛泻要方 /34
9．半夏泻心汤 /34
10．黄连汤 /35
11．大半夏汤、大黄甘草汤 /35
12．干姜人参半夏丸、半夏干姜散 /35
13．奔豚汤 /36
14．芍药甘草汤、芍药甘草附子汤 /36
15．化肝煎 /37

第四章　清热剂 /38

1．白虎汤 /38
2．竹叶石膏汤 /39
3．清营汤 /39
4．犀角地黄汤 /39
5．黄连解毒汤 /40
6．清瘟败毒饮 /40
7．泻心汤 /41
8．凉膈散 42
9．普济消毒饮 /42
10．导赤散 /42
11．清心莲子饮 /43
12．龙胆泻肝汤 /43
13．泻青丸 /44
14．当归龙荟丸 /44
15．泻白散 /44
16．清胃散 /45
17．泻黄散 /45
18．芍药汤 /46
19．黄芩汤 /46
20．白头翁汤 /46
21．栀子豉汤 /47
22．青蒿鳖甲汤 /47
23．秦艽鳖甲散 /48
24．清骨散 /48
25．当归六黄汤 /48
26．黄芪鳖甲散 /49
27．益胃汤 /49
28．升降散 /49
29．神解散 /50
30．清化汤 /50
31．芳香饮 /51
32．大清凉散 /51
33．小清凉散 /52
34．大复苏饮 /52
35．小复苏饮 /53
36．增损三黄石膏汤 /53

37．增损大柴胡汤 /53
38．增损双解散 /54
39．加味凉膈散 /54
40．加味六一顺气汤 /54
41．增损普济消毒饮 /55
42．解毒承气汤 /55
43．益肾汤 /57
44．清泻肝胆汤 /57
45．除痰降火汤 /58
46．历脑汤 / 散 /58
47．牙痛立效汤 /58
48．甘露饮 /59

第五章　祛暑剂 /60

1．新加香薷饮 /60
2．六一散 /60
3．桂苓甘露饮 /61
4．清暑益气汤 /61

第六章　温里剂 /62

1．理中丸 / 汤 /62
2．吴茱萸汤 /63
3．小建中汤 /63
4．大建中汤 /64
5．四逆汤 /64
6．白通汤 /65
7．参附汤及加减 /65
8．回阳救急汤 /65
9．黑锡丹 /66
10．当归四逆汤 /66
11．黄芪桂枝五物汤 /67
12．暖肝煎 /67

第七章　表里双解剂 /69

1．葛根黄芩黄连汤 /69
2．大柴胡汤 /69
3．厚朴七物汤 /70
4．五积散 /70
5．防风通圣散 / 丸 /71
6．石膏汤、三黄石膏汤 /71
7．养胃汤 /71

第八章　补益剂 /73

1．四君子汤 /73
2．保元汤 /73
3．参苓白术散 /74
4．补中益气汤 /74
5．升陷汤 /75
6．生脉散 / 饮 /76
7．人参蛤蚧散 /76
8．四物汤 /76
9．圣愈汤 /77
10．当归补血汤 /78
11．归脾汤 /78
12．炙甘草汤 /78
13．六味地黄汤 / 丸 /79
14．左归饮 /80
15．大补阴丸 /80
16．虎潜丸 /81
17．二至丸 /81
18．一贯煎 /81
19．石斛夜光丸 /82
20．补肺阿胶汤 /83
21．月华丸 /83

22．龟鹿二仙胶 /83
23．七宝美髯丹 /84
24．河车大造丸 /84
25．肾气丸 /84
26．右归饮 /85
27．升阳益胃汤 /86
28．玉液汤 /86
29．二仙汤 /87
30．脾肾两助丸 /87
31．固阴煎 /88

第九章　固涩剂 /89

1．玉屏风散 /89
2．九仙散 /89
3．真人养脏汤 /89
4．四神丸 /90
5．桃花汤 /90
6．金锁固精丸 /91
7．桑螵蛸散 /91
8．固经丸 /91
9．固冲汤 /92
10．震灵丹 /92
11．傅氏加减逍遥散 /92
12．清肝止淋汤 /92
13．易黄汤 /93
14．完带汤 /93
15．利火汤 /93
16．椿树根丸 /94
17．驻车丸 /94
18．益黄散 /94

第十章　安神剂 /96

1．朱砂安神丸 /96
2．珍珠母丸 /97
3．酸枣汤 /97
4．天王补心丹 /98
5．柏子养心丸 /98
6．防己地黄汤 /98
7．百合地黄汤 /99
8．开心散 /99

第十一章　开窍剂 /101

1．安宫牛黄丸 /101
2．牛黄清心丸 /101
3．小儿回春丹 /102
4．抱龙丸 /102
5．苏合香丸 /102

第十二章　理气剂 /104

1．越鞠丸及加减 /104
2．金铃子散 /105
3．半夏厚朴汤 /105
4．枳实薤白桂枝汤 /106
5．瓜蒌薤白白酒汤 /106
6．橘核丸 /106
7．天台乌药散 /107
8．三层茴香丸 /107
9．厚朴温中汤 /107
10．四磨汤 /108
11．旋覆代赭汤 /108
12．橘皮竹茹汤 /109
13．苏子降气汤 /109

14．定喘汤 /110

第十三章 理血剂 /111

1．桃核承气汤 /111
2．下瘀血汤 /111
3．通窍活血汤 /112
4．血府逐瘀汤 /112
5．膈下逐瘀汤 /113
6．少腹逐瘀汤 /113
7．身痛逐瘀汤 /114
8．补阳还五汤 /114
9．癫狂梦醒汤 /115
10．解毒活血汤 /115
11．急救回阳汤 /116
12．通经逐瘀汤 /116
13．会厌逐瘀汤 /117
14．助阳止痒汤 /117
15．加味止痛没药散 /117
16．黄芪防风汤 /118
17．复元活血汤 /118
18．七厘散 /119
19．失笑散 /119
20．温经汤 /119
21．艾附暖宫丸 / 汤 /120
22．生化汤及加减 /120
23．活络效灵丹 /121
24．桂枝茯苓丸 /121
25．大黄䗪虫丸 /122
26．化瘀通气汤 /122
27．疏肝散结汤 /122
28．牵正桃红四物汤 /123
29．加味乌药汤 /124
30．清经散 /125
31．滋血汤 /125
32．苍附导痰汤 / 丸 /126
33．定经汤 /126
34．十灰散 /127
35．四生丸 /127
36．咳血方 /127
37．小蓟饮子 /128
38．黄土汤 /128
39．胶艾汤 /128
40．安老汤 /129
41．引精止血汤 /129
42．凉血止血汤 / 129
43．固气汤 /130
44．清热固经汤 /130
45．固本止崩汤 /130
46．顺肝益气汤 /131
47．保产无忧散 /131
48．当归芍药散 /131
49．下乳汤 /132
50．生乳汤 /132

第十四章 治风剂 /134

1. 川芎茶调散 /134
2．大秦艽汤 /135
3．消风散 /136
4．散偏汤 /136
5．陈茶芽煎 /137
6．牵正散 /137
7．玉真散 /138

8．小活络丹 /138
9．大活络丹 /138
10．羚羊钩藤汤 /139
11．镇肝熄风汤 /140
12．建瓴汤 /140
13．天麻钩藤饮 /140
14．阿胶鸡子黄汤 /141
15．大定风珠 /141
16．地黄饮子 /142
17．桂枝芍药知母汤 /142
18．古今录验续命汤 /143

第十五章　治燥剂 /144

1．杏苏散 /144
2．桑杏汤 /144
3．清燥救肺汤 /145
4．沙参麦冬汤 /145
5．养阴清肺汤 /145
6．百合固金汤 /146
7．麦门冬汤及加减 /146
8．琼玉膏 /147

第十六章　祛湿剂 /148

1．平胃散 /148
2．藿香正气散 /149
3．茵陈蒿汤及加减 /149
4．藿朴夏苓汤 /150
5．甘露消毒丹 /151
6．连朴饮 /152
7．八正散 /153
8．二妙散 /153
9．五苓散 /154
10．猪苓汤 /155
11．防己黄芪汤 /155
12．五皮散 /155
13．苓桂术甘汤 /156
14．真武汤 /157
15．附子汤 /158
16．实脾散 /159
17．萆薢分清饮 /159
18．羌活胜湿汤 /160
19．蠲痹汤 /160
20．独活寄生汤 /161
21．鸡鸣散 /161
22．香砂养胃丸 /162
23．葛花解酲汤 /162
24．香附旋覆花汤 /163
25．宣痹汤 /163
26．石韦散 /163
27．瓜蒌瞿麦丸 /164

第十七章　祛痰剂 /165

1．二陈汤 /165
2．十味温胆汤 /166
3．指迷茯苓丸 /166
4．清气化痰丸 /167
5．小陷胸汤 /167
6．柴胡陷胸汤 /168
7．滚痰丸 /168
8．贝母瓜蒌散 /169
9．苓甘五味姜辛汤 /169
10．冷哮丸 /169
11．三子养亲汤 /170

12．止嗽散 /170
13．清肺汤 /170
14．半夏白术天麻汤 /171
15．定痫丸 /171

第十八章　消食剂 /172

1．保和丸 /172
2．枳实导滞丸 /172
3．木香槟榔丸 /173
4．枳术汤 /173
5．健脾丸 /174
6．资生丸 /174
7．枳实消痞丸 /174
8．鳖甲煎丸 /175
9．混元丹 /175

第十九章　驱虫剂 /177

1．乌梅丸 /177
2．肥儿丸 /178
3．布袋丸 /178

第二十章　痈疡剂 /179

1．仙方活命饮 /179
2．五味消毒饮 /179
3．四妙勇安汤 /180
4．牛蒡解肌汤 /180
5．海藻玉壶汤 /181
6．透脓散 /181
7．阳和汤 /182
8．中和汤 /182
9．内补黄芪汤 /182
10．苇茎汤 /183
11．大黄牡丹汤 /183
12．薏苡附子败酱散 /183
13．五神汤 /184
14．消乳汤 /184
15．犀黄丸 /186
16．蟾酥丸 /186
17．小金丹 /186

方名索引 /188

中医方歌 /198

第一章
解表剂

第一节　辛温解表

1. **麻黄汤**——《伤寒论》第 35、36、37 条

附：**麻黄加术汤**、**麻杏薏甘汤**——《金匮要略·第二》

麻黄去沫需先煎，杏七十粒一两甘，
麻三桂二疗伤寒，恶寒身痛喘咳安。
麻黄汤加四两术，百节重痛痹无汗；
麻杏薏甘湿热痹，湿痒软疣湿温宣。

组成：麻黄 9g（煎时去上沫，不去则令人呕眩），桂枝 6g，杏仁（去皮尖）9g，炙甘草 3g。

功治：发汗解表，宣肺平喘。用于风寒邪闭，表实无汗；或风冷哮嗽，胸闷咳喘，瘾疹等风寒束肺诸症。

【按】记诵《伤寒论》《金匮要略》，首先看到的是一份份言辞精炼的门诊病历“头痛发热，身疼腰痛，骨节疼痛，恶风无汗而喘”，一个典型的伤寒患者立即出现在眼前。流感、感冒属于麻黄汤证：周身疼痛，怕冷无汗发热，一般体温都在 39.0℃ 以上，或咳嗽哮喘，舌正红，舌苔不黄。仲景所述的脉浮紧，实际上是一种数脉，一般在 90 次 / 分钟以上，此时的脉数、体温高，切不可以温热论治！处方麻黄汤 1 剂即效，遍身汗出则脉静身凉，不要再服，即止后服。对这种“伤寒表实证”，现代人多用西药发汗解热镇痛，因西药解热镇痛剂就是适宜“伤寒表实”的外感证，患者往往图方便服西药，所以临床上使用麻黄汤者并不多。但对忽然咳嗽喘鸣，无汗身疼或发热的急性支气管炎、支气管哮喘、寒冷性荨麻疹等，处方麻黄汤合小青龙汤或

射干麻黄汤，立竿见影。凡《伤寒论》《金匮要略》中的处方，只要方证合拍，都可收到理想的疗效。所以说，背仲景书，用仲景方，是一个临床医生提高诊疗水平的必经之路！

对“麻黄煎时去上沫”，常有质疑和争论，这其实是一个医者实践观察与不实践观察的问题。不去上沫，部分患者出现服后干呕、心烦、头眩。那如何“去上沫”呢？若是人工煎药，于大火煎开后两三分钟内不要速减火力，用勺勤撇上沫，肯定会连药带出，用水冲洗一下再将药渣倒回锅中即可；若是煎药机，只能多煎五六分钟，令其挥发一部分，因为“上沫”的主要成分是挥发油。如果用炙麻黄，患者服药后的不良反应就少多了。顺便提一下苦参、乳香、没药，临床上都出现过“晕药”反应。

麻黄加术汤：发汗解表，散寒祛湿。用于寒湿郁表。《金匮要略》用于湿家感寒，肢体百节烦疼，身体困重不能行。

【按】“身体困重不能行”是中焦有湿患麻黄汤证，用麻黄加术汤微从汗解。临床上流行性感冒（简称流感）、感冒、风湿病、急性肾小球肾炎、荨麻疹等常有麻黄加术汤证。如“肾着”病的表现，“身体重痛；腰以下冷痛，腹重如带五千钱”，常由“身劳汗出，衣里冷湿，久久得之”。有汗易汗者处方甘姜苓术汤，无汗表实者合麻黄加术汤取效很快。

麻杏薏甘汤：发汗解表，祛风除湿。用于湿热郁表。仲景言“病者一身尽疼，发热，日晡所剧者，此名风湿。此病伤于汗出当风，或久伤取冷所致”。表郁而湿热夹杂诸证均可。

【按】湿家寒中、日久化热或湿温初起，如风湿热、流感、水痘样皮肤病、病毒性疱疹、手足口病、周身困重、骨节烦疼而少汗不汗者，最宜麻杏薏甘汤。服后汗出疼减，继以霍朴杏苓汤、三仁汤善后。从冠状病毒感染所见厚腻苔、湿胖体质，仲景麻杏薏甘、麻杏石甘二方应是一大适用类型。

麻杏薏甘汤加板蓝根、马齿苋可治扁平疣、传染性软疣、多发性寻常疣，过敏性湿疹。笔者处方：炙麻黄10g，杏仁15g，薏苡仁20g，炙甘草10g，马齿苋20g，贯众15g，水煎日1剂，一般用药三周效佳。上述病症超过一个月者则合透脓散。

2. **华盖散**——《博济方·卷二》

附：**三拗汤**——《太平惠民和剂局方》

华盖麻杏甘赤苓，桑白皮合苏子陈，

风寒咳嗽痰不利，脉浮数伴呀呷声。

三拗汤中麻杏甘，咳嗽痰多缘伤风。

组成：麻黄（去根节）12g，杏仁（去皮尖）12g，炙甘草6g，赤茯苓（去皮）12g，桑白皮12g，苏子（炒）12g，陈皮（去白）12g，水煎服。

功治：宣肺解表，止咳祛痰。治素体痰多，肺感风寒。症见：咳嗽痰鸣，呀呷有声，咳痰色白，气粗喘促，胸膈痞满，声重鼻塞，恶寒发热，苔白润，脉浮紧。症状轻者可服三拗汤以宣肺解表。

【按】急性喉炎、支气管炎、喘息型支气管炎、慢性支气管炎、肺气肿感冒后，时方选华盖散，经方用小青龙汤，有异曲同工之妙！但若上呼吸道感染有喉炎者，华盖散最宜。如2019年冬季流感多有咽喉不适的症状，笔者处方：炙麻黄10g，杏仁15g，炙甘草8g，赤茯苓12g，菊花15g，连翘18g，桑叶15g，桑白皮15g，苏子15g，陈皮15g，大便干加大黄6 ~ 10g。第一煎15分钟，第二煎20分钟，分3 ~ 4次服，3 ~ 5剂，均取得良效。

3．**大青龙汤**——《伤寒论》第38、39条

大青龙汤六麻黄，桂甘二枣十三姜，

膏如鸡子杏四十，恶寒身痛烦躁方。

组成：麻黄18g，桂枝6g，炙甘草6g，大枣（擘）10枚，生姜（切）9g，石膏（碎）50g，杏仁6g，水煎服。得汗止后服！

功治：发汗解表，兼清里热。治外感风寒表实："太阳中风，脉浮紧，发热恶寒，身疼痛，不汗出而烦躁。"用于无汗而喘，忽然浮肿，寒热俱重者。

【按】平时身体健康偏有火，忽然被外寒重伤而寒闭热郁，高热无汗，周身疼痛，痛苦不可自持，脉浮紧。这里的"浮紧"就不只是数脉了，有时脉搏跳到每分钟120次，都成疾脉了，急予大青龙汤，这正是"体若燔炭、汗出而散"！与柴葛解肌汤对举，柴葛解肌汤证是内热久郁而外感，主要是面热头痛，一般体温在38.0℃以内或不发热；大青龙汤证是忽然发病，症急势重，体温常在39 ~ 40.0℃。

临床上体质健壮者患流感、重感冒、急性支气管炎、支气管哮喘、过敏性鼻炎、荨麻疹等，常有大青龙汤的适应证。急性肾小球肾炎水肿、发热者予大青龙汤，体温正常而身痛者予越婢汤。体温正常，身痛消失后，可服印会河老师的益肾汤。笔者于临床上凡遇流感、感冒发热，体温在39°C以上，不出汗，咽干但不疼，充血不明显者，处方：炙麻黄18g，桂枝10g，炙甘草10g，

杏仁 15g，生石膏 60g，砂仁 6g，白豆蔻 6g，生姜 15g，大枣 7 枚，水煎日 1 ～ 2 剂，明显出汗、体温接近正常停服，改为小柴胡汤调理。

4. **桂枝汤**——《伤寒论》第 12、13、15、25、54、57、276、387 条

附：**桂枝加葛根汤**——《伤寒论》第 14 条，**桂枝加厚朴杏子汤**——《伤寒论》第 18 条，**桂枝加附子汤**——《伤寒论》第 20 条，**桂枝加芍药汤**——《伤寒论》第 279 条，**桂枝加桂汤**——《伤寒论》第 117 条，**桂枝加大黄汤**——《伤寒论》第 279 条，**桂枝加龙骨牡蛎汤**——《金匮要略·第六》，**乌头桂枝汤**——《金匮要略·第十》，**桂枝加黄芪汤**——《金匮要略·第十四》

桂枝汤治太阳风，桂芍生姜三两同，
枣十二枚草二两，调和营卫借粥行，
汗出怕风头痛热。加葛四医项强疼；
或加朴二杏五十，医治喘咳汗恶风；
过汗便难肢不伸，加附一枚阳气振；
倍芍缓急止腹痛；桂枝加桂治奔豚；
倍芍继增大黄二，和营泻腑表里通；
若加龙牡各三两，调和阴阳镇摄精；
乌头蜜煎桂汤送，寒疝肢厥腹痛轻；
桂枝汤加芪二两，黄汗烦躁身疼重。

组成：桂枝（去皮）、芍药、生姜各 9g，炙甘草 6g，大枣 4 枚。

功治：解肌发表，调和营卫。治太阳中风：头痛，发热，汗出，恶风，鼻鸣干呕；或逆气上冲；或心虚悸动；或太阴病，腹满而吐，食不下，时腹自痛，脉浮；或经常出汗，脉浮缓或浮弱。

【按】凡体虚易感俱营卫不和证：伤寒表实无汗，头痛身痛骨节痛，服西药解热镇痛剂或麻黄汤、葛根汤后，汗已出而痛不止，怕风，困倦没精神；或易出汗的“汗家”感寒，或妇人经期、产后外感风寒，均可表现出桂枝汤证，《伤寒论》第 12 条描述为“啬啬恶寒，淅淅恶风，翕翕发热”。特别是“恶风”，但凡有点扇动，哪怕是有人从身边走过去，患者也会感觉到有风，这就是典型的桂枝汤证。现在临床上治疗寒性流感、感冒，服用西药解热镇痛剂后，一部分患者出现汗时出而感冒症状不去，往往处方桂枝汤一两剂即愈，这时要特别注意患者的出汗问题，“遍身漐漐，微似有汗者益佳，不可令如水流漓”，切不可大汗过汗，令人“恍惚心乱”，成了桂枝加附子汤证或

竹叶汤证，桂枝汤也不能继续再用。方后明确提出服用桂枝汤类的修治：其一，少量间服。其二，服药后喝热粥一碗，并加被令微微汗出。以稀粥、易消化的食物调养，忌面食酒肉。其三，得汗止后服，不可令汗出流漓。关于桂枝去皮，多数学者认为仲景方中的桂枝应该是官桂、肉桂，否则去了皮桂枝还剩啥？

有学生问笔者，麻黄汤证脉浮紧，桂枝汤证脉浮缓，这个紧与缓如何区别？其实就是快慢和力度的区别：外感脉浮至数，每分钟八九十次才显“浮紧”，虽是浮脉，每分钟 65 ～ 70 次，当诊为浮缓脉。外感病初期，绝大多数脉是快的甚则很快，有时每分钟可达 120 次以上，都成疾脉了，同时高热寒战，这时绝不可以火热论治。虽然“体若燔炭”，但只要“汗出而散”，脉象随之就会慢下来。方中主药“桂枝”，笔者临床处方是桂枝、企边桂各等分使用，没有企边桂就用肉桂。

桂枝加葛根汤：治桂枝汤证汗出怕风，有项背强困不适、项背双肩困痛，平时易出汗、口渴甚者，葛根易天花粉或加入天花粉。

【按】“太阳之为病，脉浮，头项强痛而恶寒”。在太阳病桂枝汤证的同时有背困、后头部及项背困痛者，处方桂枝加葛根汤。部分患者外感后就是会出现脖子困痛，背肩僵困，如颈肩综合征、颈椎病、肩周炎等因寒发作时就有这一表现，自汗出者用桂枝加葛根汤，无汗少汗者用葛根汤。

桂枝加厚朴杏子汤：治桂枝汤证有喘咳或汗出喘咳者。慢性支气管炎咳嗽、支气管炎哮喘的患者，外感后常具桂枝汤证，这是久咳伤肺致营卫不和之故。在治疗咳嗽、哮喘患者的过程中，本来方证合拍疗效很好，忽然患者病情又加重了，这时先停下正在服用的中药，处方桂枝加厚朴杏子汤，患者病情很快就能平息，然后遵原法处方即可。

桂枝加附子汤：治伤寒汗出过多，怕风，四肢拘急，外感阳伤者。这是外感病治疗过程中过汗、误汗致表阳大虚，汗出如水样，称之为漏汗。“遂漏不止”，必须加大附子量急固阳气。笔者临床对无附子过敏史者，一般处方 30g，多煎 40 分钟入他药再煎，并嘱患者频服。一则避免“阴阳格拒”，二则便于观察患者的服药反应。胆欲大而心欲小！实际临床上寒性外感出现自汗、怕风、身体酸疼的桂枝汤证，笔者常用处方：桂枝 10g，白芍 12g，炙甘草 10g，制附子 10 ～ 30g，砂仁 10g，白豆蔻 6g，生姜 15g，大枣 7 枚，大便干加大黄 6 ～ 10g。

桂枝加芍药汤：治伤寒外感有腹痛者，大便干加大黄名桂枝加大黄汤。腹中痛，大便干，都是桂枝汤的兼证。

桂枝加桂汤：治奔豚，气从少腹上冲，发作欲死，复还止，属寒者。

【按】桂枝汤加芍药或加大黄，都是治疗桂枝汤的兼证。但桂枝加桂汤却完全不是治桂枝汤的兼证，而是治“气从少腹上冲，发作欲死”，患者神情十分紧张，是典型的胃肠功能紊乱。予服氟哌噻屯美利曲辛片，立刻见效，但不能根治。笔者处方：桂枝 15g，官桂 15g，白芍 15g，生姜 15g，炙甘草 10g，龙眼肉 15g，人参芦头 15g，见效后坚持服 20 剂以上，极少复发。方中龙眼肉代替大枣，增养心安神之功，入人参芦头，降虚人上气呃逆，这是笔者在山西襄汾县人民医院实习时，先师陕凤山先生的临床心得。老师告诉笔者，芦头并不催吐，反而是个降虚人呕吐呃逆的良药。桂枝加桂汤也可治疗虚弱体质的膈肌痉挛、胃肠不适的呕吐、过敏性结肠炎、更年期综合征等，前提是虚寒。若见烦躁，惊恐恼怒，时发寒热，舌红脉数者，就成奔豚汤证了。

桂枝加龙骨牡蛎汤：治“失精家，少腹弦急，阴头寒，目眩，发落，脉极虚芤迟，为清谷，亡血，失精。脉得诸芤动微紧，男子失精，女子梦交”。或体虚泻利，汗出不休者。临床上癔症、神经衰弱、抑郁症、性恐惧症、更年期综合征、儿童多动症、不安腿综合征、多汗症、慢性肠炎等患者多属虚弱体质，用桂枝加龙骨牡蛎汤常有良效。

乌头桂枝汤：调和营血，散寒止痛。用于寒疝腹剧痛。

【按】桂枝汤证见腹痛，或寒疝腹痛，笔者常以附子替代乌头散寒止痛，止痛而效稳，且不容易出现“乌头碱反应”。

桂枝加黄芪汤：治黄汗胫冷，腰胯弛痛，甚则不能食，身疼重，烦躁，小便不利，脉浮。

【按】笔者临床见到的黄汗，巩膜黄染并不明显，最典型的是把白衬衣染成黄柏色。开始依黄疸论治不效，才处方桂枝加黄芪汤。首例患者先后服 13 剂得愈。黄汗是少见病，但症状特殊，处方也效，就是桂枝加黄芪汤。桂枝加黄芪汤也治外感日久不愈，自汗，盗汗，乏力，黄疸等，有营卫失和者均宜。

《伤寒论》《金匮要略》两书中所载桂枝汤及类方共 26 首，所治患者以经不得风雨的虚弱体质为主。

5．**葛根汤**——《伤寒论》第 31、32 条

葛根四两三麻姜，桂芍炙草各二两，

麻葛先煎枣十二，下利恶寒项背强。

组成：葛根 12g，麻黄 9g，生姜 9g，桂枝 6g，芍药 6g，炙甘草 6g，大枣 12 枚，先煎麻黄、葛根，去上沫后同煎。温服微汗出，余如桂枝法将息，并强调“诸汤皆仿此”。

功治：发散风寒，舒筋止痉。《伤寒论》第 31、32 条：“太阳病，项背强几几，无汗，恶风，葛根汤主之。”“太阳与阳明合病者，必自下利，葛根汤主之。”《金匮要略·痉湿暍病脉证治第二》：“太阳病，无汗而小便反少，气上冲胸，口噤不得语，欲作刚痉，葛根汤主之。”《伤寒论》第 33 条：“太阳与阳明合病，不下利但呕者，葛根加半夏汤主之。”

【按】《伤寒论》开宗明义：“太阳之为病，脉浮，头项强痛而恶寒。”与第 31、32、33 条的葛根汤证是一致的。继桂枝汤后就是关于葛根汤的论述，可见葛根汤应该是伤寒在表的主方之一，而且还在汤药的修治中强调“诸汤皆仿此”。虽然只有五个字，却规定了伤寒诸方的修治法。但历代研究《伤寒论》诸家只讲桂枝汤、麻黄汤，数版《方剂学》中亦未收录葛根汤。笔者曾在日本住了几个月，闲暇时专寻“汉方药店”，细问治疗感冒的中成药，都有葛根汤片。后于临床上遇到风寒感冒、流感，有意使用葛根汤，竟获良效。施用对象是平时身体健康而感冒风寒者。另外，颈椎病、肩周炎、颈肩综合征、腰椎病、强直性脊柱炎，痢疾、腹泻伴身疼怕凉不汗者均宜。近代名医胡希恕、刘绍武对《伤寒论》“三部六证九治法”的辨证用药，也把葛根汤列为伤寒表证的代表方。

6．**桂枝新加汤**——《伤寒论》第 62 条

桂枝新加调气阴，汗出不解脉反沉，

改芍姜四人参三，困倦乏力肢体疼。

组成：桂枝 9g，芍药 12g，炙甘草 6g，生姜（切）12g，大枣（擘）4 枚，人参 9g，水煎服。

功治：益气生津，调和营卫。治汗后气阴两伤证：出汗过多伤津，或经常出血失血，或素体阴血不足而感寒。与葱白七味饮对举，二方合用，“血虚外感最恰当”，也可合加减葳蕤汤调治阴虚外感。体虚感寒，汗出而身疼不解，是临床常见病，笔者处方：桂枝 10g，白芍 12g，生晒参 10g，制附子

6g，炙甘草 10g，生姜 15g，砂仁 10g，大枣 7 枚，水煎日 1 剂，5 ~ 7 剂。

7．**九味羌活汤**——张元素方录自《此事难知》

九味羌活细防风，苍术白芷草川芎，
黄芩生地鲜姜葱，恶寒头痛舌尖红。

组成：羌活、防风、苍术各 9g，细辛 3g，白芷、甘草、川芎、生地黄、黄芩各 6g，生姜 3 片，大枣 4 枚。

功治：发汗祛湿，兼清里热。治外感风寒湿邪，致恶寒发热，肌表无汗，头痛项强，口苦口干，舌红等。

【按】若口苦口干烦渴，身热，面热头痛，用柴葛解肌汤。两方同主“寒包火”的伤寒热病，笔者的经验是：体温不高的选九味羌活汤，体温升高的用柴葛解肌汤。大便干时都加大黄，特别是秋冬季节，凡感冒、偏头痛、风湿热、多发性肌炎等有外感症状者，均可服九味羌活汤。

8．**香苏散**——《世医得效方》

附：**加味香苏散**——《医学心悟》

香苏苍术草陈皮，恶寒烦闷气滞宜；
加味香苏增荆防，姜芎秦艽蔓荆子，
无汗脉浮苔薄白，寒热身疼流鼻涕。

组成：香附（炒去毛）150g，紫苏 75g，苍术（切片，米泔浸，炒黄）60g，陈皮 60g，甘草 60g，共制散，每服 15 ~ 20g，沸水少煎即服。

功治：疏风散寒，理气和中。治四时感冒，鼻塞流涕，身体疼痛，发热恶寒或恶风，无汗，胸闷神郁。舌苔薄白，脉浮。

【按】气郁感冒有湿者，香苏散最宜。这类感冒患者体温并不高，女性占多数。仲景柴胡剂对“气郁外感”也是良剂，但宜于内有郁热者，更适于流感。依加味香苏散的立法原意，一般风寒感冒，体温不高，适当加减可以通用。注意：一般的感冒与流感是两大类不同的外感病。

9．**小青龙汤**——《伤寒论》第 40、41 条

附：**小青龙加石膏汤**——《金匮要略·第七》

小青龙汤治水气，喘咳呕哕渴或利，
麻桂姜辛芍草三，半夏五味半升必；
渴去夏加花粉三，以下加减去麻继；
噎加附子一枚炮，小便不利增苓四，

翘花主利有争议，喘入杏仁厚朴毕。
小青龙加膏二两，止咳平喘亦清里。

组成：麻黄 9g，桂枝 9g，干姜 9g，芍药 9g，细辛 9g，干姜 9g，炙甘草 9g，五味子 6g，半夏（洗）15g，水煎服。

功治：解表散寒，温肺化饮。治风寒客表，水饮内停：干呕发热而咳，或渴，或利，或噎，或小便不利，少腹满，或喘者。恶寒发热无汗，痰多而稀，或痰饮咳喘，不得平卧；或身体重疼，头面肢肿，舌白，脉浮滑。小青龙加石膏汤治小青龙汤证有口干口渴者。

【按】小青龙汤是笔者治疗咳嗽及喘的“抓主症方”。临床用治支气管炎，哮喘、阻塞性肺气肿、百日咳、过敏性鼻炎、充血性结膜炎。去麻黄加附子用治弥漫性食管痉挛、食道肿瘤等。笔者处方：海马（研入）1 匹，炙麻黄 10g，桂枝 10g，生姜皮 6g 或生姜 15g，细辛 10g，白芍 10g，炙甘草 10g，制半夏 20g，五味子 6g，大黄 6 ~ 10g。舌质淡胖怕冷，食道有梗阻感去麻黄，加制附子 10 ~ 50g；口渴舌红加生石膏 30g，日 1 剂，分 4 次服。平时有胃病患咳喘、鼻炎者最宜。

噎为格拒之兆，加附子治噎，须深研之。遇呃逆、呕吐、反胃、噎膈，于处方中用附子，用量从 10g 到 50g，仔细揣摩，能起顽疾、愈大症！笔者临床用于食管 - 贲门失弛缓症、食管癌保守治疗的两张处方：润燥解郁用启膈散，攻逐寒痰噎膈用小青龙汤或射干麻黄汤，都重用附子，得自中国中医科学院广安门医院宋抱璞老师的临床经验。

10．**射干麻黄汤**——《金匮要略・第七》

附：**厚朴麻黄汤**——《金匮要略・第七》

射三冬花紫菀辛，半夏五味各半升，
麻姜各四枣七枚，喘咳喉鸣水鸡声。
厚五麻四二姜辛，半升五味夏杏仁，
膏如鸡子麦一升，咳鸣脉浮痰热清。

组成：射干 9g，麻黄 12g，生姜 12g，款冬花 9g，紫菀 9g，细辛 9g，大枣 7 枚，半夏 18g，五味子 6g，水煎服。

功治：宣肺平喘，降气化痰。

【按】射干麻黄汤治各种喘咳痰鸣，喉中鸣响者佳。一定要注意听诊！只要双肺听到哮鸣音，首选此方。寒痰气逆加附子，有热加生石膏，大便不稀加杏仁、厚朴或大黄，是笔者治疗哮喘最常用的效方。

注意：喘和哮是大不同的。细推小青龙汤证，喘、咳、呕、唠，唯独没有哮鸣，有哮鸣声就是射干麻黄汤证！喘与哮必须要用听诊器听两肺，否则是听不清、辨不明的。哮喘极严重时远距离绝对听不到，只有通过治疗方能得到有效控制，哮喘开始缓解时哮鸣声更大，所以由极难听清到“震耳欲聋”，是哮喘减轻的征兆。笔者治疗咳嗽，哮喘，仲景此二方是王牌，为“抓主症方”，是治疗支气管炎、支气管哮喘、阻塞性肺病、肺心病的首选名方。只要听到哮鸣声，笔者首用处方：射干 12g，款冬花 12g，紫菀 12g，细辛 10g，制半夏 15g，五味子 6g，炙麻黄 12g，生姜 12g，杏仁 15g，厚朴 18g，哮喘反复发作者加入海马 1 匹（研冲），水煎日 1 剂。但用海马有两个问题：①价格昂贵；②个别患者服后出现腹痛（肠痉挛）。但用和不用，对已成“喘家”者远期疗效大不相同。

宋抱璞老师治食管 – 贲门失弛缓症、食管癌，用射干麻黄汤重加附子，独具心得。

厚朴麻黄汤：厚朴 15g，麻黄 12g，石膏 50g，杏仁 15g，半夏 18g，干姜 6g，细辛 6g，小麦 30g，五味子 8g，水煎服。

功治：宣肺降逆，化痰止咳。《金匮要略》言“咳而脉浮者，厚朴麻黄汤主之”。依《千金方·咳嗽门》记载此方证治：咳而大逆上气，胸满，喉中不利，如水鸡声，其脉浮者。专主哮喘喉鸣伴严重的咳嗽，并内有郁热者。方意近小青龙加石膏汤，但小青龙加石膏汤是主咳嗽伴喘息而内有郁热者，而厚朴麻黄汤宜于哮鸣兼内有郁热者，笔者于临证用射干麻黄汤加生石膏、大黄即是受此方启发，用于过敏性鼻炎、过敏性支气管哮喘、咽炎，常由感冒而发者，亦用于喘息型支气管炎、尘肺病、慢性阻塞性肺疾病、肺心病。从方中麻黄、厚朴、石膏的用量可知，本方不宜用于体虚患者。

第二节　辛凉解表

11. **桑菊饮**——《温病条辨》

桑菊饮中杏翘梗，甘草薄荷共芦根，
酌入母膏芩贝粉，面赤干咳咽呛鸣。

组成：桑叶 10g，菊花 6g，杏仁 6g，连翘 10g，薄荷 5g，桔梗 6g，甘草 6g，苇根 10g，第一煎 10 分钟，第二煎 15 分钟，煎煮时间比银翘散稍长一点。热甚咽红赤者酌加生石膏、知母、川贝母、天花粉。

功治：疏风清热，宣肺止咳。治风温初起，呛咳喉鸣，面赤而热不甚，口干，苔薄白或失润，脉浮数。

【按】呛咳喉鸣不是痰鸣，仔细听过一次就不会忘记，可见黄黏涕、黄稠痰、咽喉红，就是桑菊饮证。热甚加知母、生石膏、黄芩、川贝母效佳。咽红，无呛咳、咳嗽者仍宜银翘散。桑菊饮常用于热性感冒、上呼吸道感染、急性喉炎、声带炎、急性支气管炎、肺炎、急性结膜炎、角膜炎等因风热而致者，急性喉炎、声带炎最宜。咽红，呛咳声粗伴风温、风热证者，笔者处方：僵蚕 10g，蝉蜕 6g，大黄 6g，桑叶 18g，菊花 18g，连翘 18g，桔梗 10g，杏仁 15g，甘草 10g，薄荷 10g，芦根 20g，干渴加生石膏 30g，黄芩 12g，咳嗽明显加川贝母 10g，冬月加炙麻黄 10g（即冬温）。

12. **银翘散**——《温病条辨》

附：**羚翘解毒丸**——《中成药》

银翘量倍牛豉荷，荆桔甘芦竹叶合，

羚翘解毒去芦根，温病咽红口干渴。

组成：金银花、连翘各 30g，竹叶、荆芥穗各 12g，桔梗、薄荷、牛蒡子各 18g，生甘草、淡豆豉各 15g，共杵为散，每服 18g，鲜苇根汤煎，香气大出，即取服，勿过煮。肺药取轻清，过煮则味厚而入中焦也。病重者约二时（时辰，2 个小时）一服，日三服，夜一服；轻者三时一服，日二服，夜一服；病不解者，作再服。

注意：先贤强调解表剂的煎煮要求是“煎令香气大出”即可，不能久煎。笔者试验稍快火煎 5 分钟许，第二煎 10 分钟就可以，久煎则“味厚而入中焦”，气味散失过多，损失药力！

功治：辛凉透表，清热解毒。治温病初起，发热无汗或汗出不畅，或微恶风寒，头疼口渴，咳嗽咽痛（咽红），舌尖红，苔薄白或薄黄，脉浮数。白睛红，眼睑赤，加羚羊角粉；伴发斑疹去豆豉，加生地黄、玄参、水牛角。

【按】感冒、流感辨寒热，关键看咽部。咽红为风热，咽不红是风寒。北方人春夏喜喝“凉药、凉茶”以清火，银翘散合增液汤最宜。笔者通过大量的临床观察发现，过敏性紫癜和风湿热、急性肾炎病因病机相同，多因外感后发病，或因外感复发或加重，病初都有咽红、咽不适史。方选银翘散去豆豉，加生地黄、玄参、水牛角，或合化斑汤；紫癜合并紫癜肾出现血尿，为“热入血室”，合清营汤、犀角地黄汤。笔者处方：僵蚕10g，蝉蜕6g，金银花25g，连翘25g，桔梗15g，薄荷15g，牛蒡子15g，荆芥10g，炙甘草10g，芦根30g，竹叶10g，生地黄20g，玄参20g，水牛角30g，第一煎10分钟，第二煎20分钟。重者日2剂。取效快，疗效好。继服“利咽消蛾丹”预防咽部再感染，愈后不会复发。

银翘散对热性感冒、急性咽喉炎、咽峡炎、扁桃体炎、腮腺炎、淋巴结炎、疱疹初起、结膜炎、角膜炎等病的治疗，都有很好的疗效。银翘散证常合升降散，用量同桑菊饮证。

13．**麻杏甘石汤**——《伤寒论》第63、162条

麻杏甘石辛凉剂，麻四杏仁五十粒，
石膏半斤草二两，烧咳吭喘呼吸急。

组成：麻黄12g，杏仁15g，炙甘草6g，生石膏24g。《伤寒论》载“以水七升，先煮麻黄减二升，去上沫，内诸药，煮取二升，去滓，温服一升”。

功治：辛凉疏表，清肺平喘。治外感风邪，身热不退，咳逆气急鼻扇，口渴，有汗或无汗，苔薄白或薄黄，脉滑而数。

【按】寒热感冒、上呼吸道感染、急性支气管炎、肺炎、哮喘、麻疹合并肺炎，烧、咳、吭、喘，属表邪未净，邪热壅肺。笔者处方：炙麻黄12g（先煎去上沫），杏仁15g，生石膏30g，炙甘草10g，白前12g，前胡12g，川贝10g，蜂房6g，大便干加大黄6～10g。水煎日1～2剂。

14．**越婢汤**——《金匮要略·第十四》

附：**越婢加术汤**——《金匮要略·第十四》，**越婢加半夏汤**——《金匮要略·第七》，**越婢加附子汤**——《金匮要略·第五附》

越婢麻黄用六两，石膏半斤三生姜，
枣十五枚甘草二，一身悉肿恶风康。
越婢汤加白术四，风水皮水口渴尝；
加夏半斤兼平喘，恶风不减附子挡。

组成：麻黄18g，石膏24g，生姜9g，甘草6g，大枣5枚。《金匮要略》载：“上五味，以水六升，先煮麻黄，去上沫，内诸药，煮取三升，分温三服。恶风者加附子一枚，炮。风水加术四两”。

功治：发汗行水。《金匮要略》用治“风水，恶风，一身悉肿，脉浮不渴，续自汗出，无大热”。加白术增利湿和脾之功，加半夏降逆平喘止咳，加附子温阳利水。亦治皮水，浮肿，无汗，不怕风。

【按】急性肾小球肾炎，浮肿，高血压，蛋白尿，有寒热症状者，急予越婢汤，利尿消肿、降血压很快。笔者处方：炙麻黄 18g，生石膏 40g，生姜皮 10g，甘草 6g，全蝎 6g，陈皮 15g，茯苓皮 15g，水煎日 1 ~ 2 剂。表热除则处方印会河老师的益肾汤。注意：麻黄不是麻黄碱！依法处方，血压会很快恢复正常。另外，急性过敏性皮炎、荨麻疹、不明原因水肿等，处方越婢汤常有捷效。

15. **升麻葛根汤**——《阎氏小儿方论》

升麻葛根芍药草，麻痘皮疹初起好。

组成：升麻、芍药、炙甘草、葛根各 10g。

功治：解肌透疹。痘疹、麻疹将发或发而不畅，身热头痛。

【按】出疹性皮肤病初起最宜升麻葛根汤，临床常与竹叶柳蒡汤或银翘散合用，旨在增强其功用。

16. **竹叶柳蒡汤**——《先醒斋医学广笔记》

竹叶柳蒡葛根知，荆芥薄荷合蝉衣，
甘膏粳米玄麦冬，麻痘斑疹在初起。

组成：竹叶 3g，西河柳（柽柳）15g，牛蒡子（炒研）5g，荆芥穗 3g，葛根 5g，蝉蜕 3g，薄荷叶 3g，知母（蜜炙）5g，玄参 6g，甘草 3g，麦门冬（去心）9g；一方加石膏 15g，粳米 15g。

功治：透疹解表，清泄肺胃。治痧疹透发不畅，喘嗽，烦闷躁乱，咽喉肿痛。

【按】竹叶柳蒡汤为出疹性热性皮肤病如麻疹、风疹、小儿急疹、流行性红斑、水痘、单纯性疱疹、手足口病、带状疱疹、热性荨麻疹、急性咽喉炎等的效方，常合升麻葛根汤或银翘散。方中用量宜于儿童，笔者用治大龄儿童及成人都用量加倍。笔者处方：竹叶 10g，柽柳 25g，牛蒡子 20g，葛根 15g，知母 15g，荆芥 10g，薄荷 10g，蝉蜕 6g，生石膏 30g，炙甘草 10g，玄参 15g，麦门冬 15g，粳米（后下）20g，大便干加大黄 6g。水煎日 1 ~ 2 剂。

17. **柴葛解肌汤**——《伤寒六书》《医学心悟》

节庵柴葛解肌汤，石膏大枣与生姜，

芩芍桔草羌活芷，钟铃去芷桔梗羌，
加入丹皮地二母，周身疼痛及目眶，
寒减热重咽红肿，心烦不眠热病方。

组成：柴胡 12g，葛根 9g，甘草 3g，黄芩 9g，羌活 6g，白芷 6g，芍药 6g，桔梗 6g，石膏 15g，大枣 3 枚，生姜 3 片，水煎服。

功治：解肌清热。治风寒化热：寒解热增，无汗头痛，目疼鼻干，心烦不眠，眼眶疼困，脉浮微洪。

【按】外感发热，咽喉肿痛，头痛身痛，眉棱骨痛，为此方主症。柴葛解肌汤，去白芷、桔梗、羌活，加知母、川贝、牡丹皮、生地黄，增强清里凉血之力。救急症，处方用量宜增，方可取捷效。郁热不甚者，选九味羌活汤；无咽喉肿痛者，选小柴胡加石膏汤。近几年的冬季流感，内热体质感寒者居多，发病人群都是平时看起来健康的人，高热，头痛身疼，咽喉疼痛红肿，舌红苔少津，脉数不实。笔者处方：柴胡 20g，葛根 20g，黄芩 12g，白芍 10g，羌活 15g，白芷 15g，桔梗 10g，生石膏 50g，僵蚕 10g，蝉蜕 6g，大黄 10g（大便稀用 6g），炙甘草 10g，干姜 5g，大枣 4 枚，1 剂控制症状，2 剂体温正常，减量再服 3 剂以上，安全有效。方中重用羌活、白芷以宣泄郁火，经曰“体若燔炭，汗出而散”。生石膏清热泻火，再加大黄“釜底抽薪”，高热安有不退之理。

18. **葱豉桔梗汤**——《通俗伤寒论》

葱豉桔梗薄连翘，山栀竹叶加甘草，
热邪束肺嗽咽痛，身热舌红咳嗽少。

组成：鲜葱白 3 ~ 5 枚，苦桔梗 9g，淡豆豉 15g，焦山栀 9g，薄荷叶 5g，连翘 6g，甘草 3g，鲜淡竹叶 12g，水煎服。

功治：疏风解表，清肺泄热。治流感、风温初发：咳嗽咽痛，嗽多咳少（咳有声响，嗽似有痰而干咳无痰），头痛身热，微恶风寒，舌尖红。笔者用药常加金银花，合桑菊饮。

19. **五根汤**——李凤林《临证实践》

五根板兰葛豆根，芦茅霍六三黄红，
感冒流感猩红热，无名发热咽蛾疼。

组成：板蓝根 18g，葛根 18g，山豆根 18g，芦根 18g，白茅根 18g，藿香 18g，大黄 9g，红花 9g，水煎服。

功治：解表清里，活血化瘀。治伤风感冒、流感、扁桃体炎、猩红热、无名发热，李氏强调五根汤治疗病毒性感冒效果更好，用于热性外感病比柴葛解肌汤的治疗范围更广。

20．**杏黄汤**——《临证实践》

杏黄杏仁麻石膏，白前前胡红花草，
芦根白矾宜分煎，上感气管肺炎消。

组成：杏仁6g，麻黄6g，石膏12g，白前6g，前胡6g，红花6g，甘草6g，芦根6g，白矾2g（另包分2次煎），水煎服。

功治：清热宣肺，降气祛痰，止咳平喘。上呼吸道感染、气管炎、肺炎，都可用。

【按】五根汤、杏黄汤，与连花清瘟胶囊的立方理念惊人地相似，对中医辨证论治理解未深和西医学习中医者最宜使用，疗效也肯定。

21．**清解汤**——《临证实践》

清解桑白地骨皮，银翘紫草蜕粳米，
浮萍薄荷牛红花，麻痘猩红腮腺宜。

组成：桑白皮12g，地骨皮12g，金银花15g，连翘15g，紫草12g，蝉蜕6g，浮萍草6g，薄荷6g，牛蒡子15g，红花10g，粳米15g，水煎服。

功治：发表清里，活血透疹。感冒、咳嗽、麻疹、水痘、猩红热、腮腺炎、热泻、气管炎、肺炎，表里都可，与竹叶柳蒡汤互参。李氏用心良苦，注重实践，但凡是临床医生，这张处方一定会用到，省力有效。

【按】李凤林先生《临证实践》一书从实践而来，确实是经验之谈，和印会河老师的《中医内科新论》一样，方效翔实，依法用之多效。要注意的是，冠以西医病名的处方，使用者必须具备系统的西医知识，特别是诊断学知识，并对西医内、外、妇、儿、五官、皮肤病学，都有所涉猎，最好是熟读。这也是中医人在综合医院工作应具备的基本功。

受《医学衷中参西录》《中医内科新论》《临证实践》的启发，笔者的临床思路也是以西医的病症进行辨证处方，取效后再以方定病，之后遇到同样的病，只要对所定效方无明显辨证抵触的首先使用。这种方法便于总结经验并推广，容易被人接受。《李鸿琦医案医话》中收集的病案，就是以这种思维方式整理的。

第三节　扶正解表

22．**败毒散**（人参败毒散）——《小儿药证直诀》

附：**荆防败毒散**——《摄生众妙方》，**仓廪散**——《普济方》

人参败毒草苓芎，二活二胡枳壳梗，
温疫伤寒噤口痢，祛邪扶正有奇功。
加入荆防去姜参，祛湿宣肺散痒肿；
便溏或咳外感频，口吃脾风多动症。
仓廪散加陈仓米，痢疾剧吐毒气冲。

组成：柴胡、甘草、桔梗、人参（去芦）、川芎、茯苓、枳壳（麸炒）、前胡、羌活、独活各900g，生姜、薄荷引。

用法：上药十味，研为粗末。每服6g，用水150毫升，入生姜、薄荷各少许，同煎至100毫升，去滓，不拘时候，寒多则热服，热多则温服。

功治：散寒祛湿，益气解表。（平素肠胃不强者）感受风寒湿邪：憎寒壮热，头项强痛，肢体酸困，无汗，鼻塞身重，咳嗽有痰，胸膈痞满，舌苔白腻，脉浮濡；或体虚腹泻、下痢。加荆芥、防风，去人参、生姜名荆防败毒散，功能发汗解表，消疮止痛，治痘痒疮疹，寒热发作者。下利吐剧者选仓廪散。

【按】伤寒、瘟疫属流感一类，败毒散的治疗指征是平素脾胃不适而感者，即“胃肠型感冒”最宜。冬春常发此类流感，病后缠绵，日久难愈，笔者绝大多数患者用败毒散取效。败毒散又是儿科常用的效方，小儿脾虚，饮食伤脾，易招外感，或咳或泻，反复发作，或伴发风疹、水痘、单纯性疱疹、手足口病等，服之最宜。

临床应用中发现儿童抽动（多动）症，目眨动不能止，鼻抽搐不能停，拧头扭嘴，吭哈不休；后天口吃；发育迟缓，均依脾虚受风论治，处方荆防败毒散加全蝎，多有意想不到的卓效。

《太平惠民和剂局方》载：败毒散主“伤寒时疫”。寒壅咳嗽，胸闷咳嗽，风痰咳嗽，鼻塞声重，头痛，苔白，脉浮等。用治“非典”及“新冠感染”，均属首选处方，尤宜于平素中虚有湿者。合达原饮更好！

23．**参苏饮**——《太平惠民和剂局方》

参苏前胡桔葛根，木香枳壳合二陈，
寒热头痛痰涕清，倦困气短胸脘闷。

组成：人参、紫苏叶、葛根（洗）、半夏（姜汁制）、前胡、茯苓各 6g，枳壳（麸炒）、木香、桔梗、炙甘草、陈皮各 4g。

功治：益气解表，理气化痰。治虚人外感内有痰湿：恶寒发热，无汗，头痛鼻塞，咳嗽痰白，胸脘满闷，倦怠无力，气短懒言，苔白，脉弱。

【按】与败毒散对比，败毒散适合虚瘦人，参苏饮适合虚胖人，脾肺气虚有痰外感者，或用败毒散加入二陈汤亦无不可。

24．**再造散**——《伤寒六书》

再造参附桂甘芪，羌防芎芍姜枣细，
恶寒蜷卧肢体冷，头痛面苍脉无力。

组成：人参 3g，熟附子 3g，黄芪 6g，桂枝 3g，甘草 1.5g，羌活 3g，防风 3g，川芎 3g，赤芍 3g，细辛 2g，煨生姜 3g，大枣 2 枚，水煎服。

功治：助阳益气，解表散寒。治阳虚外感：头痛身热，恶寒蜷卧，稍遇感冒即不愿起床，无汗肢冷，神疲懒言，面色苍白，舌淡苔白，脉沉无力或浮大无力。

【按】依法用之，阳虚外感者最宜。阳虚之体，平时常没精神，明显比别人穿得厚，仍然面苍怕冷，外感后更是困倦嗜睡，精神不支，整日卧床，处方再造散最宜，先服汤剂，取效后制散常服，阳气方可得振，抵抗力自然就增强了，古人制方为散即是此意。

25．**麻黄细辛附子汤**——《伤寒论》第 301 条

附：**麻黄附子甘草汤**——《伤寒论》第 302 条

麻辛各二附一枚，少阴恶寒脉细微，
或去细辛入草二，发热肢疼身倦怠。
暴喑暴聋头剧痛，浮肿气短但欲寐。

组成：麻黄 6g，附子 15g，细辛 6g，水煎服。

功治：助阳解表。少阴病，脉微细，但欲寐。始得之，反发热，脉沉者。恶寒身疼，或水病浮肿，气短，小便不利，脉沉而小。暴喑，暴聋，暴盲，忽然剧烈头痛，无红肿热痛伴随症者，处方麻黄细辛附子汤奇效。

【按】再造散宜阳虚之体感寒，麻黄细辛附子汤宜寒邪伤人阳气直中少阴，虽然都是阳气不足，但是要比再造散体质表象轻得多，其少阴病体质不经系统诊断发现不了明显的阳虚表象。这类患者平时并不明显怕凉，但一遇风冷寒气，哪怕是大晴天，温差一大即可“感冒”。因此要驱逐寒气，振奋阳气。而再造散重在助阳益气，解表散寒。基础体质不同，临床症状轻重不同。

笔者在临床上遇到阳虚易感冒的患者，在“感冒”期处方麻黄细辛附子汤祛邪，平时处方加工好的再造散扶正祛邪，以提高机体的免疫力。方中附子的用量，《药典》要求严格，其实古人经验甚多，根据体质用 10 ~ 30g，方有奇效，尤其是再造散中附子用量一定要重，方可挽危症而治重疾。但必须经炮制后先煎 40 分钟以上，方能保证安全有效。在散剂中，最好加入鹿茸替代，附子用量只能偏重一点，切不可过量。

临床上凡流感，感冒，急性喉炎不能发声，寒性头痛，过敏性鼻炎，荨麻疹，支气管炎，支气管哮喘，肺心病，多发性神经炎，三叉神经痛，暴喑、暴聋、暴盲等阳气不振体质，多有麻黄细辛附子汤的适应证。

26. **葱白七味饮**——《外台秘要》

葱白七味麦地黄，新豉葛根与生姜，
出血血虚外邪伤，头痛身热怕寒凉。

组成：葱白（连根切）、干地黄、葛根（切）、生麦门冬（去心）各 9g，新豆豉（绵裹）、生姜（切）各 6g，千扬水煎药，合共七味。

功治：养血解表。治阴血不生，病后血虚或失血后复感风寒，头痛身热，微寒无汗。与桂枝新加汤互参或合用。

27. **加减葳蕤汤**——《通俗伤寒论》

加减葳蕤用白薇，豆豉炙草桔梗随，
滋阴发汗葱枣薄，舌红舌瘦脉数微。

组成：生葳蕤、淡豆豉各 9g，红枣 3 枚，生葱白 6g，炙甘草 2g，桔梗、苏薄荷各 5g，东白薇 3g，水煎服。

功治：滋阴解表。阴虚之体多肤干体瘦，外感后头痛身热，微恶风寒，无汗或少汗，舌红少津或瘦红，脉数或虚数。

【按】阴虚感温伤风均宜，为常用效方。典型的阴虚征象是肌肤瘦削干燥，舌体瘦红少津。临床上体弱瘦人感冒、咽喉炎、扁桃体发炎、支气管炎等，常有阴虚现象，予服加减葳蕤汤。根据客邪之寒热可合桂枝新加汤或升降散。阴虚失血之体感冒、流感，笔者处方：玉竹 20g，生晒参 10g，桔梗 10g，桂枝 10g，白薇 12g，淡豆豉 15g，白芍 12g，炙甘草 10g，龙眼肉 15g，白豆蔻 6g，生姜 15g，水煎服。

28. **竹叶汤**——《金匮要略 • 第二十一》

竹叶一把葛根三，防桔桂参草一参，

姜五附一枣十五，产后汗家中湿寒。

组成：竹叶10g，葛根30g，防风10g，桂枝10g，人参10g，桔梗10g，炙甘草10g，生姜15g，制附子15g（先煎），大枣15枚，方中用量是笔者经验用量，据证按比例增减，水煎日1剂，分6次服。

功治：温阳益气，疏风解表。治“产后，中风发热，面正赤，喘而头痛”；周身骨节疼痛；平时易汗体质感寒，怕冷，汗出或发热，虚烦无耐者；风湿、类风湿经常出汗者。

【按】汗出发热无力，周身骨节疼痛最为常见。产后易汗，是因失血耗气。时时汗出，衣里冷湿，稍有风冷，即成产后中风，径予竹叶汤。方中附子实属小量，笔者于临床少则用20g，多则用50g。因已成“漏汗”，非大量附子不可。此方使用机会很多。同样的道理，经常出汗的人平时内衣常湿，感风感寒，轻者桂枝加附子汤，重者竹叶汤，疗效很好。出汗不止的虚胖人更宜。

29. **十神汤**——《太平惠民和剂局方》

十神葛根麻升麻，香附川芎赤芍加，
陈草芷苏生姜引，时疫流感有办法。

组成：葛根30g，麻黄、升麻、香附、川芎、赤芍、陈皮、炙甘草、白芷、紫苏各12g，锉，水煎，不拘时服。

功治：疏风散邪，理气和中。治时令不正，瘟疫流行，不论阴阳两感，或风寒湿痹等证。若发热头痛加连须葱白3根，中满气实加枳壳数片。近人用治外感风寒、肺胃气滞之证，治气郁外感胜香苏散。时疫流感初期，此方不可或缺。

30. **清肺排毒汤**——国家中医药管理局

清肺排毒射款冬，五苓麻杏甘石陈，
山药紫菀姜细辛，藿香枳实夏柴芩，
烧咳喘急胸脘闷，寒湿热疫米粥饮。

组成：麻黄9g，炙甘草6g，杏仁9g，生石膏（先煎）15～30g，桂枝9g，泽泻9g，猪苓9g，白术9g，茯苓15g，柴胡16g，黄芩6g，姜半夏9g，生姜9g，紫菀9g，款冬花9g，射干9g，细辛6g，山药12g，枳实6g，陈皮6g，藿香9g，水煎温服。伴服大米稀饭，3剂一个疗程，效则6剂。

功治：散寒祛湿，宣肺排毒。新型冠状病毒感染各期，重型、危重型结合情况均可以加减化裁。有效率达90%。经笔者观察验证，平时的流感、感冒，有咳嗽、气喘、气急、发热、咽红症状者疗效很好。

第二章
泻下剂

1. **大承气汤**——《伤寒论》第208、209、212、215、217、220、238、240、254、255、256、320、321、322条

大承气汤朴半斤，枳实五枚四将军，
硝冲三合黄后下，痞满燥实狂厥痉。

组成：大黄12g，厚朴24g，枳实15g，芒硝（化入）15g，水煎服。

功治：竣下热结。从《伤寒论》《金匮要略》中所涉30余条大承气汤内容归纳：①阳明腑实。大便不通，频转矢气，脘腹痞满，腹痛拒按，按之硬，甚或潮热谵语，手足濈然汗出，舌苔黄燥起刺，或焦黑燥裂，脉沉实。②热结旁流。下利清水，色纯清，其气臭秽，脐腹疼痛，按之坚硬有块（如高位梗阻），口舌干燥，脉滑实。③主里热实证之热厥、痉病、发狂等伴苔黄焦燥者。笔者处方：大黄15g，枳实15g，枳壳15g，厚朴20g，桃仁15g，莱菔子20g，芒硝（化入）15g，水煎，空腹服。

2. **小承气汤**——《伤寒论》第208、209、213、214、250、251、374条

附：**厚朴三物汤**——《金匮要略·第十》，**厚朴大黄汤**——《金匮要略·第十二》

小承气汤四大黄，枳实三枚朴二两，
改大黄三枳五枚，厚朴八两除腹胀；
厚朴一尺六大黄，枳四支饮胸满尝。

组成：大黄（酒洗）12g，炙厚朴（去皮）6g，炙枳实12g，水煎服。

功治：轻下热结。治阳明腑实证：便秘，潮热，谵语，胸腹痞满，舌苔老黄，脉滑数；或痢疾初起，腹中胀痛，里急后重等。腹胀满，便闭、便不畅是主症。

【按】症状轻于大承气汤证。随症状侧重不同而用药比例及方名有变，明显腹胀厚朴、枳实加量，名厚朴三物汤；有支饮、胸胁支满还是大肠气逆，加大黄为六两，助肺气肃降之能，名厚朴大黄汤。中医“传方不传量”，读本方证后可以深刻理解。

3．**调胃承气汤**——《伤寒论》第29、30、70、94、105、123、207、248、249条

调胃承气半升硝，四两大黄二甘草，
痞满燥实大承气，烦渴腹满便结调。

组成：大黄（清酒洗）12g，炙甘草6g，芒硝（化入）15g，水煎服。

功治：缓下热结。治阳明病，胃肠燥热：大便不通，口渴心烦，蒸蒸发热，或腹中胀满，舌苔黄，脉滑数。腹满、大便干结不解，关键是大便干结，正如《伤寒论》云“胃中必有燥屎五六枚”，阻塞气机故而引起阳明腑热，故去枳朴重芒硝，润通大便以泄热结。在《伤寒论》中胃肠是一个概念。

【按】承气剂，方中之将军。所向披靡，决胜于顷刻间，此无他。“六腑以通为用”，腑气通则气机畅，百病能除。再随证调理，能明显提高疗效，缩短疗程。《伤寒论》《金匮要略》中所论承气剂条文甚多，后世典籍中所主症状亦多，综归条理：第一，不论伤寒温病，只要有大便不通、全腹痞胀疼痛，就是承气汤的主症。第二，所谓“痉病”，任何疾病只要不同程度地出现了精神神经症状，且有热象或积滞可辨的，急与承气汤。大便通泄，腑气得畅，全身有害物质很快得以排泄，精神自然安静。第三，饮食积滞，苔厚或腐，无问大便秘、泻，予服承气汤以去积滞。第四，下利积滞。木香槟榔丸、枳实导滞丸的立方原意就是承气汤的具体运用，此即“通因通用”。

张子和的汗、吐、下三法，杨栗山的“治温十五方”，处方法则都离不开承气剂。所以，笔者在临床上不论遇到什么病，只要有不通征象、积滞现象可辨者，都入承气剂。从实践观察，只要大便通畅，胃肠机能得以恢复，全身不论任何部位的有害物质都可以有效清除，机体功能很容易恢复。汗、吐、下三法，吐法最不被患者接受，医者很少施用。行气、通便、润燥，承气汤的加减应用阐述明了，活法在人。临床上单纯性肠梗阻、粘连性肠梗阻、蛔虫性肠梗阻、习惯性便秘、牙周炎、急性扁桃体炎、急性胆囊炎、急性胰腺炎、急性阑尾炎、中上焦红肿热痛的各种疮疡脓肿、呼吸窘迫综合征、挤压综合征、感冒、流感、流行性脑脊髓膜炎（流脑）、流行性乙型脑炎（乙脑）、脑卒中、

胸膜炎积水、溃疡病穿孔、肾功能衰竭、各类精神神经疾病大便不稀者，都有承气汤的适应证，正如吴又可强调“承气本为逐邪，而非专为结粪设也”（《温疫论》）。所以讲：治外感柴胡剂，通六腑用承气，谙此二法则一切外邪内实可医。

4．**大黄附子汤**——《金匮要略·第十》

大黄附子温下祖，黄三细二三枚附，
偏痛发热脉紧弦，阑尾胆囊胰腺服。

组成：大黄 9g，附子（先煎）45g，细辛 6g，水煎服。

功治：温里散寒，通便止痛。治寒实内结“冷秘”：腹痛腹胀，发热便秘，胁下偏痛，畏寒肢冷，舌苔厚腻，脉弦紧。

【按】《金匮要略》载大黄附子汤证“胁下偏痛，发热，其脉紧弦，此寒也，以温药下之，宜大黄附子汤”。如慢性阑尾炎、胆囊炎、胰腺炎，都可表现为“胁下偏痛，发热”。此方常与大黄牡丹汤、薏苡附子败酱散寒热并用，温通泻下而取效，若能坚持服药至触痛、压痛完全消失，复发者很少。附子 3 枚，折算下来约 45g。对于此类病症，笔者不主张大量用附子，而加鹿茸 3 ~ 5g。因此方案一般服药在 20 剂以上，避免蓄积中毒为妥。笔者处方：鹿茸（研入）4g，制附子 10g，薏苡仁 30g，败酱草 30g，大黄 12g，牡丹皮 5g，桃仁 20g，冬瓜子 20g，红藤 20g，水煎日 1 剂，空腹服。

5．**温脾汤**——《备急千金要方·卷十三》

温脾附子硝大黄，人参甘草归干姜，
虚人便秘苔白腻，胁疼腹痛发热方。

组成：附子 6g，大黄 15g，芒硝（化入）6g，干姜 9g，当归 9g，人参 6g，甘草 6g，水煎服。

功治：攻下冷积，温补脾阳。治阳虚冷积证：腹痛便秘，脐周绞痛，胁下偏痛，发热，手足厥逆，苔白腻，脉沉弦而迟。

【按】同是寒热并用，泻腑通便，温脾汤是为平素体虚患胃肠积滞者而设。与大黄附子汤互参，证治相当。素体气虚者宜温脾汤，壮火食气者宜大黄附子汤。壮火食气即指热病过程中，郁火实火常能损伤人的阳气。

6．**三物备急丸**——《金匮要略·第二十三》

三物备急逐冷积，大黄干姜巴豆一，
心腹诸卒暴百病，皆因寒实大便秘。

组成：大黄3g，干姜3g，巴豆（去皮心熬，外研如脂）3g。上药等分，共制细末，每服0.6 ~ 1.5g，得利，止后服。

功治：开胸利气，攻逐冷积。治寒邪忽中胸腹，卒胀暴痛，中病则止。

【按】巴豆的缺点是从服后到停用，腹痛难支。

7. **麻子仁丸**（脾约丸）——《伤寒论》第247条

麻仁二升一升杏，枳芍半斤黄一斤，

厚朴一尺蜜为丸，脾约便硬尿数频。

组成：麻子仁60g，芍药25g，枳实25g，大黄50g，厚朴25g，杏仁35g，制蜜丸。大蜜丸每服1丸（9g/丸），水蜜丸每服6g，日1 ~ 2次，空腹服。

功治：润肠泄热，行气通便。治脾约证：大便干结，小便频数，可见脘腹胀痛，舌红苔黄，脉数。

【按】热性的大便干燥或便秘，体温正常，临床多见，经常使用麻子仁丸，药证合宜则服药时间需长。正因如此，市面上常有麻仁丸、麻仁润肠丸、脾约丸出售，处方组成都是麻子仁丸。

8. **五仁丸**——《世医得效方》

五仁柏子桃杏松，郁李陈皮蜜为引，

便秘舌燥脉细涩，养血生津肠能通。

组成：桃仁30g，杏仁（去皮尖，麸炒）30g，松子仁15g，柏子仁15g，郁李仁12g，陈皮120g。五仁研为膏，陈皮为末，炼蜜为丸，每服9g，每日1 ~ 2次，晨起空腹温开水送下。

功治：润肠通便。津枯肠燥致大便艰难，形体干瘦，舌燥少津，脉细涩。多见于年老、产后、体弱者。方中陈皮量不可减少。

9. **济川煎**——《景岳全书》

济川牛膝肉苁蓉，当归泽泻枳壳升，

便秘尿清腰膝软，头眩舌淡脉迟沉。

组成：当归9 ~ 15g，牛膝6g，肉苁蓉（酒洗去咸）6 ~ 12g，泽泻4g，升麻2 ~ 3g，枳壳5g，水煎服。或依比例研制蜜丸，每丸重9g。每服1丸，日2 ~ 3次，空腹服。

功治：温肾益精，润肠通便。治肾阳虚弱，精津不足：大便秘结，小便清长，腰膝酸软，头目眩晕，舌淡苔白，脉沉迟。

【按】麻子仁丸、五仁丸、济川煎、更衣丸，可以互参。便秘是个常见病，也是个顽固病，习惯性便秘、老年便秘，临床好转后极易复发，所以宜制丸长期服用。笔者临床常用以上四方合制丸药治疗习惯性便秘。

10．**大陷胸汤**——《伤寒论》第134、135、137条

附：**大陷胸丸**——《伤寒论》第131条

大陷胸汤六大黄，冲化芒硝一升量，
后入一钱匕甘遂，胸水腹水或癫狂。
大黄八两为丸剂，半升杏仁硝葶苈，
别捣甘遂一钱匕，缓攻须用二合蜜。

组成：大黄18g，芒硝10g，甘遂2g，大黄先煎10分钟去滓，化入芒硝，冲入甘遂。

功治：泻热逐水。

【按】胸水，腹水，“从心下至少腹硬满而痛不可近者”，水肿有实证者。急则汤剂，缓攻宜丸。水去大半，攻补权衡，调理宜久，以防复发。与十枣汤对比：大陷胸汤证常有腑实大便结，十枣汤证大便正常。均为常用之“将军”，方证合拍则放胆用之。大陷胸汤与控涎丹对精神疾病的治疗也是竣剂良方。至于急腹症的“从心下至少腹硬满而痛不可近者”，辨治须细，胃、十二指肠溃疡穿孔者最为常见。

11．**十枣汤**——《伤寒论》第152条

十枣逐水效堪夸，等分大戟遂芫花，
枣汤为引平旦服，胸水腹水肿胀佳。

组成：芫花（熬），甘遂 、大戟各等分（研末）。

用法：强人每服1 ~ 3g，羸人0.5 ~ 1g。用水300毫升，先煮肥大枣10枚，取240毫升，去滓，纳入药末，平旦温服；若下少病不除者，明日更服，加0.5g，得快下利后，可进米粥，护养胃气。

功治：攻逐水饮。悬饮：水积胸胁及心下。实水：一身悉肿，二便不利，腹以上肿甚。以治胸水疗效较好。

【按】仲景这里描述的是渗出性胸膜炎的症状：“太阳中风……其人漐漐汗出，发作有时，头痛，心下痞硬满，引胁下痛，干呕短气，汗出不恶寒者，此表解里未和也，十枣汤主之。”并指出“表解者乃可攻之”。结核性胸膜炎发病初期的表现，与此处记载的雷同。《李鸿琦医案医话》中收录记载，方选

香附旋覆花汤合十枣汤驱饮逐水，胸水消除快、疗效好，完全不用抽水，且不留胸膈粘连的后遗症。由结核分枝杆菌所致者，必须配合抗结核药物按疗程服完，以防复发。肝性腹水，十枣汤合一贯煎，远期疗效亦很好。

悬饮，臌胀，水肿，病因复杂，须做认真的检查，详细辨治。但十枣汤、大陷胸汤，临床使用最多且量重。

12．**舟车丸**——《景岳全书》

附：**控涎丹**（妙应丸、子龙丸）——《三因方》

舟车牵牛与大黄，遂戟芫花槟木香，
青皮橘皮轻粉入，泻水消胀力量强。
控涎丹用遂戟芥，攻逐胸水与癫狂。

组成：甘遂、大戟（醋炒）、芫花（醋炒）各30g，大黄60g，木香、槟榔、青皮、陈皮（去白）各15g，牵牛子（头末）120g，轻粉3g。

用法：为末，制水丸如梧子大。每服3～6g，日1次，清晨空腹用温开水送下，以利为度。腹中虫积，加芜荑15g。

功治：行气逐水。

【按】与十枣汤对比，十枣汤重周身水肿，控涎丹重胸膈痰水积聚，都为竣剂。临床多用控涎丹。在杨栗山治温方中加入控涎丹治疗精神分裂症、狂躁症、抑郁症，见效更快。笔者治疗精神病狂躁便干的常用处方：僵蚕15g，蝉蜕10g，大黄15g，黄芩12g，黄连10g，黄柏15g，生石膏50g，柴胡20g，枳实12g，栀子15g，薄荷12g，荆芥10g，大戟10g，甘遂10g，白芥子15g，将控涎丹、大陷胸汤囊括在内，水煎日1剂，神志昏昧者日2剂。首次疗程7天，与礞石滚痰丸间服。至于舟车丸中的轻粉，依现代人的认识，轻粉内服有争议。

13．**疏凿饮子**——《济生方》

疏凿饮子秦艽羌，椒目泻通腹槟姜，
商陆苓皮赤小豆，风水皮水身肿胀。

组成：泽泻12g，赤小豆（炒）15g，商陆6g，羌活（去芦）9g，大腹皮15g，椒目9g，木通12g，秦艽（去芦）9g，槟榔9g，茯苓皮30g，水煎服。

用法：上㕮咀。每服四钱（12g），水一盏半，加生姜五片，煎至七分，去滓温服，不拘时候。

功治：泻下逐水，疏风消肿。治阳水：遍身水肿，上重于下或由上及下，喘呼气急，烦躁口渴，二便不利，脉沉实。

【按】急性肾炎初发水肿，表里郁热壅盛者效佳，常与印会河老师的益肾汤间服。

14．**新加黄龙汤**——《温病条辨》

新加黄龙草硝黄，玄海参归麦地姜，

口燥舌焦精神疲，便秘腹痛或谵狂。

组成：细生地15g，生甘草6g，人参（另煎）5g，生大黄9g，芒硝（化入）3g，玄参15g，麦门冬15g，当归5g，海参（洗）2条，姜汁6匙。

功治：滋阴益气，泄火通便。治热结里实，气阴不足：腹胀便干不解，神疲少气或谵语，或心下硬痛，下利清水，色纯青，口干燥裂，舌燥苔焦黑燥裂。热病到新加黄龙汤证的地步，已经涉及生命的安危了，需更加细心地辨治。

15．**增液汤、增液承气汤**——《温病条辨》

增液生地玄麦冬，更合承气硝黄竣，

大便干硬增液汤，热结便秘承气通。

咽红口疮牙周肿，消渴干燥综合征。

组成：玄参30g，麦门冬（连心）24g，细生地24g，水煎服。

功治：增液润燥。

【按】温病热结，阴亏便结，合大、小承气汤泄热通便，大便通则只增液汤调之。热病后便干便结常用。增液汤不只生津润便，临床上慢性咽炎、复发性口腔溃疡、慢性牙周炎、糖尿病、皮肤干燥综合征、肛裂等施之亦佳。

16．**更衣丸**——《先醒斋医学广笔记》引张选卿方

更衣丸用芦荟七，辰砂五分共研细，

泻火通便安神志，烦躁郁怒失眠宜。

组成：朱砂（研飞如面）15g，芦荟（研细）21g，合制。每服3.5g，好酒吞服。朝服暮通，暮服朝通。需天晴时修合为妙。

功治：泻火，通便，安神。治肝火上炎，肠热便秘，目赤易怒，头晕心烦，睡眠不安。与润肠通便诸剂互参。依现代人的认识，朱砂内服有争议。

17．**胆道排石汤**——天津南开医院

胆道排石二三金，木香枳军绵茵陈，

合大柴胡透脓散，诸般结石通可用。

组成：金钱草30g，郁金15g，鸡内金20g，茵陈12g，枳壳10g，木香

10g，生大黄 9 ～ 12g，水煎分 3 次，食远服。

功治：清热利湿，行气止痛，利胆排石。

【按】胆结石、尿路结石、胰腺结石，只要粒小能通过的，本方合大柴胡汤和透脓散疗效很好。笔者常用一张处方通治：生黄芪 20g，皂角刺 15g，当归 15g，川芎 15g，金钱草 20g，鸡内金 20g，柴胡 20g，干姜 10g，枳实 12g，木香 10g，茵陈 15g，半夏 15g，大黄 10g，水煎日 1 剂，分 3 次，饭后 1 小时服。

第三章
和解剂

1. **小柴胡汤**——《伤寒论》第37、96、97、98、99、100、101、103、104、144、148、149、229、230、231、266、379、394条

小柴胡汤柴半斤，三两人参姜草芩，
半夏半升枣十二，寒热往来和解应；
烦而不呕去参夏，加蒌一枚神安宁；
渴去夏加花粉四，参四两半能生津；
腹中痛当去黄芩，加芍三两疼痛轻；
或去枣加牡蛎四，兼攻胁下痞而硬；
若兼心悸尿不利，去芩加入四两苓；
咳去生姜人参枣，加干姜二味半升；
不渴还有表微热，去参加桂三两省。

组成：柴胡24g，黄芩、人参、炙甘草、生姜（切）各9g，半夏15g，大枣（擘）4枚。上七味，以水一斗二升，煮取六升，去滓，再煮取三升，温服一升，日三服（注意“去滓，再煮”，半夏泻心汤几方的煎药要求仿此，意概突出和解之功。反过来理解：凡强调去滓后再煎的方药应该是和解剂）。

功治：和解少阳。①伤寒少阳病：胸满胁痛，往来寒热，口苦，咽干，目眩，默默不欲饮食，心烦喜呕，或胸中烦而不呕，或渴，或腹中痛，或胁下痞硬，或心悸、小便不利，或咳，或寒多；汗时出而热不减；或颈项强，胁下满，手足温而渴；或热病愈后复发。②妇人伤寒，经前、经期、经后感冒，产后感冒；或“热入血室”，神志恍惚，“如见鬼状”；疟疾、黄疸、内伤杂病，有少阳证者。因此小柴胡汤并不限于伤寒少阳病，凡病机病症有半表半里证者均宜。

【按】不论患流感或一般的感冒，患者初期多服西药或中成药，效果不理想才服中药，所以麻黄汤证临床少见。桂枝汤证临床也少见，患者就诊时，往往是汗已出而症不去，忽寒忽热，口苦咽干，纳谷差，多具半表半里的少阳证，因此临床上治疗外感病，柴胡剂最为常用。现在小柴胡汤归属和解剂，列于解表剂亦无不可。常用的柴葛解肌汤也是从小柴胡汤演化而来。正如前述，治外感柴胡剂，有里实用承气，无问伤寒、温病，思过半矣！

临床上各类感冒中期，布鲁菌病，不明原因的寒热往来或发热怕冷症，疟疾，肝炎，肝硬化，急、慢性胆囊炎，胰腺炎，胆结石，中耳炎等的病程中都有小柴胡汤的适应证，可见小柴胡汤在临床应用是很广泛的，使用又很灵活，“但见一症便是，不必悉具”。只要把其加减熟记在心，所有外感病都可一试。所以在背诵《伤寒论》时，柴胡剂、承气剂要记个滚瓜烂熟。

但是，小柴胡汤所主的证候宜忌也是很明确的：一禁发汗，二禁泻下，三禁催吐，故小柴胡汤又名“三禁汤”。

2．**柴胡桂枝干姜汤**——《伤寒论》第147条

柴桂干姜化痰饮，桂芩三两柴半斤，
姜草牡二花粉四，胸胁满结寒热停。

组成：柴胡24g，桂枝9g，干姜9g，黄芩9g，瓜蒌根12g，牡蛎（熬）6g，炙甘草6g。上七味，以水一斗二升，煮取六升，去滓，再煮取三升，温服一升，日三服。初服微烦，复服汗出便愈。

功治：和解少阳，温化水饮。治“伤寒五六日，已发汗，而复下之，胸胁满微结，小便不利，渴而不呕，但头汗出，往来寒热，心烦者”。亦治疟疾。

【按】临床上外感不愈，慢性肝炎，胃肠功能紊乱，腹壁、腹腔淋巴结肿大，面部痤疮，结膜炎，角膜炎，鼻窦炎，中耳炎等，都有柴胡桂枝干姜汤的适应证。腹壁淋巴结肿大是触诊可以诊断的，腹腔淋巴结肿大是B超可以检查到的。面部痤疮红赤，笔者用升降散合解毒活血汤，不效，选柴胡桂枝干姜汤，有效。

3．**柴胡加龙骨牡蛎汤**——《伤寒论》第107条

柴胡四加龙牡汤，夏三枣六二大黄，
龙牡芩苓桂两半，同量铅丹人参姜。
抑郁焦虑神紊乱，癫痫失眠谵言狂。

组成：柴胡12g，龙骨、牡蛎、黄芩、茯苓（神）、桂枝、铅丹（磁石代

替）、人参、生姜各5g，半夏10g，大黄6g，大枣6枚。上十二味，以水八升，煮取四升，内大黄，切如棋子，更煮一二沸，去滓，温服一升（注意“内大黄……更煮一二沸”，大黄煎煮时间是很短的）。

功治：和解少阳，通阳泄热，重镇安神。治“胸满烦惊，小便不利，谵语，一身尽重，不可转侧”。舌郁红，苔黄或少津，脉弦、硬、滑。

【按】黄煌教授特别强调：此方健脑调神最好，可有效缓解外感后情绪不安、神经紧张，自主神经紊乱的失眠，焦虑症，阿尔茨海默病，是治疗抑郁症的专方，对癫痫有热者特效。笔者于临床治疗以上病症常配合防己地黄汤，效果更好。笔者处方：生地黄50g，防己5g，防风15g，柴胡25g，生龙牡各12g，黄芩10g，茯神10g，桂枝10g，磁石20g，太子参10g，大黄（后下）10～15g，制半夏15g。若神志昏昧、思维分散，加大戟8g，甘遂8g，白芥子10g。方中人参一般不用或用太子参，因自主神经紊乱导致的抑郁或躁狂都不宜用补剂。

4．**蒿芩清胆汤**——《重订通俗伤寒论》

蒿芩清胆枳竹茹，陈夏茯苓加碧玉。
胸闷胁胀吐酸苦，寒热如疟脉滑数。

组成：青蒿脑6g，青子芩5～9g，生枳壳5g，淡竹茹9g，陈广皮5g，仙半夏5g，赤茯苓9g，碧玉散（滑石、甘草、青黛共研，包煎）9g，水煎服。

功治：清胆利湿，和胃化痰。治寒热如疟，热重寒轻，口苦胸闷，吐酸苦水，或呕黄水不苦黏，甚则胸胁胀满，舌红苔白或间杂色，脉数滑。

【按】“苔间杂色”证属瘟疫，当合达原饮。临床上夏秋季流感、急性胃炎、急性黄疸型肝炎、急性胆囊炎、亚急性甲状腺炎、带状疱疹、系统性红斑狼疮、布鲁菌病等，都有蒿芩清胆汤的适应证，也可以理解为是小柴胡汤证兼挟痰湿疫气。

5．**达原散**（达原饮）——《温疫论》

附：**柴胡达原饮**——《重订通俗伤寒论》，**清脾饮**——《济生方》

达原槟榔厚朴芩，知芍姜甘草果仁，
憎寒壮热苔秽浊，怪味异味温疫论。
柴胡达原去知芍，枳桔青皮荷叶梗，
咳痰不爽胸膈闷，苔如积粉糙涩硬。
清脾青皮草果仁，朴术柴芩半夏苓，

炙甘草加姜五片，温疟温疫热多用。

组成：槟榔 6g，厚朴 10g，草果仁 6g，知母 10g，芍药 6g，黄芩 10g，甘草 1.5g，干姜 3 片，水煎服。

功治：开达膜原，辟秽化浊。

【按】达原散三方，以舌苔厚腻秽浊为特征，笔者称其为“臭豆腐苔”，见过一次，永生难忘。或身体散发奇臭、怪味，气味甚者他人在病室内无法停留。患者神情困顿，恍惚迟钝，或高热，体温 40℃而不以为然，病程深长，甚至持续数月至年而不愈。有痰夹咳用柴胡达原饮，高热不退合清脾饮。临床上无问外感内伤，久治不愈而有腐垢秽浊苔，或奇异怪味难闻者，不论有无寒热，从温疫论治多获奇效。

柴胡达原饮：柴胡 5g，槟榔 7g，厚朴 7g，草果 5g，黄芩 5g，生枳壳 5g，桔梗 5g，青皮 5g，荷叶梗 5g，炙甘草 3g，水煎服。

功治：宣湿透达，行气祛痰。痰湿阻于膜原，证见胸膈痞满，心烦懊恼，头眩口腻，咳痰不爽，间日发疟，舌苔厚如积粉，扪之糙涩，如“臭豆腐苔”，脉弦滑。

清脾饮：青皮、厚朴、白术、草果仁、柴胡、茯苓、半夏、黄芩、甘草各等分，锉散，每次 12 ～ 15g 煎服。

功治：清热燥湿，化痰截疟。治瘅疟，但热不寒，或热多寒少，胸膈痞闷，不思饮食，口苦口干，心烦渴饮，小便黄赤，舌苔黄腻，脉弦滑或滑数。

【按】布鲁菌病用达原散合芳香饮，时时汗出而热不退合白虎人参汤，疗效很好且不复发。达原散证也有大流行，依吴又可书中描述，应该是典型的布鲁菌病，由于当时的条件所限，羊、牛、猪、狗的布鲁氏菌都能引起该病大流行。吴氏认识到“牛病而羊不病，鸡病而鸭不病”，是不同的“杂气”为病，可以群发，也可以散发，“其时村落中偶有一二人所患者，虽不与众人等，然考其证，甚合某年某处众人所患之病，纤悉相同，治法无异”，只是吴老先生没有认识到牛、羊、猪、狗的疫病会传染给人。因为牛、羊发病后只有密切接触的人群，如牧民、屠户，最易受染发病，而人患病后一般不会互相传染，所以是散发居多。布鲁菌病只要见过一次，就永久不会忘记，秽浊腐垢腻苔，奇臭怪味。主方达原散、清脾饮，病程虽长，但见效很快。笔者曾治一例全结肠溃疡性出血性结肠炎女性患者，高热不退 40 多天，便血至重度贫血仍不停止，满屋奇臭，舌苔垢浊黄腐。即与处方达原散合白虎人参汤：厚朴 15g，槟榔 8g，黄芩 12g，白芍 8g，知母 18g，草果（连皮打）10g，生晒参 12g，小麦 30g，生地黄 20g，玄参 15g，炮姜 6g，炙甘草 6g，水煎频服，日 2 剂。1 剂止，2 剂体温由 40.3℃降到 36.3℃，服药至第七天，大便隐血（+-），体温正常再没发热。医患称奇，但是事实。因此笔者常告诫学生要勤读书、读好书。只要满腹有经纶，方到临证显神通。临床报道有达原散治疗流感，肠胃型感冒，疟疾，病毒性脑炎，乙脑，淋病，梅毒，尿毒症，肿瘤患者化疗、放疗后高热不退等，笔者治疗 3 例溃疡性出血性结肠炎临床全愈，收治数十例布鲁菌病亦良效。

蒿芩清胆汤、达原散、柴胡达原饮、清脾饮，此四方古贤记载都能用于温疫、杂气的治疗，尤其是柴胡达原饮专主疫咳，其苔厚如积粉，扪之糙涩，与新型冠状病毒感染苔象类似。

6. **四逆散**——《伤寒论》第 318 条

附：**柴胡疏肝散**——《医学统旨》

四逆散芍柴草枳，肢厥欲睡脉微细，
咳加五味姜五分，加桂五分缘心悸，
尿不利入五分苓，腹痛一枚制附子，
后重薤白煮三升，方从少阴调肝脾。
柴胡疏肝草陈皮，芎芍枳壳香附宜，
胁痛脘胀或太息，活血止痛疏肝气。

组成：炙甘草、枳实（破）、柴胡、芍药各等分，研末，白饮和服方寸匕。

功治：透邪解郁，疏肝理脾。治少阴病四逆，或咳，或心悸，或小便不利，或腹痛，或后重下坠。有胁痛、脘痛者用柴胡疏肝散。

【按】四逆肢厥，手足冰冷，无问冬夏。常伴神情郁闷、胁肋不适者用四逆散，脘闷胁痛、肝胃不和者合越鞠丸。四逆散的临床报道很多，究其因终为气郁、气滞引起。如肝胆胃肠疾病：胆囊炎、肠胃功能紊乱、胃炎、胃溃疡、顽固性腹痛、非特异性结肠炎、十二指肠壅积症；精神紧张性疾病：经前期综合征、心因性阳痿、神经官能症、神经性头痛、三叉神经痛、冠心病、肢端动脉痉挛即雷诺综合征、阴道痉挛、更年期综合征、梅核气、肋软骨炎等。

柴胡疏肝散：陈皮、柴胡各 6g，川芎、香附、炒枳壳各 5g，炙甘草 2g，水煎服。

功治：疏肝理气，活血止痛。治肝郁气滞：胁肋疼痛，胸闷善太息，情志抑郁易怒，或嗳气，脘腹胀满，脉弦。常用于慢性肝炎、胆囊炎、慢性胃炎、肋间神经痛等病的治疗。

【按】肝胆胃肠疾病用此二法已括大半：因气郁不畅者四逆散常合柴胡疏肝散，因湿热蕴滞者则用半夏泻心三方。

7. **逍遥散**——《太平惠民和剂局方》

附：**丹栀逍遥散**——《内科摘要》，**黑逍遥散**——《医略六书•女科摘要》

逍遥散用当归芍，柴苓术草加姜薄，
气痛胁胀神烦躁，头眩乳疼经不调；
丹栀逍遥清郁热，颧红乳胀经行早。
加生熟地黑逍遥，气郁崩漏或血少。

组成：柴胡、当归、白芍、白术、茯苓、生姜各 15g，炙甘草 6g，薄荷 3g。上为粗末，每服二钱，水一大盏，烧生姜一块切破，薄荷少许，同煎至七分，去滓热服，不拘时候。

功治：疏肝解郁，养血健脾。治肝郁脾虚致气血失调：两胁作痛；或身体某一部位忽然疼痛，无因躁烦或郁闷；或寒热往来而体温正常，头痛目眩，心烦难寐，口燥咽干，神疲食少；月经失调，乳房作胀，脉弦而虚。气郁生热见潮热颧红，乳胀乳痛，或血多经提前，加牡丹皮、栀子凉血调经，名丹栀逍遥散；血少气郁经不调而崩漏，加生地黄或熟地黄名黑逍遥散，滋阴补血调经。

【按】“百病皆生于气”，气无处不到，故气郁则随处可病。调气逍遥散最宜，心胸烦闷合四磨汤，脘腹瘀滞合越鞠丸。逍遥散为首，法括三方。细心辨证，气郁诸病均可治。临床上慢性胃炎、胃肠功能紊乱、胃及十二指肠炎和溃疡、慢性肝炎、肝硬化、胆囊炎、胆石症、经前期综合征、月经不调、乳腺增生、神经官能症、癔症、不定部位的忽然气痛等，只要有气血不和可辨，逍遥散都有良效。

逍遥散还是一张医生临证茫然，心无主张的“偷手方”，遇上内因症状复杂难辨，千头万绪越理越乱——处方逍遥散。先贤不是说“百病皆生于气”吗？气血和顺则百病可愈。所以戏曰“医生无主张，逍遥、柴胡汤”，实则是临床医生的大实话。因此，初涉临床者，治外感会用柴胡剂，疗内伤熟记逍遥散，再加个承气汤，把这三张处方机理研究透彻，能救临证之难。

8. **痛泻要方**（白术芍药散）——《景岳全书》引刘草窗方

痛泻要方术芍风，陈皮理气水泻升，
肠鸣腹痛泻还疼，后重加薤坠香槟。

组成：陈皮 45g，白术 90g，白芍 60g，防风 30g。上四味切，分作八服，水煎或丸服。

功治：补脾柔肝，祛湿止泻。治肠鸣痛泻，泻后仍有腹痛，苔薄白，脉两关不调、弦而缓。

【按】后重和下坠有别：后重是至直肠上左小腹都想用力，下坠是肛门部位想用力。后重加薤白，下坠加木香、槟榔。便利有腹痛下坠者此方必备。复方中多用。

9. **半夏泻心汤**——《伤寒论》

附：**生姜泻心汤**、**甘草泻心汤**——《伤寒论》第 149、157、158 条

半夏泻心夏半升，三两干姜草芩参，
黄连一两枣十二，调和肠胃最多用，
心下痞硬或肠鸣，干呕便溏脘闷疼；
或改干姜为一两，加生姜四肠雷鸣；
甘草泻心草四两，狐惑口疮泄利频。

组成：半夏 18g，黄芩、干姜、人参、炙甘草各 9g，黄连 3g，大枣 4 枚。上七味，以水一斗，煮取六升，去滓，再煎取三升，温服一升，日三服。

功治：寒热平调，散结除痞。

【按】泻心汤三方共治心下痞满，腹中肠鸣，胃肠不适，脘腹不舒闷痛。心下痞痛或呕哕，溏便、日解三次以内用半夏泻心汤；腹中肠鸣作痛，大便六次以内用生姜泻心汤；痞满腹泻频繁，日解大便七次以上用甘草泻心汤。此三方调理胃肠、口腔溃疡、白塞病最好。特别注意：胃炎，胃、十二指肠溃疡，慢性肝炎，肝硬化，肠炎，非特异性结肠炎，胃肠功能失调致脘腹痞满、疼痛、肠鸣、便泻或便滞，多用泻心汤取效。笔者调理胃肠用泻心汤无以数计，获效良多。基本处方：半夏 15g，干姜 10g，炙甘草 12g，生晒参 10g，黄芩 12g，川黄连 6g，白蔻 6g，枳实 10g，厚朴 15g，大便干加大黄 6 ~ 10g。水煎日 1 剂，空腹服。半夏泻心汤重加甘草即甘草泻心汤，对阿弗他口炎、白塞病、眼睑溃疡、睑皮炎、口周皮炎、口周湿疹等，合泻黄散常获良效。

10. **黄连汤**——《伤寒论》第 173 条

黄连三两寒热剂，二参三草姜桂枝，

枣十二枚夏半升，寒热未罢呕痛利。

组成：黄连、炙甘草、干姜、桂枝各 9g，人参 6g，半夏（洗）18g，大枣（擘）4 枚，水煎服。

功治：寒热并调，和胃降逆。治寒热未罢，内发腹痛、呕吐、泻利。

【按】可以这样理解，泻心汤证有外感者宜黄连汤。临床使用可参考半夏泻心汤证治。

11. **大半夏汤**、**大黄甘草汤**——《金匮要略•第十七》

大半夏汤人参蜜，胃反呕吐虚弱体。

大黄四两甘草一，食入即吐饮食积。

组成：半夏 9 ~ 20g，人参 6 ~ 12g，蜂蜜（化入）20 ~ 50mL。

功治：降逆止呕，润肠通腑。治朝食暮吐，暮食朝吐，或频繁呕吐，心下痞硬，大便干结，久病体虚者。

【按】临床上幽门梗阻是最典型的胃食管反流症状。大半夏汤可用治神经性呕吐，幽门痉挛，贲门失弛缓症，化疗、放疗后呕吐不止。治疗妊娠呕吐能替代傅氏顺肝益气汤。

大黄甘草汤：大黄 12g，甘草 3g。

功治：泻火止呕。食入即吐者，是急诊体健之人，常伴有口干、口苦、口臭，大便不畅，舌红苔黄，脉滑数等。临床上用于治疗多食积滞，急、慢性胃炎，幽门水肿，神经性呕吐，贲门失弛缓症，属火热郁阻者。

【按】与大半夏汤对比，呈虚实两证，但胃肠之疾往往是寒热虚实错杂，所以两方常合并使用。

12. **干姜人参半夏丸**、**半夏干姜散**——《金匮要略•第二十、十七》

干姜人参半夏丸，妊娠呕吐属虚寒，

姜参一两夏半升，寒甚姜夏等为散。

组成：干姜 3g，人参 3g，半夏 6g，共研细末，用生姜汁糊为丸。现代多水煎频服。

功治：温中止呕。治素体虚寒，妊娠后呕吐不止，当伴纳少择食，呕吐清水，吐出食物无味，恶寒蜷卧，舌淡苔白，脉滑。呕吐停则可用半夏干姜散巩固。注意：调治妊娠呕吐要酌入保胎药，有时孕妇一次呕吐就可引起腹痛出血，是因呕吐时用力不当而致，临证不可不知。

13．**奔豚汤**——《金匮要略·第八》

奔豚腹痛气冲胸，二两归芎芍草芩，
姜夏四两葛根五，一升李根降逆冲。

组成：当归、川芎、芍药、甘草、黄芩各6g，生姜12g，半夏12g，葛根15g，甘李根白皮25g，水煎取汁分四份，日三服夜一服。笔者临床上常用桑白皮25g替代甘李根白皮。

功治：疏肝清热，降逆止痛。治“奔豚气上冲胸，腹痛，往来寒热”。

【按】典型的奔豚病是逆气“从少腹起，上冲咽喉，发作欲死，复还之”，症状轻者是腹痛或腹部不适，阵发性地自觉有气上行，脐腹跳动，均伴有情绪不安，神情紧张，发作过后和平常一样，随即又可发作，都是因情志不遂、惊恐恼怒而发。若伴有口干舌红，或往来寒热，脉滑或数者，是肝胆郁热，少阳枢机不利，方用奔豚汤；若奔豚发作，喜温怕冷，形体消瘦，舌淡红，脉弦或紧者，是内外寒伤，冲任气逆，方用桂枝加桂汤；若形体消瘦，舌淡体大，苔白不燥，脉虚或大，欲作奔豚，有逆气悸动，是肝肾气逆，寒水上泛，方选苓桂甘枣汤。

奔豚病常见于癔症、更年期综合征、胃肠功能紊乱、心脏神经官能症、心功能不全、房颤、心律不齐、低血压等。根据肝胆郁热、寒气上逆、寒水上泛，分别处方，都可收到理想的疗效，但服药时间宜长。

14．**芍药甘草汤**、**芍药甘草附子汤**——《伤寒论》第29、30、68条

芍药甘草治转筋，老年去杖此方名。
筋挛肉拘诸般疼，寒冷加附脚能伸。

组成：芍药12g，炙甘草12g，寒加附子15～20g。

功治：疏肝柔筋，缓急止痛。《伤寒论》第29条用治汗下太过，津液重伤，筋脉失养，致小腿拘急抽筋即转筋，处方芍药甘草汤。第68条提出更见怕冷寒甚者加附子回阳敛阴。

老年人因精血亏虚，筋脉失养，致行走不便，只好扶杖而行。而芍药甘草汤能濡养人的筋脉，多服两个月能够筋脉润舒，健步而行。故《朱氏集验方》将芍药用赤芍并加大量合甘草，改名“去杖汤”。临床上治疗腓肠肌痉挛、老年人下肢肌肉僵硬直、肋间神经痛、胃痉挛、肠痉挛、腹痛、坐骨神经痛、痛经、颈肩综合征，处方芍药甘草汤或合用他方，均可收到缓急止痛的功效。关

于此方的用量，古今研究甚多，笔者临证单方用量：白芍 30g，赤芍 30g，炙甘草 20g，制附子 15 ～ 20g。依“去杖汤”量重加芍药。

15. **化肝煎**——《景岳全书》

化肝青陈芍丹皮，泽泻或草土贝栀，
怒气伤肝郁火逆，胁痛脘胀出血止。

组成：青皮、陈皮、芍药各 10g，牡丹皮、泽泻、栀子各 8g，土贝母 10 ～ 15g，下部出血加甘草，可去泽泻，水煎，食远温服。

功治：疏肝理气，泻热和胃。治怒气伤肝，引气逆动火，烦热胁痛，胃脘灼痛胀满，舌红苔黄，脉弦数。郁火动血可见吐血、便黑。

第四章
清热剂

1. **白虎汤**——《伤寒论》第176、219、350条

附：**白虎加人参汤**——《伤寒论》第26、168、169、170、222条，**白虎加桂枝汤**——《金匮要略·第四》，**白虎加苍术汤**——《类证活人书》，**化斑汤**——《温病条辨》

白虎阳明四大热，知母六两米六合，
一斤石膏二两草，加参三两止烦渴；
或加桂三治温疟，骨节烦疼时呕恶；
或入犀角与玄参，化斑汤解斑疹毒。
白虎汤中加苍术，湿温近治风湿热。

组成：石膏50g，知母18g，甘草6g，粳米（水开后下）30g。水煎至米熟，即汤成，去滓后温服。

功治：清热生津。治阳明气分热盛证：大热、大渴、大汗、脉洪大或脉浮滑而厥者。

【按】舌红津少、有热者，无问外感内伤都可服，特别是汗已出而热不退，又无胃肠积滞者，非白虎汤不效。详读仲景白虎汤主症便知，白虎汤的适应证是：表寒里热，身热，但不是大热大渴，还可以是身热汗出而手足逆冷，其脉滑或浮滑。依仲景意如果出现大热、大渴、大汗、脉洪大，则已是壮火食气，属于白虎加人参汤证，与后世温病学家描述的“白虎汤四大症”略有不同。关节疼痛加桂枝以解肌通络、和营卫；湿温、风湿热用白虎加苍术汤以清热祛湿；斑疹热郁急发者用化斑汤最宜。方效神奇且平安稳妥，临床上广泛用于流感、感冒、中暑发热、布鲁菌病、扁桃体炎、流行性乙型脑炎、脑脊髓膜炎、肺炎、流行性出血热、过敏性紫癜、麻疹、风疹。脓毒

血症、败血症等引起的高热，更多的是用白虎加人参汤。笔者处方：生石膏100g，知母18g，炙甘草10g，粳米（水开后下）30g，生晒参10 ～ 12g，水煎日1 ～ 2剂。

2．**竹叶石膏汤**——《伤寒论》第397条

竹叶两把膏一斤，半夏粳米各半升，
一升麦冬二草参，身热短气心烦闷。

组成：竹叶15g，石膏50g，半夏15g，麦门冬30g，炙甘草6g，人参6g，粳米15g。以水一斗，煮取六升，去滓，内粳米，煮米熟，汤成，去米，温服。注意：与白虎汤用粳米的煎煮步骤不同。

功治：清热生津，益气和胃。治伤寒、温病、暑病后，气阴两伤：身热多汗，心胸烦闷，气逆欲吐，虚羸少气，口干喜饮，舌红，脉数。

临床上流感后期，流脑、乙脑后期，中暑余热未清，无名发热，食管炎，复发性口腔溃疡，肿瘤放疗、化疗后，多有竹叶石膏汤的适应证。

3．**清营汤**——《温病条辨》

附：**清宫汤**——《温病条辨》

清营透热阴血凉，热谵瘾疹舌干绛，
犀角丹参连连翘，银花竹叶增液汤。
清宫竹叶犀玄参，麦冬连翘莲子心，
神昏谵语热不宁，邪陷心包误汗因。

组成：犀角（水牛角代）30g，生地黄15g，玄参9g，麦门冬9g，丹参6g，黄连5g，竹叶卷心3g，金银花9g，连翘6g，水煎服。

清宫汤：莲子心2g，竹叶卷心6g，连翘心6g，犀角（水牛角代）30g，玄参10g，麦门冬（连心）9g，水煎服。

功治：清营解毒，透热养阴。治温邪传营，身热夜甚，神烦少寐，时有谵语，目常喜开或喜闭，斑疹隐隐，口干渴，脉数，舌绛而干。误汗而致则为邪陷心包，高热不退，神昏谵语，选清宫汤。临床上两方常合用。

4．**犀角地黄汤**——《备急千金要方》

犀角地黄芍药丹，热入营血服之安，
吐衄便血斑紫黑，昏狂蓄血腹还满。

组成：犀角（水牛角代）30g，生地黄24g，赤芍12g，牡丹皮9g，水煎服。

功治：清热解毒，凉血散瘀。治①热伤血络：吐血、衄血、便血、尿血、

紫斑等。②蓄血留瘀：善忘如狂，嗽水不欲咽，胸中烦痛，自觉腹满而大便色黑易解。③热扰心营：昏狂谵语，斑色紫黑，舌绛起刺。

【按】清营汤、清宫汤、犀角地黄汤，都是针对危重病而设，如流脑、乙脑等，而这些病临床很少遇到。但三方所主证中有隐隐斑疹、紫斑、吐血、衄血、便血、尿血等症状，受其启发，笔者临床治疗过敏性紫癜、流行性红斑、渗出性多形红斑、环状红斑、银屑病进展期、衄血、消化道出血、肠风便血等，大部分按热入营血论治，处方清营汤、犀角地黄汤，均取得理想的疗效。突发的温疫、杂气，如新型冠状病毒感染的中后期，大部分可按热入营血论治。

5. **黄连解毒汤**——《外台秘要》引崔氏方

黄连解毒柏栀芩，三焦火盛是主因，

烦狂火热昏谵语，吐衄发斑痈疽疔。

组成：黄连 9g，黄芩 9g，黄柏 6g，栀子 9g，水煎服。

功治：泻火解毒。治一切实火热毒：大热烦躁，口燥咽干，错语，不眠，或热病吐血、衄血，或热甚发狂，身热下利，湿热黄疸，痈疽疔毒，小便黄赤，舌红苔黄，脉数有力。

【按】临床用治败血症、脓毒血症、痢疾、肺炎、上消化道出血、尿路感染、火郁型高血压、疮痈疔毒。黄连解毒汤合升降散，是杨栗山“治温十五方”的主方。黄连解毒汤也让“西学中”的医生认识了 1 剂疗效显著的“广谱抗生素”，但凡感染性疾病都有此方的适应证。

6. **清瘟败毒饮**——《疫疹一得》

清瘟败毒栀桔草，大剂犀地连石膏，

丹玄竹芩翘知芍，壮热狂躁斑疹消。

组成：生石膏大剂量（180 ~ 240g）、中剂量（60 ~ 120g）、小剂量（24 ~ 36g），犀牛角大剂量（180 ~ 240g）、中剂量（90 ~ 150g）、小剂量（60 ~ 120g），生地黄大剂量（18 ~ 30g）、中剂量（9 ~ 15g）、小剂量（6 ~ 12g），川黄连大剂量（12 ~ 18g）、中剂量（6 ~ 12g）、小剂量（3 ~ 4.5g），栀子、桔梗、黄芩、知母、赤芍、玄参、连翘、竹叶、甘草、牡丹皮，水煎服。

功治：清热解毒，凉血泻火。治温热疫毒充斥内外，气血两燔：大热渴饮，头痛如劈，肌肤疼痛，干呕狂躁，谵语神糊，视物昏瞀，白睛红赤，常发斑疹，或吐血、衄血、抽搐、厥逆，舌绛唇焦，脉沉数或沉细数。

【按】救疫毒挽重症，此方为余师愚治疗温热疫毒发疹之心法，其撰《疫疹一得》，对疫疹疫毒进行了详细的阐述。余氏对温毒疫疹的初发治疗处方是荆防败毒散。若病情没有得到遏制，出现头痛如劈，骨节烦疼，腰如被杖，狂躁烦心，口干咽痛，大热干呕，错语不眠，眼睛红赤，吐血、衄血，热盛发斑，舌刺唇焦，脉数而或沉或大或细。不论始终，均处方清瘟败毒饮，并强调唯本方可治。

仔细对比西医记载的斑疹伤寒：由虱子、跳蚤泛滥而传递给人的传染病，发病见高热躁狂，眼睛红赤，全身肌肉疼痛，随之斑疹隐隐，与余氏描述的疫疹极其相似。从处方组成看，药味多、用量重，可知余氏所见之疫疹疫毒症状重、病情险，非大剂不能挽回。方中主药生石膏、犀牛角、生地黄、川黄连四味，用量重且必不可少，其他清热解毒之味可随证加减。临床上斑疹伤寒、脓毒血症、重症肝炎、系统性红斑狼疮、银屑病、流脑等，都有清瘟败毒饮的适应证。笔者所遇重症过敏性皮炎，有7例是药物过敏引起，有2例是油漆过敏引起，有1例是沥青反应，都施以清瘟败毒饮：生石膏60g，生地黄45g，水牛角60g，黄芩15g，川连12g，连翘15g，栀子15g，知母15g，甘草节10g，牡丹皮10g，赤芍12g，玄参15g，桔梗6g，竹叶6g，紫草12g，薄荷10g，水煎日1剂，皮疹消退减为2日1剂。均3日后皮疹开始消退，10剂许临床痊愈。

7. **泻心汤**——《金匮要略·第十六》

附：**附子泻心汤**——《伤寒论》第155条

泻心芩连各一两，大黄二两合成方，
胸痞烦热吐衄血，黄疸睑肿口舌疮；
壮火食气加附子，多汗困倦表阳伤。

组成：大黄10g，黄芩5g，黄连5g，多汗恶风加附子（先煎）15g，日1剂。

功治：泻火，燥湿。治郁火内炽，迫血妄行：吐血、衄血，或湿热内蕴而成黄疸，胸痞烦热，或目赤睑肿，口舌生疮，或外科疮疡见心胸烦闷、大便干结者。若胸痞烦热，目赤便干，多汗困倦，是为壮火食气伤阳，用附子泻心汤。

【按】泻心汤方证，黄连解毒汤全可囊括。唯两味药要特别重视：①大黄，火热郁毒加大黄以“釜底抽薪”，是解决郁火热毒的捷径。②附子，凉药中用附子，是治疗热性病过程中的一个重要提示，“壮火食气”，即热性病过程中常常有损伤正气的情况，不必因畏惧附子的大热而拘谨使用。临床上凡热性病用寒凉法治疗过程中忽遇症情停滞不前，不是“冰伏”便是伤阳，即时加入附子以振奋阳气，病情很快就能好转，此即《黄帝内经》“热因热用”的道理。仔细对比黄连解毒汤和泻心汤，还是仲景立法简约而效捷！因此两方常常合用。也有阴津亏损不能潜阳，而致火热郁毒不消者，宜服《太平惠民和剂局方》的甘露饮。

8. **凉膈散**——《太平惠民和剂局方》

凉膈草芩栀子翘，薄荷竹叶大黄硝，
舌红苔黄胸膈热，身热面赤鼻唇焦。

组成：川大黄、朴硝、甘草各600g，黄芩、山栀子仁、薄荷叶（去梗）各300g，连翘1250g。上药为粗末，每服6g，水一盏，入竹叶7片，蜜少许，煎至七分，去滓，食后温服。小儿可服1.5g，更随年龄加减服之。

功治：泻火通便，清上泄下。治上中二焦邪郁生热：面赤唇焦，身热口干，胸膈烦热，口舌生疮，或咽痛吐衄，尿赤便闭或便滞，舌红苔黄，脉滑数。

【按】“身热面赤鼻唇焦”是指鼻前庭至口唇周围红赤、焦躁、结痂，心胸烦热，凉膈散最宜。如鼻前庭发炎，口腔炎、口腔溃疡，牙周炎、牙周脓肿，唇炎、唇周疱疹，酒皶鼻，急性扁桃体炎，胆囊炎，急性黄疸型肝炎，胃出血，支气管扩张出血等，常有凉膈散的适应证。

9. **普济消毒饮**——《东垣试效方》

普济消毒芩连鼠，陈草玄桔蓝柴胡，
马勃僵荷连翘升，时行大头痄腮除。

组成：黄芩（酒炒）、黄连（酒炒）各15g，陈皮（去白）、甘草（生用）、玄参、桔梗、柴胡各6g，板蓝根、牛蒡子、连翘、马勃、薄荷各3g，僵蚕、升麻各2g，水煎服。

功治：清热解毒，疏风散邪。治上焦风热疫毒：头面项部红肿或漫肿，痄腮（腮腺炎），咽红，舌红，脉数。

【按】笔者治腮腺炎用东垣普济消毒饮，治急性淋巴结炎（肿脖子）用杨栗山增损普济消毒饮，都收到良好疗效。此二方还治颜面丹毒即大头瘟，急性扁桃体炎，过敏性湿疹、皮炎等。

10. **导赤散**——《小儿药证直诀》

导赤地草竹木通，清心养阴利涩淋，
口疮面赤喜冷饮，小便黄赤尿急疼。

组成：地黄、木通、生甘草梢、竹叶各6g，水煎服。

功治：清心利水养阴。治心经热甚：口渴面赤，意欲冷饮，口舌生疮，尿黄涩痛。方虽简约，却是临床常用的效方。将木通易通草，合银翘散，则是一张很好的凉茶处方。导赤散在临床上常用于口腔炎、口腔溃疡、鹅口疮，小儿夜啼，尿道炎、膀胱炎等的治疗。

11．**清心莲子饮**——《太平惠民和剂局方》

清心莲子石莲参，地骨黄芩白茯苓，
芪草车前麦门冬，烦渴梦遗及淋崩。

组成：石莲肉（去心）、白茯苓、黄芪（蜜炙）、人参各22g，黄芩、木通、麦门冬（去心）、地骨皮、车前子、炙甘草各15g，现代常按比例水煎服。

功治：益气阴，清心火，止淋浊。治心火偏亢，气阴两虚，湿热下注：遗精淋浊，血崩带下，因劳则发；或肾阴不足，口舌干燥，烦躁发热不寐及心肾不交诸症。

【按】虚人有热者最宜。临床上用于治疗慢性肾盂肾炎、尿路感染、膀胱炎、慢性肾炎，儿童功能性遗尿，神经衰弱、失眠，多梦遗精，妇人带下，因劳加重或发作。同房后出血，傅青主称交感出血，处方引精止血汤，效果不好的，笔者处方清心莲子饮效佳。

12．**龙胆泻肝汤**——《医方集解》

龙胆泻肝栀芩柴，生地车前子当归，
木通泽泻生甘草，肝经实火湿热揣。
疮疹耳聋头胁痛，阴肿痒汗与筋痿。

组成：龙胆（酒炒）6g，黄芩（酒炒）9g，山栀子（酒炒）9g，泽泻12g，木通9g，车前子9g，当归（酒炒）8g，生地黄20g，柴胡10g，生甘草6g，水煎服。

功治：清泻肝胆实火，清利肝经湿热。治①头痛目赤，胁痛口苦，耳聋，耳肿或流黄水。②阴肿、阴痒、阴汗，筋痿即肌肉痿软不能行动或阳痿，妇人带下，小便淋浊。③皮肤热性、湿热诸疱疹、皮疹。

【按】龙胆泻肝汤治疗范围广、临床疗效好，是一张千古名方。常用治病毒性肝炎，胆囊炎，化脓性中耳炎，急性眼结膜炎，急性咽炎，急、慢性湿疹，耳周湿疹，阴囊湿疹，脂溢性皮炎，带状疱疹，外生殖器感染，尿路感染，盆腔炎，阴道炎等。

一首良方，却因为方中一味木通含马兜铃酸而被推上风口浪尖。当然，“是药三分毒”，任何药长期过量服用都是不妥的，不单是龙胆泻肝丸，化学药品更甚之。于此，古贤早有明训，用竣猛之药应“衰其大半而止”，不能过量。

13．**泻青丸**——《小儿药证直诀》

泻青龙胆羌防风，栀子大黄当归芎，

肝经郁火目赤肿，烦怒急惊脉实攻。

组成：龙胆、大黄（酒炒）、防风、羌活、栀子、川芎、当归各等分。

功治：清肝泻火。用治龙胆泻肝汤证加神志不宁、语多昏狂等。

14．**当归龙荟丸**——《丹溪心法 • 卷一》

附：**左金丸**——《丹溪心法 • 卷四》

当归龙荟栀四黄，青黛木香与麝香，

头眩便秘尿赤涩，肝胆实火如狂尝。

左金连六吴萸一，胁痛口苦吞酸良。

组成：酒当归 30g，龙胆（酒炙）15g，芦荟 15g，栀子 30g，酒大黄 15g，酒黄连、酒黄芩、盐黄柏各 30g，青黛 15g，木香 5g，人工麝香 2g，水煎服。

功治：清泻肝胆实火。治肝胆郁火扰心：头目眩晕，神志不宁，谵语发狂，或大便秘结，小便赤涩。

左金丸：黄连 600g，吴茱萸 100g，制成水丸。每服 3 ～ 6g，日 3 次。

功治：清泻肝胆，降逆止呕。治吞酸、胁痛，口苦呕吐，舌红苔黄，脉滑数。

【按】泻青丸、当归龙荟丸，是笔者早年治疗神经官能症最常用的效方，后来使用“治温十五方”更多，合仲景的柴胡加龙骨牡蛎汤、防己地黄汤，《医林改错》的癫狂梦醒汤，《三因极一病证方论》的控涎丹，中医治疗精神神经病常能从这 21 张处方中寻求方证，组合方案。

15．**泻白散**——《小儿药证直诀》

附：**葶苈大枣泻肺汤**——《金匮要略 • 第七》

泻白桑皮地骨皮，炙甘草后下粳米，

泄肺清热平喘咳，皮肤蒸热脉数细。

葶苈大枣泻肺汤，肺痈支饮悬饮利。

组成：地骨皮 30g，桑白皮（炒）30g，炙甘草 3g，粳米（后下）15g。上药锉散，入粳米一撮，水二小盏，煎七分，食前服。

功治：泄肺清热，平喘止咳。肺热咳嗽，甚则欲喘，皮肤蒸热，日晡尤甚，舌红苔黄，脉细数，但体温不高，本方主之。如果喘咳加重，体温升高则改麻杏甘石汤。也可以将泻白散理解成是治小儿肺热咳喘的麻杏甘石汤。

葶苈大枣泻肺汤：葶苈子 15 ~ 30g，大枣 10 枚，水煎服。治肺痈常入苇茎汤，治胸水常入香附旋覆花汤，治支饮合射干麻黄汤、十枣汤。

16. **清胃散**——《兰室秘藏》

附：**玉女煎**——《景岳全书》

清胃生地归黄连，丹皮升麻石膏诠，

牙痛面热龈肿烂，齿衄口臭口渴烦。

玉女地膏麦知膝，齿松烦热消渴安。

组成：生地黄、当归身各 6g，牡丹皮 9g，黄连 6g（夏月倍之），升麻 9g，水煎服。

功治：清胃凉血。治胃有积热：牙疼及脑，面颊发热，或龈肿溃烂、出血，口臭，舌红苔黄，方中常加生石膏。若烦热口渴，或消渴善饥，是胃热阴虚，用玉女煎以清胃热、滋肾阴。

玉女煎：生石膏15g，熟地黄20g，麦门冬6g，知母5g，牛膝5g，水煎服。

【按】口腔溃疡、口腔炎，舌炎，牙周炎、牙龈出血、齿龈脓肿，牙斑菌引起的口臭，三叉神经痛等，处方清胃散和玉女煎效好。

17. **泻黄散**（泻脾散）——《小儿药证直诀》

泻黄重用防风草，藿香栀子生石膏，

口臭口疮唇鼻肿，吐舌弄舌睑肿消。

组成：甘草 90g，防风 120g，藿香 21g，山栀子 3g，石膏 15g，上药锉末，每服 5 ~ 10g，水一盏，煎至五分，温服清汁，无时。

功治：泻脾胃伏热。

【按】治口臭、口疮，烦渴易饥，口燥唇干，小儿吐舌、弄舌，唇肿疮疡，鼻红肿疼（面王属脾），眼睑红肿（五轮属脾），都有很好的疗效。合甘草泻心汤，对阿弗他口炎、白塞病，疗效确切。笔者治疗眼睑炎、眼睑脓肿、眼睑溃疡、眼睑周皮炎，鼻前庭炎，口周皮炎、口周湿疹、唇炎、唇周皮炎，常用处方：炙甘草 15g，防风 20g，栀子 15g，藿香 12g，生石膏 30g，知母 18g，金银花 20g，连翘 20g，瓜蒌 30g，丹参 20g，皂角刺 15g，蜂蜜（化入）20mL。水煎日 1 剂，分 4 次服。

18. **芍药汤**——《保命集》

附：**香连丸**——《太平惠民和剂局方》

芍药三十芩连桂，大黄炙草槟木归，
腹痛后重便脓血，久利宜将升陷配。
香连连四倍木香，下利脓血痛泻坠。

组成：芍药30g，当归、黄连、黄芩各15g，槟榔、木香、炙甘草各6g，大黄9g，肉桂4.5g。

功治：清热燥湿，调气和血。治湿热痢，腹痛，便脓血，里急后重，肛门灼热，小便短赤，舌苔黄腻。

【按】早年痢疾肠炎至夏频发，此方是当年治疗腹痛泄利常用之效方。慢性久利者必伤中气，合升陷汤取效理想。临床上细菌性痢疾、阿米巴痢疾、急性肠炎、过敏性结肠炎等均宜。症状轻或症状减轻后当服香连丸调理巩固。

香连丸：黄连800g，木香200g，入吴茱萸少许，共研，制水丸，每次6～9g，空腹服。

功治：清热化湿，行气止痛。治疗细菌性痢疾、肠炎等引起的大便脓血，里急后重，发热腹痛。

19. **黄芩汤**——《伤寒论》第172、333条

附：**黄芩加半夏生姜汤**——《伤寒论》第172条

黄芩三两十二枣，二两芍药炙甘草，
呕加生姜夏半升，身热腹痛下利好。

组成：黄芩9g，芍药6g，炙甘草6g，大枣（擘）4枚，水煎服。

功治：清热止利，和中止痛。治邪热入里，身热口苦，腹痛下利，或热痢腹痛，舌红苔黄，脉数。若见恶心呕吐，用黄芩加半夏生姜汤。

【按】“太阳与少阳合病，自下利者，与黄芩汤；若呕者，黄芩加半夏生姜汤主之”。言简意赅，药只四味，临床运用指征是唇红、唇肿，舌赤，咽红，腹热，脉滑数。笔者临床上治疗泻利合葛根黄芩黄连汤，治疗痢疾合白头翁汤或芍药汤。

20. **白头翁汤**——《伤寒论》第371、373条

附：**白头翁加甘草阿胶汤**——《金匮要略·第二十一》

白头翁二治热痢，三两连柏与秦皮，
里急腹痛便脓血，加草胶二产后宜。

组成：白头翁 6g，黄连 9g，黄柏 9g，秦皮 9g，水煎服。

功治：清热解毒，凉血止痢。治热痢：腹痛，里急后重，肛门灼热，泻下脓血，赤多白少，渴欲饮水，舌红苔黄，脉弦数、滑数。若产后下痢，宜加甘草、阿胶（体虚者和小儿同理）。

【按】证同芍药汤，但病轻时短，与黄芩汤合用疗效更好。

21. **栀子豉汤**——《伤寒论》第 76、77、78、221、228、375、393 条

附：**栀子生姜豉汤、栀子干姜汤、栀子甘草豉汤、栀子厚朴汤**——《伤寒论》第 76、79 条

栀子豉汤疗虚烦，懊侬窒塞苦难言，
呕加生姜或干姜，气短加入二两甘，
栀子厚朴合枳实，劳复心烦腹痛满。

组成：栀子 15g，豆豉 15g，水煎服。

功治：清热除烦。凡虚烦不能入睡，心中懊侬或心下痛，或胸中及心下窒塞，难以名状；或身热而体温不高，但头汗出；热病后出现神情不安“反复颠倒”，其痛苦难以形容表述。有干呕泛恶者酌入干姜或生姜，气短呼吸不力者加甘草，伴见心下胀痛或腹满胀者与栀子厚朴汤。

【按】临床上的“亚健康”人，若患以精神兴奋、烦躁不安为特征的疾病，如常发失眠、小儿夜啼、自主神经功能紊乱、食管炎、胆汁反流性胃炎、经前综合征等，出现烦躁痛苦且难以承受、言表的，就用栀子豉汤类方，单用或复方均可，突出一个：心烦神郁无可名状。

22. **青蒿鳖甲汤**——《温病条辨》

青蒿鳖甲知地丹，夜热早凉身不汗。
舌红苔少脉细数，津亏阴虚发热安。

组成：青蒿 6g，鳖甲 15g，生地黄 12g，知母 6g，牡丹皮 9g。依临床研究，青蒿不耐高温，应将其他药煎好取汁，立即泡入青蒿，慢浸 20 分钟后过滤即可。

功治：养阴退热。治温病（热病）后阴液大伤，邪伏阴分：夜热早凉，热退无汗，舌红苔少，脉细数。

【按】凡津亏阴虚发热，体温稍升或正常者，此方最宜，不限于外感后。“夜热早凉”即白天不觉发热，到晚上则身热咽干不能入睡，是临床常见病。笔者观察，体温 37 ~ 37.5℃，处方青蒿鳖甲汤；体温完全正常，甚或偏低，患者身热，心胸烦热，选王清任的血府逐瘀汤。临床上凡不明原因的发热，各

种传染病后期的低热，肿瘤患者化疗、放疗后发热等均宜。

23. **秦艽鳖甲散**——《卫生宝鉴》

秦艽鳖甲治风劳，地骨柴胡及青蒿。
当归知母乌梅引，骨蒸痨嗽肌肉削。

组成：秦艽15g，鳖甲（酥炙）、柴胡、地骨皮各30g，当归、知母各15g。上药研为粗末，每次15g，用水200mL，加青蒿5叶，乌梅1个，煎至140mL，去滓，临卧、空腹各一服。

功治：滋阴养血，清热除蒸。治“风劳”骨蒸盗汗，肌肉瘦削，肢节烦疼，腰膝无力，唇红颊赤，或面色萎黄，午后潮热，咳嗽困倦，脉微数。风劳，古贤亦称肝劳。

24. **清骨散**——《证治准绳》

清骨青蒿银柴胡，甘草秦艽鳖知母，
地骨胡连疗骨蒸，潮热盗汗脉细数。

组成：银柴胡5g，黄连、秦艽、鳖甲、地骨皮、青蒿、知母各3g，甘草2g，水煎服。

功治：清虚热，退骨蒸。治虚劳骨蒸，午后或夜间潮热，肢倦心烦，嗌干盗汗，舌红少苔，脉细数。

【按】秦艽鳖甲散、清骨散、青蒿鳖甲汤可以对举或合用，治骨蒸劳热，午后潮热，盗汗心烦，形体消瘦，唇红颊赤，或嗌干或咳嗽，相得益彰。临床上结核病的潮热，温病后期阴亏津伤致余热未尽，原因不明的长期低热，更年期发热，布鲁菌病后期发热，疮疡溃后发热，化疗、放疗后发热，都可从这三方中寻治。

25. **当归六黄汤**——《兰室秘藏》

当归六黄盗汗良，芪柏芩连二地黄，
自汗盗汗唇口干，便干溲赤热口疮。

组成：当归、生地黄、熟地黄、黄芩、黄柏、黄连各6g，黄芪12g，水煎服。

功治：滋阴泻火，固表止汗。治阴虚有火：发热（体温不高）盗汗，面赤心烦，口干唇燥，便干溲赤。

【按】临床上用治自汗、盗汗有热者佳，也用于复发性口腔溃疡、更年期潮热出汗、甲亢身热多汗的治疗。再则身热自汗、盗汗，多有肝肾阴虚，合一贯煎、五子衍宗丸，远期疗效很好。

26. **黄芪鳖甲散**——《太平惠民和剂局方》

黄芪鳖甲桑骨皮，艽菀参苓柴半知，
地芍冬桂桔甘草，羸瘦倦困劳热宜。

组成：黄芪、天门冬、鳖甲各15g，地骨皮、秦艽、茯苓、柴胡各9g，紫菀、半夏、白芍、知母、桑白皮、生地黄、炙甘草各8g，人参、肉桂、桔梗各2g，共研为散。每取30g，加姜3片煎服。

功治：益气养阴，清透虚热。治虚劳客热，肌肉消瘦，四肢倦怠，五心烦热，口燥咽干，颊赤，心忡，日晡潮热，夜有盗汗，胸胁不利，减食多渴，咳唾稠黏，时有脓血。

【按】秦艽鳖甲散、清骨散、黄芪鳖甲散，是笔者早年行医常用的一组效方。阴虚劳热是肺结核中后期的常见症状，处方就是这三张方药调整使用。现在临床上遇流感后低烧不退，不明原因的发热，化疗、放疗后发热，均可选用。

27. **益胃汤**——《温病条辨》

益胃沙参麦地黄，玉竹炒香合冰糖，
口干咽燥舌无津，热病汗下胃阴伤。

组成：沙参9g，麦门冬15g，生地黄15g，玉竹（炒香）4.5g，冰糖3g，水煎服。

功治：养阴益胃。治阳明温病，下后汗出，胃阴受损：身无热，口干咽燥，舌干苔少，脉不数者。但又不限于温病，各种原因引起的脱水、阴虚型慢性胃炎、小儿厌食、妊娠恶阻出现阴虚证等均宜。减冰糖合玉女煎则可用于糖尿病的治疗。

28. **升降散**——《伤寒瘟疫条辨·卷四》

升降散用白僵蚕，蝉蜕大黄姜黄煎，
重用米酒蜂蜜引，郁火疫毒此方先。

组成：白僵蚕（酒炒）6g，全蝉蜕3g，大黄（生）12g，广姜黄10g，共制为散，蜂蜜、黄酒调服。

功治：升清降浊，泻火解毒。一切郁火疫毒，无问瘟疫、热病、内伤郁火均宜。方出《伤寒全书》，名“赔赈汤”，杨氏命名为“升降散”。在“治温十五方”中，用僵蚕15次，蝉蜕15次，黄酒13次，蜂蜜13次，大黄9次，可以看出升降散是贯穿十五方的主方。笔者遵杨氏“郁火说”，选升降散加全蝎、红花、桔梗、白花蛇舌草等制散，名“利咽消蛾丹”，用治反复发作的扁桃体炎、咽炎、悬雍垂发炎效果很好，特别是“镶嵌型”的扁桃体肿大发炎，坚持服用“利咽消蛾丹”一个月以上可以完全消除。

29．**神解散**——《伤寒瘟疫条辨·卷四》

神解神曲蜕僵蚕，银花生地通车前，
三黄桔梗加蜜酒，憎寒壮热脘闷满。

组成：白僵蚕（酒炒）3g，蝉蜕5个，神曲9g，金银花6g，生地黄6g，木通、车前子（炒、研）、黄柏（盐水炒）、黄芩（酒炒）、黄连、桔梗各3g，蜂蜜、黄酒送服。

功治：清热透邪，解毒泻火。治温疫、热病初发：憎寒壮热，体重头痛，四肢无力，遍身酸痛，胸腹满闷，热痢（利）积滞，口苦。杨氏解曰：“此方之妙，不可殚述。温病初觉，但服此药，俱有奇验。外无表药而汗液流通，里无攻药而热毒自解，有斑疹者即现，而内邪悉除，此其所以为神解也。”临床上重症流感，风疹、斑疹、麻疹，水痘样皮炎初发，有发热，体痛、体重，面目红赤，舌红舌绛，苔黄或浊，立与神解散疗效很好。笔者处方：僵蚕10g，蝉蜕6g，姜黄10g，大黄10g，黄芩12g，黄连10g，桔梗10g，厚朴15g，草果连皮6g，槟榔6g，金银花20g，生地黄20g，木通8g，车前子10g，水煎服。

30．**清化汤**——《伤寒瘟疫条辨·卷四》

清化蚕蝉银翘梗，泽兰陈皮草玄参，
芩连栀子龙胆草，白附子入蜜酒引，
咽痛牛蒡秘大黄，壮热憎寒面目肿。

组成：白僵蚕（酒炒）10g，蝉蜕10个，金银花、泽兰叶、黄芩各6g，黄连、炒栀子、龙胆（酒炒）、连翘（去心）、桔梗、陈皮、玄参各3g，甘草、白附子各2g，蜂蜜、黄酒送服。大便实加大黄12g，咽痛加牛蒡子（炒，研）5g，头面不肿，去白附子。

功治：发表散邪，泻火解毒。治瘟疫郁火偏上：壮热憎寒，肢体沉重，舌燥口干，上气喘息，喉咽不利，头面浮肿，眼不能开。杨氏解曰：“其方名清化者，以清邪中于上焦，而能化之以散其毒也。芩、连、栀、翘清心肺之火；胆草清肝胆之火，而且沉阴下行，以泻下焦之湿热；僵蚕、蝉蜕散肿消毒，定喘出音，能使清阳上升；金银花清热解毒，泽兰行气消毒，白附子散头面风毒；桔梗清咽利膈，为药之舟楫；蜜润脏腑，酒性大热而散，能引诸凉药至热处，以行内外上下…… 自使诸证息平矣。”与神解散证治相同，已发面目肿赤，发音不畅，或已影响呼吸者，急与清化汤。

【按】根据新型冠状病毒感染的临床报道，重点在肺卫。初有寒湿，稍瞬即为湿热郁毒，辨治应从《伤寒瘟疫条辨》中选方，升降散、神解散、清化汤最为适宜，目的是控制症情，截断发展，与此类似的流感，则“治温十五方”最宜。清化汤也用于面神经炎有同侧乳突、淋巴结肿痛者（火郁症重者用大清凉散）。

31. **芳香饮**——《伤寒瘟疫条辨•卷四》

芳香茯苓苦玄参，蚕蝉荆芥膏花粉，
陈曲芩草蜜酒引，头肿舌烂发斑疹，
心胸胁痛吐黄痰，咽喉闭塞头齿疼。

组成：玄参 30g，白茯苓 15g，苦参 10g，全蝉蜕 12 个，白僵蚕（炒）10g，荆芥 9g，石膏 15g，天花粉 10g，陈皮 3g，神曲（炒）10g，黄芩 6g，甘草 3g，蜂蜜、黄酒送服。

功治：芳香涤秽，清泻火毒。治温已发斑，或头痛牙痛，心胸胁痛，口吐黄痰，口流浊水，涎如红汁，腹如圆箕，手足抽搐、头肿舌烂、咽喉闭塞等奇怪症状。杨氏解曰：“皆因肺胃火毒不宣，郁而成之耳。治法急宜大清大泻之…… 其名芳香者，以古人元旦汲清泉以饮芳香之药，重涤秽也。”所以，凡夹秽浊之气，如舌苔腐垢，一看就觉恶心，或有异常气味难闻，芳香饮最宜。也用于流感、瘟疫的初中期治疗。

32. **大清凉散**——《伤寒瘟疫条辨•卷四》

大清凉散蚕蝎蝉，归地龙胆栀子丹，
二泽知麦草芩连，银花木通合车前，
五味子加蜜酒尿，目赤咽肿谵狂癫。

组成：白僵蚕（酒炒）10g，全蝉蜕 12 个，全蝎（去毒）3 个，当归、生地黄（酒洗）、金银花、泽兰各 6g，泽泻、木通、车前子（炒、研）、知母、麦门冬（去心）、黄芩、黄连（姜汁炒）、龙胆（酒炒）、栀子仁（炒黑）、牡丹皮、五味子各 3g，甘草 2g，童便为引，蜂蜜、黄酒送服。

功治：通泻三焦热毒。治温病表里三焦大热：胸满胁痛，耳聋目赤，口鼻出血，唇干舌燥，口苦自汗，咽喉肿痛，谵语狂乱，舌绛苔黑。此即温热疫毒内壅，蒙蔽神明，已发神经精神症状者。杨氏解曰："此方通泻三焦之热。其用童便者，恐不得病者小便也……夫以己之热病，用己之小便，入口下咽，直达病所，引火从小水而降，甚速也。"《素问》称"轮回酒"，就是强调用自己的小便（笔者亲见呕血之人，取自己的小便饮一两碗立止，可见小便引火归原的功效）。用时注意，服汤药前先饮小便，或待药液温度适口，临喝前兑入，不然尿臊味难被患者接受。

33. **小清凉散**——《伤寒瘟疫条辨•卷四》

小清凉散银花膏，芩连归地合紫草，
丹栀僵蚕蜕泽兰，蜜酒童便冷服好。
壮热烦躁咽不利，面赤口颊腮肿消。

组成：白僵蚕（炒）10g，蝉蜕10个，金银花、泽兰、当归、生地黄各6g，石膏10g，黄连、黄芩、栀子（酒炒）、牡丹皮、紫草各3g，童便为引，蜂蜜、黄酒送服。

功治：升清降浊，凉血解毒。治温病壮热烦躁，头沉面赤，咽喉不利，或唇口颊腮肿者。与神解散对比，神解散用于病初，小清凉散宜于病程中后期调治。杨氏解曰："黄连清心火，亦清脾火；黄芩清肺火，亦清肝火；石膏清胃火，亦清肺火；栀子清三焦之火；紫草通窍和血，解毒消胀；金银花清热解毒；泽兰行气消毒；当归和血；生地黄、牡丹皮凉血以养阴而退阳也；僵蚕、蝉蜕为清化之品，散肿消郁，清音定喘，使清升浊降，则热解而证自平矣。"

34. **大复苏饮**——《伤寒瘟疫条辨•卷四》

大复苏饮蜕蚕苓，归地丹栀知连芩，
人参麦冬天麻犀，甘草滑石蜜酒引。
形如醉人两目睁，汗多热谵神不清。

组成：白僵蚕10g，蝉蜕10个，当归10g，生地黄6g，茯苓、人参、麦门冬、天麻、犀角、牡丹皮、栀子（炒黑）、知母、黄连（酒炒）、黄芩（酒炒）、生甘草各3g，滑石6g，黄酒、蜂蜜和匀送服。

功治：清热解毒，镇心安神。清补兼施，治温病误补或壮热伤气，神昏不省人事，形如醉人，或哭笑无常，或手舞足蹈，语谵骂人，目不能闭，或大汗不止。因为出汗、大汗大伤心气，故入人参、茯苓以补心气。同是热病，已到后期，正气大伤，权衡处方，与大复苏饮、安宫牛黄丸。

35. **小复苏饮**——《伤寒瘟疫条辨·卷四》

小复蜕蚕曲牡丹，芩连柏栀地车前，

知桔木通蜜酒尿，积滞神昏谵狂安。

组成：蝉蜕10个，白僵蚕、神曲、生地黄各10g，车前子（炒）、木通各6g，牡丹皮、黄芩、黄连、黄柏、栀子（炒黑）、知母、桔梗各3g，水煎去滓，入蜜3匙，黄酒半杯，和匀冷服前入童便为引。

功治：清热解毒，泻火逐秽。治温病大热，或误补，或食积而复发，谵语发狂，昏迷不醒，燥热便秘，须消食积、通腑气以退余热。

36. **增损三黄石膏汤**——《伤寒瘟疫条辨·卷四》

增损三黄石膏汤，栀豉薄荷蝉蜕僵，

知母蜂蜜黄酒送，壮热焦渴语烦狂。

组成：黄芩6g，黄连6g，黄柏（盐水微炒）6g，石膏25g，栀子6g，豆豉10g，薄荷6g，蝉蜕10个，白僵蚕（酒炒）10g，知母6g，水煎去滓，入蜜3匙，黄酒半杯，和匀冷服。

功治：内外分消，宣泄热毒。温病主方，治温病中后期：正气尚支，五心烦热，两目如火，鼻干面赤，舌黄唇焦，身如涂朱，燥渴引饮，神昏谵语，或误汗者更宜。杨氏解曰："寒能制热，故用白虎汤；苦能下热，故用解毒汤；佐以荷、豉、蚕、蝉之辛散升浮者，以温病热毒至深，表里俱实……此内外分消其势，犹兵之分击者也。热郁腠理，先见表证为尤宜。"杨氏"治温十五方"中多用黄酒、蜂蜜、童便。黄酒是米酒，绝不可用白酒。黄酒亦"大热而散，能引诸凉药至热处，以行内外上下，亦火就燥之意也"。蜂蜜润脏腑以救燥，以达增津液而平火热之效。童便的功用前面已经论述。笔者治疗狂躁型精神分裂症处方：僵蚕10g，蝉蜕6g，大黄15g，黄芩12g，黄连12g，黄柏15g，生石膏50g，栀子15g，薄荷10g，淡豆豉15g，大戟10g，甘遂10g，白芥子15g，童便50mL，蜂蜜（化入）50mL。水煎日1～2剂，空腹服，取效后减量。

37. **增损大柴胡汤**——《伤寒瘟疫条辨·卷四》

增损大柴胡汤方，升降散合柴三黄，

栀荷枳芍陈皮姜，阵热乍寒郁少阳。

组成：柴胡12g，大黄6g，广姜黄3g，白僵蚕（酒炒）10g，全蝉蜕10个，黄芩6g，黄连3g，黄柏3g，栀子3g，薄荷6g，枳实6g，白芍3g，陈皮3g，生姜10g，水煎去滓，入蜜3匙，黄酒半杯，和匀冷服。

功治：和解达邪，泻火解毒。治温病表罢，内热郁滞：阵阵发热，间或恶寒，口干口苦，或目眩不食。杨氏解曰："温病热郁腠理，以辛凉解散，不至还里而成可攻之证，此方主之。乃内外双解之剂也。"

38．**增损双解散**——《伤寒瘟疫条辨·卷四》

增损双解升降芍，荆防石滑栀子翘，
连草芩桔薄归硝，疮痈咽痛毒痢讨。

组成：白僵蚕（酒炒）10g，全蝉蜕12个，大黄（酒浸）6g，广姜黄、白芍、荆芥穗、防风、黄连、甘草、薄荷叶、当归各3g，石膏18g，滑石10g，栀子、连翘、黄芩、桔梗、芒硝各6g，水煎去滓，化入芒硝，入蜜3匙，黄酒半杯，和匀冷服。

功治：发表清里，泻火解毒。治表里实热：郁火热毒上干则头痛、目眩、耳聋，下流则腰痛、足肿；注于肉肤则斑疹疮疡，壅于肠胃则毒利脓血，伤于阳明则腮脸肿大；结于太阴则胀满呕吐，流连少阳则喉痹咽痛，结于厥阴则舌卷囊缩。杨氏解曰："此方解散阴阳内外之毒，无所不至矣。"

【按】温病至中后期，火热郁毒遍及全身（可见全身淋巴结肿大），而发者最宜，此方也是精神病的常用效方。

39．**加味凉膈散**——《伤寒瘟疫条辨·卷四》

加味凉膈升降散，芩连栀子翘荷甘，
竹叶芒硝伴蜜酒，大头壮热烦闷谵。

组成：白僵蚕（酒炒）10g，全蝉蜕12个，大黄（酒浸）6g，广姜黄、黄连、栀子、连翘、薄荷各3g，黄芩、甘草、竹叶、芒硝各6g，蜂蜜、黄酒送服。

功治：凉膈解郁，宣泄温毒。温病主方。治大头瘟的头面肿大；瓜瓤瘟之呕血如汁，形似瓜瓤者；羊毛瘟的面青目赤，舌布点纹，寒热胸闷，周身拘板，头眩作痛。温病后期，火郁于上，壮热面赤，唇燥舌干，烦躁谵言，胸闷气滞，脉象数实。温病有全身的淋巴结肿大即大头瘟、瓜瓤瘟、羊毛瘟，已经到了病情危重之际，立予加味凉膈散、加味六一顺气汤、增损大柴胡汤，以防疫邪内陷。现在用于全身感染性疾病、急性淋巴结炎、药物过敏性皮炎、急性湿疹等有红肿发热、大便不畅者，良效。

40．**加味六一顺气汤**——《伤寒瘟疫条辨·卷四》

加味六一顺气汤，柴蜕蚕芩连硝黄，
枳朴草芍蜜酒引，喉痹舌卷缩阴囊。

组成：白僵蚕（酒炒）10g，蝉蜕 10 个，大黄（酒浸）12g，芒硝 8g，柴胡 6g，黄芩、黄连、生甘草、白芍各 3g，枳实 6g，厚朴 5g，水煎去滓，入蜜 3 匙，黄酒半杯，和匀冷服。

功治：泻火解毒，逐秽达邪。证如加味凉膈散，用清解之法而温热不退，温结少阴、厥阴，舌卷不能伸，阴囊回缩者。

41．**增损普济消毒饮**——《伤寒瘟疫条辨·卷四》

增损普济消毒饮，栀子牛蒡翘连芩，
玄桔甘兰蜕蚕陈，大黄蜜酒疗天行。

组成：蝉蜕 10 个，僵蚕、黄芩、玄参、大黄（酒浸）各 10g，黄连、连翘、牛蒡子（炒研）、栀子（酒炒）、板蓝根、桔梗各 6g，甘草、陈皮各 3g，水煎去滓，入蜜 3 匙，黄酒半杯，和匀冷服。

功治：疏散疫邪，清热解毒。治天行疫疠，初发于上：憎寒壮热，体重，随即头面肿大，目不能开，颈项肿，上喘，咽喉不利，口燥舌干，俗名“天行大头”，是此类瘟疫的单独类型。笔者常用于面部丹毒、急性淋巴结炎、流行性腮腺炎、化脓性腮腺炎的治疗，疗效快捷，具体处方：僵蚕 10g，蝉蜕 6g，大黄 10g，栀子 15g，牛蒡子 20g，连翘 18g，黄连 10g，黄芩 12g，玄参 20g，桔梗 10g，炙甘草 10g，板蓝根 18g，陈皮 10g，薄荷 10g，蜂蜜（化入）50mL 。

42．**解毒承气汤**——《伤寒瘟疫条辨·卷五》

解毒首用大承气，蜕蚕三黄栀子济，
温邪壅滞三焦热，痞满燥实谵厥逆。

组成：白僵蚕（酒炒）10g，全蝉蜕 10 个，黄连、黄芩、黄柏、栀子各 3g，枳实（麸炒）8g，厚朴（姜汁炒）15g，大黄（酒洗）15g，芒硝（化入）12g，痞满燥实坚结非常者，大黄加至 30g，芒硝加至 15 ~ 20g。“始动者又当知之”，嘱咐医者要细心观察患者腹部的动静而调。杨氏强调“予用此方，救坏症、危症、大症而愈者甚众。虚极加人参二钱五分（10 ~ 12g），如无参可用熟地黄一两（30g），归身七钱（21g），山药五钱（15g）。煎汤入前药煎服，亦屡有奇验”。

功治：泻火解毒，通便逐秽。治温病大热，痞满燥实，谵语不识人，热结旁流，舌卷囊缩，瓜瓤瘟，疙瘩瘟，上为痈脓，下血如豚肝，厥逆，脉沉伏。

【按】仔细研究杨氏“治温十五方”，是依温病的轻重缓急、病程先后而排列。依序读完十五方，脑海中就会勾画出这种温疫的发生、发展、转归。再细心比对，与后世记载的鼠疫有什么区别？杨氏将解毒承气汤排于最后就是依温疫的发生、发展规律来考虑的。其实温病的整个过程中，随时都有可下指征，因此解毒承气汤随时都可使用，这也是秉承吴又可、戴天章“温病下不厌早”的思想，旨在泻火逐邪，不单是通便。

杨栗山所著《伤寒瘟疫条辨》一书，是从实践而来。在他所处的时代，正遇到一类烈性传染病的流行，所见症状是：憎寒壮热，遍身酸痛，头重头痛，头昏目眩，咽喉不利或咽喉疼痛闭塞，上气喘息；或头面浮肿，目不能开；或发斑疹，腰痛足肿，疮疡肿毒，瓜瓤瘟（发热，胸高胁起，呕血如汁，形似瓜瓤），疙瘩瘟（全身红肿发块如瘤，比如全身淋巴结肿大）；上为痈脓，便血如豚肝；或已发斑，头痛牙痛，心胸胁痛；或头沉面赤，耳聋目赤，口鼻出血，口干口苦，唇干舌燥，舌红苔焦，口吐黄痰、浊沫，涎如红汁，胸膈满闷；或胸膈疼痛，或腹如圆箕，手足抽搐，头肿舌烂，时有汗出或大汗不休；或五心烦热，两目如火，鼻干面赤，目眩不食，热结便秘；或毒痢脓血；或热结旁流，舌卷囊缩，或痞满燥实，谵语错乱，形如醉人，哭笑无常；或手舞足蹈，神狂骂詈，目不能闭，舌绛苔黑；或唇口颊腮肿红，或天行大头，鼻面耳颈咽喉间赤肿无头，目不能开等。

笔者多次查阅资料，仔细比对西医传染病学，杨氏所遇的温疫，与鼠疫的临床表现极其相似。杨氏通过大量的临床实践，得出此类疫症是由杂气伤人，“从口鼻而入，伏于中焦，流布上下。受病于血分，郁久而发。亦有因外感或饥饱劳累，或焦思气恼触动而发者。然其因之郁热自发者居多”“一发则邪气充斥奔迫，上行极而下，下行极而上，即脉闭体厥，从无阴证，皆火毒也”。“治温十五方”共用药物 54 味，其中，用僵蚕 15 次，蝉蜕 15 次，黄酒 13 次，蜂蜜 13 次，黄连 12 次，黄芩 12 次，大黄 9 次，甘草 9 次，黄柏 7 次……可以看出杨氏始终以升降散为宗，以升清降浊、泻火解毒为大法，理法方药一脉相承，对温热疫病的治疗独辟蹊径（《杨栗山与 < 伤寒瘟疫条辨 >》）。已故名医蒲辅周对《伤寒瘟疫条辨》一书推崇备至，言其将“伤寒”“温病”熔于一炉的辨证理念，是受此书启发，并讲到四川温病名家的看家本事多从此书而来。

根据物候学家对中国五千年气候的研究，我们今天所处的时代正是又一轮气候温暖期，以《黄帝内经》运气学说的论述当“民病温”（《中国近五千年来气候变迁与中医热病》），杨氏的治温理念及处方正合时宜。如临床上治疗重症流感，急、慢性扁桃体炎，颌下淋巴结炎（肿脖子），方选升降散、清化汤；腮腺炎（痄腮），面部丹毒、面部过敏性皮炎，方选增损普济清毒饮、加味凉膈散；水痘样皮肤病，流行性红斑、猩红热、脓疱疮、急性湿疹、疥疮继发感染，方选芳香饮、增损双解散；精神分裂症，躁狂症、抑郁症，偏执狂，方选升降散、解毒承气汤、增损三黄石膏汤、大清凉散、小复苏饮，芳香饮。在精神神经疾病的具体治疗过程中，杨氏“治温十五方”方方相关（《杨氏升降散为主治疗精神分裂症》）。笔者近年来收治的布鲁菌病患者，即处方达原散合芳香饮，热久汗多者合白虎加人参汤。

43．**益肾汤**——印会河《中医内科新论》

益肾归芍芎丹参，桃红土茯茅豆根，
公英地丁或参芪，夏枯降压肾炎通。

组成：当归 15g，赤芍 15g，川芎 10g，丹参 15g，桃仁 10g，红花 10g，蒲公英 30g，紫花地丁 30g，土茯苓 30g，白茅根 30g，山豆根 20g，水煎服。

功治：活血祛风，清热解毒。

【按】急慢性肾炎通用，浮肿责之肾者都效。有气虚征象加人参 5g，黄芪 10g，用量宜轻；血压高加夏枯草 12g。笔者在北京中医药大学进修期间，有幸随印老侍诊，深受教诲。印会河老师生于中医世家，是江南孟河学派费伯雄的传人。年仅二十即为江南名医，而后任教，是我国第一批中医教授。于理论遍修中医各门教材，于临床敢于应时创新，推崇张锡纯的“衷中参西”：以病辨证，即针对西医确诊的一种病的主要临床表现进行辨证施方，确定疗效后“以方定病”，即只要是同一种病就直接拿这张效方来用。这种施治方法在综合医院最为实用：其一，容易被人理解接受；其二，规范资料收集，利于科研观察；其三，对西医确诊的疾病没有临床表现的也有方可用。与张大明先生的“微观辨证”（《小说中医》）有异曲同工之妙。

44．**清泻肝胆汤**——《中医内科新论》

清泻肝胆柴芩青，竹茹枳夏栀蔓荆，
大青龙胆苍耳子，眩晕羞明此方醒。

组成：柴胡 9g，黄芩 15g，青皮 9g，半夏 12g，枳壳 9g，竹茹 9g，龙胆 9g，竹茹 9g，栀子 9g，蔓荆子 12g，苍耳子 9g，大青叶 15g，水煎服。

功治：清泻肝胆。治头昏目眩，或头胀痛（如梅尼埃病），干呕恶心，动则呕吐，目闭羞明，多有耳鸣耳聋、听力减退等。

45．**除痰降火汤**——《中医内科新论》

除痰降火枳竹茹，柴芩夏青志菖蒲。
龙胆栀子金礞石，竺黄南星珍珠母，
痰盛送服滚痰丸，癫狂梦惊失眠图。

组成：柴胡 9g，黄芩 15g，半夏 12g，青皮 9g，远志 6g，菖蒲 9g，枳壳 6g，竹茹 9g，龙胆 9g，栀子 9g，礞石（先下）50g，珍珠母（先下）50g，天竺黄 9g，制南星 6g，水煎服。

功治：除痰降火，安神定志。治痰火扰心：失眠惊悸，神昏癫狂，噩梦纷纭，情绪激动，或喜怒失常，甚则神昏癫狂，骂詈不休。

【按】失眠多梦，精神失常均宜。郁火内伏者选杨氏“治温十五方”。

46．**历脑汤 / 散**——李鸿琦

历脑猫鹅菖蓟芷，银蒲蚕蝉葶耳子，
红花沙参麻军霍，鼻鼻窦炎头痛止。

组成：猫爪草 12g，鹅不食草 4 ～ 6g，小蓟 15g，白芷 12g，金银花 15g，蒲公英 15g，僵蚕 10g，蝉蜕 8g，葶苈子 12g，苍耳子 12g，菖蒲 12g，红花 10g，沙参 12g，藿香 12g，炙麻黄 6g，大黄 6 ～ 12g，水煎分 4 次服。

功治：清热解毒，活血通窍。笔者治鼻窦炎、鼻炎的主方。症见眉棱骨疼，上午发作或加重；印堂下疼，睡多则发或加重，并及脑后或眼底；两颧内疼，下午加重，或误诊为上牙根尖发炎。疼痛日久则部位难辨，常有呼吸不畅或嗅臭、嗅聋，流稀臭涕不能自制；头闷喜睡，或整日昏睡，影响思维；相应鼻窦区压痛怕触，如伴发鼻炎则喷嚏连连，呼吸不畅或鼻塞。因寒发作者合麻黄细辛附子汤，先汤后散以求根治。

47．**牙痛立效汤**——李鸿琦

牙痛青地羌防膏，桑皮芩连栀胆草，
元胡知柏木通甘，火郁加附秘加硝。

组成：青皮 15g，生地黄 15g，羌活 15g，防风 12g，生石膏 30g，桑白皮 15g，黄芩 12g，黄连 12g，栀子 12g，龙胆 12g，延胡索 18g，知母 15g，黄柏 15g，木通 10g，甘草 12g，水煎频服。

功治：清热泻火，祛风止痛。笔者多年来治牙痛的效方。含咽服后很快痛止，继服5 ~ 10剂则很少复发。若久痛不休则为冰伏火郁，加制附子5 ~ 10g，大便干加芒硝10 ~ 20g取效更捷。

48. **甘露饮**——《太平惠民和剂局方》

甘露饮有草二冬，二地石斛芩茵陈，
枇杷枳壳各等分，睑肿龈烂咽喉疼，
牙宣黄疸或疮疹，单服凉药效不灵。

组成：枇杷叶（炙）、熟地黄、生地黄、天门冬、麦门冬、石斛、茵陈、黄芩、枳壳、甘草各等分，为粗末。每次10 ~ 15g，水煎去滓温服。

功治：养阴清热，解毒退黄。治胃中客热，牙宣口气，齿龈肿烂，时出脓血；目睑垂重，常欲闭合；或即饥烦，不欲饮食；目赤肿痛，不任凉药；口舌生疮，咽喉肿痛，疮疹已发、未发；湿热瘀阻而发疸病，身面皆黄，肢体微肿，胸满气短，大便不调，小便黄涩，或时身热。

【按】本方从古代名方中选录，所主证候是清热解毒方常见的症状，但单用凉药则不效。"不任凉药"是阴亏不能潜阳，此方最宜。临床上治疗牙结石、牙周炎、牙龈脓肿，眼睑脓肿、眼睑炎，扁桃体脓肿，口舌生疮，疮疡皮疹已发、未发，黄疸身面发黄，尿赤，胸闷气短，尿赤如浓茶，大便不调。

"不任凉药"还有一种情况是壮火食气、过用寒凉，阻遏气机，火被"冰伏"，此时于证治处方中加入附子、干姜，则正气激发，火热方衰。

第五章 祛暑剂

1．**新加香薷饮**——《温病条辨》

附：**香薷散**——《太平惠民和剂局方》

新加香薷厚银翘，扁豆鲜花一起熬，
暑瘟口渴汗不出，发热无汗胸闷好。
香薷散有扁豆朴，脘闷痛泻暑伤表。

组成：香薷 6g，金银花 9g，鲜扁豆花（常用扁豆）9g，厚朴 6g，连翘 6g，水煎服。

功治：祛暑解表，清热化湿。治暑瘟初起，复感于寒：发热头痛，恶寒无汗，口渴面赤，胸闷不舒，舌苔白腻，脉浮而数者。若阴暑恶寒发热，头疼身痛，无汗，腹痛吐泻，胸脘痞闷，舌苔白腻，脉浮，用香薷散祛暑解表，化湿和中。夏月取新加香薷饮当茶常喝，可免受夏日流感，中暑中湿。

2．**六一散**——《伤寒直格》

附：**益元散**、**碧玉散**、**鸡苏散**——《伤寒直格》

六一祛暑能利湿，滑石六两甘草一；
加辰砂名益元散，祛暑清心安神宜；
或加青黛名碧玉，清暑还解肝胆热；
加薄荷名鸡苏散，专为暑热感风设。

组成：滑石 18g，甘草 3g。

用法：共研细末，每服 6g，日 3 次。

功治：清暑利湿。内治感受暑湿所致的发热、身倦、口渴、泄泻、小便黄少，外用治痱子、热疹。益元散、碧玉散、鸡苏散随证化裁，都是《串雅》载走方郎中常带的效方。

3．**桂苓甘露饮**——《宣明论方》

桂苓甘露祛暑湿，滑石石膏寒水石，
五苓甘草同煎服，霍乱烦渴头痛热。

组成：官桂 15g，猪苓、白茯苓、白术各 6g，泽泻、石膏、寒水石（碾）、炙甘草各 30g，滑石（碾）6g。共研为散，每服 9g，温汤调服，生姜汤尤佳。

功治：清暑解热，化气利湿。治中暑受湿，火热头痛，烦渴引饮，小便不利，霍乱吐泻。

4．**清暑益气汤**——《温热经纬》《脾胃论》

清暑益气草洋参，石斛麦冬连荷梗，
竹叶知母合粳米，翠衣利尿又生津。
身热多汗心烦渴，溲赤脉虚神不振。
东垣归身参芪升，二术神泽味葛根，
青陈黄柏麦冬草，虽言清暑性偏温。

王氏清暑益气汤：西洋参 5g，石斛 15g，麦门冬 9g，黄连 3g，竹叶 6g，荷叶梗 6g，知母 6g，甘草 3g，粳米 15g，西瓜翠衣 30g，水煎服。

东垣清暑益气汤：黄芪、苍术（米泔水浸，去皮）、升麻各 5g，人参、泽泻、神曲、橘皮、白术各 2.5g，麦门冬、当归、炙甘草各 1.5g，青皮 1.2g，黄柏 1.5g，葛根 1.5g，五味子 9 枚，水煎服。

功治：清暑益气，养阴生津。治中暑受热，气津两伤：身热多汗，心烦口渴，小便短赤，体倦少气，精神不振，脉虚数。平素脾弱中暑，面黄少气者，宜东垣清暑益气汤，清暑益气，除湿健脾。一般来讲，王孟英的清暑益气汤当于暑热常用，但近年来往往处方东垣方取效，仔细考证，应与现代人过食生冷寒凉、遏伤脾胃有关。

【按】祛暑剂中常用的是新加香薷饮、清暑益气汤两方。

第六章
温里剂

1. **理中丸/汤**（人参汤）——《伤寒论》第386、396条

附：**桂枝人参汤**——《伤寒论》第163条，**附子理中汤**——《太平惠民和剂局方》，**丁蔻理中汤**——《中成药处方》，**理中化痰汤**——《明医杂著》

理中亦名人参汤，参术草姜各三两，
吐泻腹痛便稀溏，阳虚失血脉虚大，
喜唾胸痹慢惊风。挟感桂枝人参汤，
寒加附子逆丁蔻，理中化痰苓夏尝。

组成：人参、干姜、炙甘草、白术各9g，水煎服。

功治：温中祛寒，补气健脾。治①中焦虚寒：自利不渴，呕吐腹痛，不欲饮食，霍乱等。②阳虚失血：便黑、便血，尿血，经期延长或漏下不休。③小儿慢惊，喜唾，胸痹。挟感加桂枝，寒多常加附子，呃逆、干呕加公丁香、白蔻仁，寒饮痰多加茯苓、半夏。都是良方。

【按】理中汤，中焦虚寒及挟感者常用，附方实际是临床加减的示范。临床上急、慢性胃炎，胃窦炎，反流性食管炎，食管、贲门失弛缓症，胃、十二指肠溃疡，急、慢性肠炎，消化道出血，妊娠呕吐，慢性肝炎，流涎症，过敏性鼻炎等表现有面及肤色偏暗，无光泽，精神差，怕冷，不渴，唾、涕、尿、胃酸等分泌物清稀量多，腹冷、腹痛、腹胀，大便清稀不臭，舌体胖大，舌苔水滑，脉沉，是理中汤证。笔者治疗反流性食管炎、胃炎呕清水，常用理中汤合半夏厚朴汤：半夏18g，茯苓15g，紫苏10g，厚朴15g，红参10g，白术10g，干姜10g，炙甘草10g，水煎日1剂，分4次服。

2．**吴茱萸汤**——《伤寒论》第243、309、378条

吴萸一升六两姜，枣十二枚参三两，
吐利肢厥烦欲死，头痛干呕吐涎方。

组成：吴茱萸15g，生姜18g，人参9g，大枣12枚，水煎服。

功治：温中补虚，降逆止呕。治①厥阴头痛，头正中痛甚，干呕、吐涎沫。②胃中虚寒，食谷欲吐，胸膈满闷，或胃脘痛，吞酸嘈杂。③少阴吐利，手足厥逆，烦躁欲死。

【按】药虽四味，却是临床常用效方。如肠炎，急、慢性胃炎，神经性头痛，神经性呕吐、妊娠呕吐，耳源性眩晕等，多用吴茱萸汤取效。笔者在北京中医药大学进修期间随刘渡舟老师侍诊，抄录刘老治疗慢性非萎缩性胃炎处方：吴茱萸15g，潞党参10g，干姜10g，良姜10g，香附12g，白豆蔻6g，大枣6枚，水煎日1剂，分3次服。

3．**小建中汤**——《伤寒论》第100、102条

附：**黄芪建中汤**——《金匮要略·第六》，**当归建中汤**——《千金翼方》

小建中即桂枝汤，加饴一升芍六两，
虚痨里急腹中痛，悸衄虚烦失精方，
加芪两半扶中阳，加归四两产后尝。

组成：桂枝9g，炙甘草6g，大枣6枚，芍药18g，生姜9g，胶饴30g。上六味，以水七升，煮取三升，去滓，内饴，更上微火消解。温服一升，日三服。呕家不可用建中汤，以甜故也。

功治：温中补虚，和里缓急。治中焦虚寒，肝脾失调，阴阳不和：脘腹拘急疼痛，时发时止，喜温喜按；或心中悸动，虚烦不宁，面色无华；手足烦热，咽干口燥等。与泻心汤对比使用，寒热有别，均为良方。气虚加黄芪，产后加当归。1979年《赤脚医生》杂志报道胃、十二指肠溃疡疗法，即与黄芪建中汤：炙黄芪10g，桂枝12g，白芍18g，炙甘草8g，干姜8g，大枣7枚，白豆蔻仁6g，乌贼骨（研入）20g，水煎日1剂；痢特灵（呋喃唑酮）0.2g，土霉素0.5g，日3次。3天后各减半量，日3次。7天为1个疗程，共3个疗程。对溃疡引起的脘腹疼痛、泛酸、柏油样大便，都能很快消除。因当时民众普遍营养不良，"虚劳"体质居多，所以这一方案风靡一时，不论中医、西医内科医生都在用。数年后因呋喃唑酮不良反应才遭冷落。临床上治慢性胃炎、萎缩性胃炎，胃、十二指肠溃疡，反流性食管炎，胃癌，梦交遗精等表

现为腹中拘急不适，心下悸（腹主动脉亢进），自汗、盗汗，气短，困倦，脉虚者良效。刘渡舟教授治疗一女性患者，鼻腔经常出血，量不多，鼻腔干燥，纳少，大便利，消瘦，失眠多梦。处方：炙黄芪 6g，桂枝 10g，炒白芍 18g，炙甘草 6g，炮姜 5g，生龙牡各 10g，黄芩（炒）10g，白豆蔻仁 6g，大枣 6 枚，水煎日 1 剂，饭后 2 小时服。对中虚衄血的患者，笔者临床上就是用黄芪建中汤加炒黄芩，黄芩是一味很好的清热止血药。

4. **大建中汤**——《金匮要略·第十》

大建中汤参二两，二合蜀椒四干姜，
饴糖一升后化入，胸腹攻痛阴寒伤。

组成：蜀椒 6g，干姜 12g，人参 6g，饴糖 30g，水煎服。

功治：温中补虚，缓急止痛。治中阳衰弱，阴寒内盛：《金匮要略·腹满寒疝宿食病脉证治》云："心胸中大寒痛，呕不能饮食，腹中寒，上冲皮起，出见有头足，上下痛而不可触近，大建中汤主之。"患者甚则肢厥，脉伏，伴腹中肠鸣有声，苔白滑，脉细紧。

【按】临床上胃肠功能紊乱，非特异性结肠炎、慢性非特异性溃疡性结肠炎，蛔虫性肠梗阻，常能见到"心胸中大寒痛"的剧烈腹痛，"上冲皮起，出见有头足，上下痛而不可触近"，其实就是肠蠕动增强引起，听诊有明显的肠鸣音亢进。处方大建中合理中汤常有良效，笔者处方：红参 10g，炒白术 10g，干姜 10g，蜀椒 10g，桂枝 15g，炙甘草 10g，白豆蔻 6g，砂仁 6g，饴糖（化入）25g，水煎日 1 剂。如果腹部攻冲上逆致神情紧张，甚则上逆至胸至咽者，那是奔豚病，当从桂枝加桂汤或奔豚汤中寻治。

5. **四逆汤** ——《伤寒论》第 29、91、92、225、323、324、353、354、372、377、388、389 条

附：**四逆加人参汤**——《伤寒论》第 385 条

四逆干姜草二两，生附一枚能回阳，
腹痛下利脉沉微，漏汗身热反怕凉，
神衰欲寐肢厥冷，加参一两固阴阳。

组成：炙甘草 6g，干姜 6g，附子 15g（先煎），水煎频服。

功治：回阳救逆。治①少阴病：四肢厥逆，恶寒蜷卧，呕吐不渴，腹痛下利，神衰欲寐，舌苔白滑，脉微细。②太阳病误汗亡阳。汗出不休加人参回阳救逆，补气固脱。

【按】老中医李可“治100多例抑郁症，基本就是四逆汤，逐日加附子量，到一定程度（60 ~ 260g），出一身臭汗就有说有笑了。而且得病的大部分是大学生，家庭比较困难，环境压力比较大”（《李可从阳气理解抑郁》），可启发我们对四逆汤方证应用的思维拓展。方中甘草、干姜，随附子的用量同步增减。方中生附子一枚，若用制附子则加三倍量。

6．**白通汤**——《伤寒论》第314、315条

附：**白通加猪胆汁汤**——《伤寒论》第315条

白通加葱能通阳，生附一枚二两姜，
干呕神烦利无度，面赤脉微名戴阳，
或加人尿猪胆汁，反佐还图通阴阳。

组成：附子15g，干姜6g，葱白4根，武火水煎急服。

功治：破阴回阳，宣通上下。《伤寒论》第315条：“少阴病，下利，脉微者，与白通汤。利不止，厥逆无脉，干呕烦者，白通加猪胆汁汤主之。”治下利不休而成格阳证：面赤身热但怕凉，下利不止，脉微或无脉。王清任“急救回阳汤”即取此意，可以说此方是对仲景方证的发展。

7．**参附汤及加减**——《正体类要》

参附汤为急救方，附子人参需十两，
黏汗冷汗气喘喝，面苍脉微肢体凉，
或合龙牡或山萸，量因症变救阴阳。

组成：人参30g，附子（炮，去皮、脐）30g，水煎急服。

功治：益气回阳固脱。治元气大亏，阳气暴脱，汗出黏手或冷汗淋漓，四肢不温，呼吸微弱，或上气喘急，或大便自利，或脐腹冷疼，面色苍白，脉微欲绝。药虽量重，还需看病情。对急危重症，1日内两三剂者常用。汗多不休加生龙牡各30g或山萸肉40g。临床上用于心力衰竭，失血、脱水休克见有上述症状者。

【按】独参汤、参附汤及加减方，都为阴阳虚脱之急救法。病情危急，用量须重、须频服，方能救危症于顷刻。一般人参30 ~ 50g，制附子50 ~ 100g先煎60分钟。

8．**回阳救急汤**——《伤寒六书》

回阳救急用六君，桂附干姜五味并，
加麝三厘或胆汁，冷蜷吐泻脉伏沉。

组成：熟附子 9g，干姜 9g，肉桂 3g，人参 6g，茯苓 9g，炙甘草 6g，炒白术 9g，制半夏 9g，陈皮 6g，五味子 3g，水煎服，临服加麝香 0.1g 调服，或入猪胆汁一二匙。

功治：回阳固脱，益气生脉。治寒邪直中三阴，真阳衰微：恶寒蜷卧，四肢厥冷，吐泻腹痛，口不渴，神衰欲寐，或身寒战栗，或指甲口唇青紫，或吐涎沫，舌淡苔白，脉沉微或无脉。可与《医林改错》急救回阳汤互参。

9．**黑锡丹**——《太平惠民和剂局方》

黑锡肉蔻与硫黄，桂附楝木沉茴香，
芦巴故纸阳起石，喘汗冷泻阳痿良。

组成：黑锡（去滓）、硫黄（透明者，结砂子）各 60g，肉豆蔻（面裹，煨）、肉桂（去皮）各 15g，附子（炮，去皮、脐）、川楝子（蒸，去皮、核）、木香、沉香（镑），茴香（炒）、葫芦巴（酒浸，炒）、补骨脂（酒浸，炒）、阳起石（研细，水飞）各 30g，制细末，或制水丸，每服 6g，急救可用 9g，日 1 ～ 2 次，姜汤或淡盐水送服。

功治：升降阴阳，坠痰定喘。治真阳不足，肾不纳气：喘汗欲脱；奔豚，冷泄，阳痿，月经不调，带下，不孕。

【按】四逆汤以下诸方：独参汤、参附汤、回阳救急汤、黑锡丹，均为回阳固脱的急救处方。临床欲救急症、疗重症，须细心鉴别，熟谙在心，方能正确使用，起死回生。救阳、护阳、温阳、养阳、通阳，为医者一刻也不可忘记。人体没有了阳气，就没有了生命。所谓阳弱则病，阳衰则危，阳亡则死，所以回阳救逆、温中祛寒诸方，于内伤杂病中常常用到。如急、慢性肠炎，血栓闭塞性脉管炎，雷诺氏病，食管失弛缓症，功能性子宫出血，哮喘，慢心衰，低血压，抑郁症等。

10．**当归四逆汤**——《伤寒论》第 351 条

附：**当归四逆加吴茱萸生姜汤**——《伤寒论》第 352 条

当归四逆二通甘，归桂芍药细辛三，
大枣二十五枚擘，脉细欲绝手足寒。
加茱二升姜半斤，兼散内寒酒水煎。
腰腿疼痛经不调，冻疮子痛及寒疝。

组成：当归、桂枝、芍药、细辛各 9g，通草、炙甘草各 6g，大枣 25 枚，水煎服。

功治：温中散寒，养血通脉。治血虚受寒：《伤寒论》第351条“手足厥逆，脉细欲绝者，当归四逆汤主之”。第352条“若其人内有久寒者，宜当归四逆加吴茱萸生姜汤主之”。

【按】四肢冰冷多见于青年女性，女性从第二性征发育开始就会出现手足越来越冷，甚则彻夜不能温暖，但是查四肢血流图则正常；再就是便秘。有这两个症状的能占青年女性的半数以上，男性却没有这种情况。处方当归四逆加吴茱萸生姜汤疗效很好，笔者于临床加鹿茸，温阳之力最好，合透脓散则疗效更好。临床上用于治疗雷诺病、无脉病、血栓闭塞性脉管炎，笔者常用处方：鹿茸（研入）3g，生黄芪20g，当归12g，川芎15g，皂角刺15g，桂枝12g，白芍12g，细辛10g，木通8g，炙甘草节8g，吴茱萸12g，生姜25g，水煎日1剂，空腹服，早期疗效很好。也用于治疗肌肤寒冷性腰腿疼、肩周炎、关节痛，荨麻疹，痛经，冻疮，睾丸缺血性疼痛、睾丸扭转疼痛、精索静脉曲张等，处方：鹿茸（研冲）3g，当归12g，桂枝10g，官桂10g，白芍10g，赤芍10g，细辛10g，木通8g，炙甘草8g，柴胡10g，枳实10g，大枣7枚，水煎空腹服。

11. **黄芪桂枝五物汤**——《金匮要略·第六》

黄芪桂枝五物汤，芪芍桂三六两姜，
枣十二枚通血痹，风痹中风麻木康。

组成：黄芪、芍药、桂枝各9g，生姜18g，大枣12枚，水煎服。

功治：益气温经，和血通痹。《金匮要略·血痹虚劳病脉证并治》指出：病由“阴阳俱微”而成血痹，“身体不仁，如风痹状”“寸口关上微，尺中小紧”。治平素气血均虚的体质患风痹、血痹、中风后，出现麻木不仁，肌肉顽痹疼痛，或拘挛僵直。临床上末梢神经炎，皮肌炎，中风后麻木、无原因的肌肤麻木等，首选黄芪桂枝五物汤。

12. **暖肝煎**——《景岳全书》

暖肝归杞乌药桂，沉香生姜苓小茴，
少腹疼痛按之冷，水疝子肿阴囤坠。

组成：当归10g，枸杞子10g，乌药10g，肉桂6g，沉香（或木香）6g，茯苓6g，小茴香6g，生姜5片，水煎，食远温服。因沉香价昂，笔者常用木香代替。

功治：温补肝肾，行气止痛。治肝肾不足，寒滞肝脉：睾丸冷痛，或小腹疼痛，疝气痛，畏寒喜暖，舌淡苔白，脉沉迟。临床上精索静脉曲张、睾丸炎、附睾炎、鞘膜积液、腹股沟斜疝、慢性肠炎少腹痛、盆腔炎小腹疼、慢性前列腺炎及增生致会阴不适、妇人阴冷等，均可从暖肝煎寻治。

第七章
表里双解剂

1. **葛根黄芩黄连汤**——《伤寒论》第 34 条

葛根先煎用半斤，炙草二两三连芩，
痢加秦皮白头翁，身热下利舌黄红。

组成：葛根 24g，炙甘草 6g，黄芩 9g，黄连 9g。上四味，以水八升，先煮葛根，减二升，内诸药，煮取二升，去滓，分温再服（日二次分服）。

功治：解表清里。治外感表证未罢，热邪入里：身热，下利臭秽，肛门灼热，胸脘烦热，口干作渴，喘喝汗出，舌红苔黄，脉数。

【按】《伤寒论》第 34 条认为是桂枝汤证误用下法，致下利不止。临床上热利、痢疾挟感或发热者最宜。若素有脾虚、消化不良而泄利，宜人参败毒散、荆防败毒散。注意，痢疾、腹泻初起，根据寒热从葛根黄芩黄连汤和败毒散中寻治。

2. **大柴胡汤**——《伤寒论》第 103、136、165 条

大柴胡汤半斤柴，姜五枳实用四枚，
芩芍三两枣十二，夏半升加军二该，
心下满痛或痞硬，协热下利便秘开。

组成：柴胡 24g，生姜 15g，枳实 12g，黄芩 9g，芍药 9g，半夏 15g，大黄 6g，大枣 4 枚。上八味，以水一斗二升，煮取六升，去滓再煮，温服一升，日三服。

功治：和解少阳，内泻结热。治少阳阳明合病：往来寒热，胸胁苦满，呕不止，郁郁微烦，心下满痛或痞硬，大便不解；或外有寒热，心下满痛而下利的“协热下利”，舌红苔黄，脉弦。

【按】肝胆、胃肠、胰腺病有按之心下满痛或拘急，或及胁痛；呕吐恶心气逆；郁郁微烦，即情绪不安；常有寒热，大便干，宜大柴胡汤。笔者于临床

常与厚朴七物汤合用：柴胡25g，生姜15g，枳实30g，白芍10g，黄芩12g，半夏18g，大黄（后下）8g，厚朴15g，桂枝6g，大枣7枚。常用于治疗胆囊炎，胆结石，胰腺炎，胆汁反流性胃炎，哮喘、喘咳。黄煌教授还用于治疗高血压、高血脂、向心性肥胖“大肚腩”，只要具“按之心下满、痛者”，皆良效。

3．**厚朴七物汤**——《金匮要略·第十》

厚朴七物十枚枣，姜五桂二三军草，
枳实五枚朴半斤，腹痛脉浮大便少。

组成：厚朴24g，生姜15g，桂枝6g，大黄9g，甘草9g，枳实15g，大枣4枚，水煎服。

功治：解肌散寒，和胃泻肠。治外感不解而腹满、腹痛，脉浮而紧，大便干结者最效。

【按】大柴胡汤、厚朴七物汤，是最常用的表里双解剂。特征是：外感未解，心下满硬或疼痛，大便干或不解，或便坠热利，咽干口苦，身热烦渴。舌红苔黄选大柴胡汤；口中和，苔厚不黄选厚朴七物汤。临床上胃痉挛，幽门水肿，消化不良，胃扭转，胆囊炎，胰腺炎，肠痉挛、不完全性肠梗阻，习惯性便秘等辨别寒热，对比使用或合用，可达“表里双解”。

4．**五积散**——《太平惠民和剂局方》

五积散中苍桔草，归芍芎芷苓枳壳，
麻桂干姜陈夏朴，寒热胸满腹痛消。

组成：苍术60g，桔梗60g，当归9g，芍药9g，川芎9g，白芷9g，茯苓9g，枳壳18g，麻黄（去根节）18g，肉桂9g，干姜12g，陈皮18g，半夏9g，厚朴12g，甘草9g，共研细末。每服10g，日3次，空腹服下。

功治：发表温里，行气化痰，活血消积。治外感风寒，内伤生冷：身热无汗，头痛身疼，项背拘急，胸满恶食，呕吐腹痛，以及妇女气血不和，心腹疼痛，月经不调属寒者。

【按】和防风通圣丸的立方原则一样，均为表里双解。外感风寒、内有郁火热结者用防风通圣丸，外感寒邪、内有寒实积滞者用五积散。不论热郁、寒积，总是内实外寒。临床上此二方常制为成药使用，近年来防风通圣丸使用更多，而五积散成药很少见售。实因世界气候变迁，我国气候转向温暖期，民众患热病者多的缘故。也可以这样理解，大柴胡汤用治防风通圣丸证，厚朴七物汤用治五积散证，两组方证的病程长短有别。五积散是蒲辅周及弟子薛伯寿老师的常用方。

5. **防风通圣散 / 丸**——《宣明论方》

防风通圣芩军硝，荆麻荷栀术草翘，
归芎芍桔滑石膏，疏风泄热通里表，
便结尿浊憎寒热，疮肿疡疹痔漏好。

组成：防风 6g，黄芩 12g，大黄 6g，芒硝 6g，荆芥穗 3g，麻黄 6g，薄荷 6g，栀子 3g，白术（炒）3g，甘草 10g，连翘 6g，当归 6g，川芎 6g，白芍 6g，桔梗 12g，滑石 20g，石膏 12g，共研极细末，或加包衣辅料滑石粉制水丸。每服 9g，日 2 ~ 3 次。

功治：疏风解表，泻热通便。治外寒内热，表里俱实：憎寒壮热，头目昏眩，目赤睛痛，口苦口干，咽喉不利，胸脘痞闷，便结尿浊；并治疮疡肿毒、风疹、痔漏等都有良效。笔者在襄汾县医院实习时，先师陕凤山先生常说“有病无病、防风通圣”，可知其效用之广。因此，初涉临床者一定要会用防风通圣散。

6. **石膏汤、三黄石膏汤**——《外台秘要》引深师方

石膏汤用芩柏连，麻黄豆豉山栀添，
壮热无汗躁昏谵，身重口渴或发斑。

组成：石膏（先煎）30g，黄芩、黄连、黄柏各 6g，麻黄（去节）9g，香豉（绵裹）9g，栀子（擘）9g，水煎服。

功治：清热解毒，发汗解表。治壮热无汗，身体沉重拘急，鼻干口渴，烦躁不眠，神昏谵语，或发斑，脉滑数。

【按】温病郁热，病程短则石膏汤，不效则更方增损三黄石膏汤或清瘟败毒饮。

7. **养胃汤**——《证治准绳》

养胃半夏厚苍苓，橘红藿香草果仁，
参草姜片乌梅引，憎寒壮热内伤冷。

组成：半夏、厚朴、苍术各 30g，茯苓、橘红、藿香、草果仁、人参各 15g，炙甘草 8g，锉粗末，每服 12g，姜 7 片，乌梅 1 个为引，水煎去渣后热服。

功治：发表通里，消食化痰。治外感风寒，内伤生冷：憎寒壮热（体温可达 39℃以上），头目昏疼。不问风寒二证，夹食停痰，俱能治之。但感风邪，以微汗为好。

【按】治外感方名“养胃汤”，不就是针对“肠胃型感冒”吗？现代人缺乏运动又食饮过量，恣食生冷，衣着单薄，冬天也赤腿露腰、单衣薄裤，脾胃很容易中伤，若遇流感、感冒，就是这一类型。因此方中配参苓术草以扶正祛邪，表里双解。理同五积散，又有补气扶正之味。当与六和汤对举，扶正祛邪，解表通里。

方证学到此，可以告一段落。庚子年新型冠状病毒流行，这里做一回顾：从仲景起到清末民初，中医各家对流感温疫的研究达到了巅峰。中国几千年的医药文化就是由一代一代的中医人实践探索总结出来的，这一时期的医学典籍是我们学习研究的重点。针对不同性质、不同类型的温疫，历代医家根据自己遇到的具体病症，从不同角度进行了探索研究，由此积累了丰富的经验。从仲景起，所创名方都需要我们去努力发掘整理，认真研究掌握，这样面对平时的流感、暴发的温疫，就会做到胸有成竹，遇事不乱。

第八章
补益剂

1．**四君子汤**——《太平惠民和剂局方》

附：**六君子汤**——《妇人良方》，**香砂六君子汤**——《医方集解》，**异功散**——《小儿药证直诀》

四君补气为先行，人参白术甘草苓，
肢软食少或便溏，面色痿白语低吟。
益以陈夏名六君，祛痰补气利痰饮；
继增木香与砂仁，香砂六味脾湿醒；
六君去夏名异功，脾虚气滞腹满灵。

组成：人参、白术、茯苓、炙甘草各 9g，水煎服。

功治：益气健脾。治脾胃气虚：面色萎白或萎黄，语声低微，四肢无力，食少或便溏，舌淡红，脉细缓。脾虚有痰或咳嗽用六君子汤益气健脾，燥湿化痰；纳呆，脘腹满闷，舌淡苔腻用香砂六君子汤益气健脾，行气化痰；脾虚腹大松胀不收，用异功散益气健脾，行气化滞。

【按】四君诸方是最常用的补气良方。脾气虚弱则运化不力，气、血、痰、火、湿、食均可停滞，因此香砂六君、异功散、越鞠丸常常合用。临床上消化不良，功能性胃潴留，慢性胃炎，胃、十二指肠溃疡，慢性肝炎等，常有四君子汤的适应证。望诊腹大松胀不收，叩诊没有腹水征，是典型的脾虚气滞，处方异功散：红参 10g，白术 12g，云茯苓 12g，炙甘草 6g，陈皮 15g，大黄 5g，小儿减量。水煎日 1 剂。1 剂知，3 剂即胀消腹收，继予制丸巩固。

2．**保元汤**——《博爱心鉴》

保元益气温阳功，参芪肉桂草姜引，
男妇虚痨幼科痘，倦怠少气畏寒振。

组成：人参 6 ~ 10g，炙黄芪 6 ~ 10g，肉桂 2g，炙甘草 3g，生姜引，水煎服。

功治：益气温阳。治虚损劳怯，元气不足：倦怠乏力，少气畏寒，小儿痘疮，顶陷浆清，不能发起灌浆者，为天花痘疮虚陷而设。四君子汤证有畏寒怕冷者处方保元汤或合用，亦主麻痘疮疹不能表发者。

3．**参苓白术散**——《太平惠民和剂局方》

附：**七味白术散**（白术散）——《小儿药证直诀》

参苓白术扁豆梗，山药炙草砂薏仁，
莲肉共研枣汤引，脾虚吐泻纳少增。
七味白术四君藿，葛根木香吐泻平。

组成：人参 100g，茯苓 100g，白术 100g，白扁豆（炒）75g，桔梗 50g，山药 100g，炙甘草 100g，砂仁 50g，薏苡仁（炒）50g，莲子（去皮炒）50g，共研细末，每服 6g，枣汤送下。

功治：益气健脾，渗湿止泻。治脾胃虚弱：食少便溏，或吐或泻，四肢乏力，形体消瘦，胸脘闷胀，面色萎黄（萎白），舌白，脉细缓或虚缓。

七味白术散：炒白术 15g，人参 8g，白茯苓 15g，炙甘草 3g，藿香 15g，木香 6g，葛根 15g（渴甚加至 30g）。

功治：健脾益气，和胃生津。治脾胃虚弱，清阳不升：呕吐泄泻，频作不止，烦渴欲饮。与参苓白术散互参，主要区别在葛根，“渴甚加至 30g”。

【按】肠胃失和，呕吐腹泻，以泻为甚者与参苓白术散，易感挟感用人参败毒散。参苓白术散、七味白术散二方常用于消化不良，慢性胃炎，胃、十二指肠溃疡，慢性肠炎，慢性支气管炎，慢性肾炎，小儿多尿、遗尿，化疗、放疗后呕吐腹泻。此类患者在治疗过程中常易感冒，故此二方可择时使用。二方用治肠胃失调的吐泻，应无明显的肠鸣音，有肠鸣音亢进者是泻心汤证。

4．**补中益气汤**——《脾胃论》

补中益气芪术陈，参柴升草当归身，
困倦热汗脉虚洪，久泻下垂外感频。

组成：黄芪 15g ~ 20g，人参 10g，白术 10g，陈皮 6g，柴胡 5g，升麻 3g，炙甘草 5g，当归 10g，水煎服。

功治：补中益气，升阳举陷。治①脾胃气虚：发热，自汗出，渴喜温饮，少气懒言，体倦肢软，面色㿠白，大便稀溏（或不解），脉洪而虚，舌淡苔薄白或厚。②气虚下陷：脱肛，子宫下垂，内脏下垂，久泻、久利、久疟，气短喘喝，反复感冒，有清阳下陷指征者，均可收到良效。

【按】补中益气汤对反复外感、气虚发热者疗效肯定。对长期腹泻，下痢，稍用力咳嗽或喷嚏则遗尿，甚至跳也尿、笑也尿；月经期长、血多，产后癃闭；子宫下垂、脱肛、眼睑下垂、胃下垂，低血压，麻痹性斜视，重症肌无力等病症，笔者依印会河老师经验处方：生黄芪 18g，生晒参 10g，生白术 15g（便稀改焦白术 10g），炙甘草 6g，当归 12g，升麻 5g，柴胡 6g，陈皮 10g，枳壳 20g，枳实 20g，一方统治（《补中益气汤配合针灸治疗胃下垂》）。若加生地黄 20g，炒金银花 20g，侧柏叶 15g，对内外痔疮神效，若能坚持服用 30 天以上，除痔核已成硬结型的，内外软痔都能消除。

5. **升陷汤**——《医学衷中参西录》

升陷重用生黄芪，升麻柴胡桔梗知，
气促脉微或结代，喘喝难行伤心气。
升陷当归加鹿茸，失血贫血血压低。

组成：生黄芪 18g，升麻 3g，柴胡 5g，桔梗 5g，知母 9g，水煎服。

功治：益气升陷。治胸中大气下陷：气促气急，空虚感短气，自觉喘咳，呼吸困难，动则更甚，脉沉迟微弱或参伍不调。

【按】与补中益气汤对比，升陷汤的气陷更明显：自觉心胸空虚，好像破了的气筒，就是出不来气；动则喘咳，但听诊胸部不是哮喘，心音低或亢进，或心律失常。多有怔忡，心跳不舒，脉微细或弦大结代。这种情况不是补中益气汤证，处方升陷汤立马见效。常见于低血压，贫血，心功能不全，长期的肺气肿、肺心病，忽然大出血后，长期腹泻或急性肠胃炎脱水的患者。

因慢阻肺病哮喘者合射干麻黄汤，因脉微结代者合炙甘草汤，忽然大出血者合固气汤急治其标，急性腹泻者合葛根芩连汤，久泻、久痢下坠者合芍药汤。

另外，升陷汤合当归补血汤加鹿茸、大黄，治低血压、营养不良性贫血、早期心力衰竭卓效，并治椎 - 基底供血不足即后循环供血不足、脑供血不足等，笔者处方：鹿茸（研入）3 ~ 5g，生黄芪 30g，当归 10g，升麻 5g，柴胡 10g，知母 15g，桔梗 6g，大黄 5 ~ 10g，水煎日 1 剂，疗程 10 ~ 30 天。

6. **生脉散 / 饮**——《医学启源》

生脉散即生脉饮，人参五味麦门冬，
暑热体倦咽干渴，久咳肺痿短气轻。

组成：人参 10g，麦门冬 10g，五味子 5g，水煎服。

功治：益气生津，敛阴止汗。治暑热汗多或久咳肺痿，致气阴两伤：体倦气短，咽干口渴，呛咳少痰，气短自汗，口干舌燥，苔薄少津，脉虚数或细数，多见于肺结核中后期。临床上心动过速、心动过缓、心律不齐，低血压，营养不良性贫血，神经衰弱等“亚健康”人，都可服用生脉饮。

7. **人参蛤蚧散**——《卫生宝鉴》

附：**人参胡桃汤**——《济生方》

人参蛤蚧二母苓，桑皮甘草苦杏仁，
虚热喘咳痰血脓，面浮肺痿或失音。
人参胡桃生姜引，胸满喘急睡不宁。

组成：人参 60g，蛤蚧 1 对，川贝母 60g，知母 60g，茯苓 60g，桑白皮 60g，炙甘草 150g，苦杏仁 150g。制细末，每服 6 ~ 9g，日 3 次，饭后 2 小时服。

功治：补肺益肾，止咳定喘。治久咳气短、气喘，痰稠黄，或咳脓血，胸中烦热，日渐消瘦，或面目浮肿，脉浮虚，或咳成肺痿、失声。

【按】凡劳伤虚怯之体，人参蛤蚧散或丸，宜轻剂久服取效。人参胡桃汤治肺痿久咳气喘，胸满喘急，不能平卧。二方在临床上的应用见生脉饮证，偏重肺痿痨嗽，多见于肺结核中后期。生脉饮、人参蛤蚧散、人参胡桃汤三方，单用或复方，都可制丸、制散，宜于虚弱之体缓图。生脉饮的适应证、使用范围最广，药店常有成药出售。

8. **四物汤**——《太平惠民和剂局方》

附：**八珍汤**——《正体类要》，**十全大补汤**——《太平惠民和剂局方》，**泰山磐石散**——《景岳全书》

四物归芍二地芎，血虚百病此方宗，
崩漏血瘕脐腹痛，恶露不下坚硬疼。
四君四物八珍汤，气血双补是名方；
继加黄芪与肉桂，十全大补气阳伤；
磐石十全去苓桂，加续砂芩固胎良。

组成：生、熟地黄各 6g，白芍 12g，当归 10g，川芎 9g，水煎服。

功治：补血调血。治冲任虚损之脉不调，脐腹疼，崩中漏下，血瘕块硬时发疼痛，妊娠胎动不安，血下不止，或产后恶露不下，结生瘕聚，少腹硬痛，时作寒热。此方补血、和血、调经，专为“妇人三易”而设，即易血虚、易血瘀、易月经不调。常制膏、丸用于健身养生，润颜美白，延缓衰老。笔者建议育龄期妇女在月经来后第三天开始服用为宜。

八珍汤：人参、白术、白茯苓、当归、川芎、白芍、熟地黄、炙甘草各 30g。

功治：益气补血。治面苍或萎黄，头昏眼花，肢倦短气懒言，心悸怔忡，食减脉细。常用于病后虚弱、缺铁性贫血等。八珍汤健身养生比四物汤更佳。

十全大补汤：人参（去芦）6g，肉桂（去皮）3g，川芎 6g，熟地黄 12g，茯苓 9g，白术 9g，炙甘草 3g，黄芪 12g，当归（去芦）9g，白芍 9g。

功治：温补气血。治虚痨咳嗽，遗精尿频，腿脚无力，疮溃不收，妇人崩带等。

【按】营养不良性贫血，低蛋白血症，肿瘤化疗、放疗致白细胞减少症，慢性萎缩性胃炎，顽固性荨麻疹，剥脱性皮炎等，从十全大补汤、八珍汤中寻治，多获良效。

泰山磐石饮：人参、黄芪、当归、川续断、糯米、黄芩各 3g，白术、炙甘草、砂仁各 1.5g，川芎、白芍、熟地黄各 2g，水煎服。

功治：益气健脾，养血安胎。治妇人气血虚弱之胎动不安，或流产频作。

9. **圣愈汤**——《脉因证治》

附：**桃红四物汤**——《玉机微义》

圣愈四物与参芪，失血过多气血虚。
桃红四物亦调经，痛经崩漏虚夹瘀。

组成：熟地黄 20g，白芍 20g，当归 15g，川芎 20g，人参（或潞党参）20g，黄芪 15g。

功治：补气养血。治一切失血过多，阴亏气弱，烦热作渴，睡卧不宁。与当归补血汤有异曲同工之妙。针对失血性贫血引起的症状，后期仍宜十全大补汤轻剂缓调。注意：贫血的临床表现大多不是血虚，而是气虚、阳虚，水湿停聚。所以，补血剂中常加鹿茸，合五苓散、平胃散。

桃红四物汤：桃仁 6g，红花 5g，生地黄 15g，白芍 10g，当归 12g，川芎 8g。

功治：养血活血调经。治妇女月经不调，痛经，经行腹痛，或经行不畅有血块，色紫暗，或瘀血而致月经过多、崩漏及淋漓不净。

10．**当归补血汤**——《内外伤辨惑论》

当归补血东垣笺，黄芪一两归二钱，
证像白虎烦渴甚，经产疮溃虚热煎。

组成：黄芪30g，当归6g，水煎服。

功治：补气生血。治劳倦内伤，气弱血虚，阳浮于外：肌肤热，面赤，烦渴欲饮，脉洪大而虚，及妇人经血过多，产后血虚发热，或疮溃久不愈。

【按】药虽两味，其效非凡。气虚发热最宜（体温可达38℃以上），处方：生黄芪35g，当归12g，白豆蔻8g，水煎服，3～5剂即愈。加鹿茸、大黄为治贫血之主方。与圣愈汤对举，证治同而轻重有别。笔者于临床用圣愈汤合当归补血汤，加入鹿茸、五苓散或平胃散，对营养不良性贫血、失血性贫血，月经量过多，白细胞减少症，血小板减少症，低蛋白血症，再生障碍性贫血，低血压，过敏性紫癜，肾病综合征，手术后不能正常恢复，化疗、放疗后体质虚弱，疮肿溃疡久不愈合，视网膜炎、视神经萎缩、黄斑变性等，多有良效。笔者处方：鹿茸（研入）4g，生黄芪35g，当归10g，生晒参10g，生地黄20g，白芍12g，川芎10g，白豆蔻6g，砂仁6g，大便干加大黄6～10g，水煎日1剂。

11．**归脾汤**——《济生方》

归脾汤用参术芪，茯神炙草归远志，
枣枣木香龙眼姜，安神摄血益心脾。
悸忡失眠面萎黄，带多便血崩淋漓。

组成：人参（或党参）15g，黄芪30g，白术30g，茯神30g，炙甘草8g，当归10g，远志6g，酸枣仁30g，木香15g，龙眼肉30g，共制细末，每服6g，生姜3片，大枣5枚煎汤送服，市面上常有丸药销售。

功治：益气补血，健脾养心。治①心脾两虚，思虑过度，劳伤心脾，气血不足：心悸怔忡，不眠健忘，盗汗、虚热，食少体倦，面色萎黄，舌淡红，脉细缓。②脾不统血：便血，崩漏，经血过多，或淋漓不止，或带下。现在常用于神经衰弱，失眠，心烦，抑郁症，功能性子宫出血，血小板减少性紫癜，白细胞减少症，再生障碍性贫血，胃、十二指肠溃疡出血等。

12．**炙甘草汤**（复脉汤）——《伤寒论》第177条

炙甘草汤即复脉，枣卅草四三姜桂，

半升麻麦一斤地，二两参胶酒水兑。

肺痿痰血虚汗热，伤寒心悸脉结代。

组成：炙甘草12g，大枣10枚，生姜（切）9g，桂枝（去皮）9g，麻仁20g，麦门冬（去心）30g，生地黄50g，人参6g，阿胶（化）6g，清酒七升，水八升，煎药。

功治：益气滋阴，通阳复脉。治①伤寒：脉结代，心动悸。②虚痨、肺痿：干咳少痰，痰常带血，形瘦气短，虚烦眠差，自汗、盗汗，咽干舌燥，大便难，或虚热时发，脉虚数。

【按】脉结代，心动悸，短气不能劳，非炙甘草汤不效。依比例可增可减，取效后坚持长服，能够理想地控制各种原因引起的心律失常、心力衰竭。有胸中大气下陷、心动悸而喘喝者，如风心病、病毒性心肌炎、多原因心律失常、甲亢心率过快、冠心病、肺结核晚期成“肺痿”（如肺空洞、肺纤维化、肺不张、肺硬变）者，选升陷汤或两方合用，其效更好。笔者用炙甘草汤治疗心衰超过二十年的患者3例，超过十年的患者十数例，发作时煎汤，稳定期制丸，绝大部分患者地高辛减量，部分患者停服地高辛。炙甘草汤不像阳和汤，是可以加减的，心衰患者常有胸部不适，故常合瓜蒌薤白半夏汤或枳实薤白桂枝汤；合并哮喘的加射干麻黄汤；咳嗽不止的合小青龙汤；明显水肿的合真武汤；心衰消化不好的多是胃水肿的“水积症”，合枳术汤，都是临床的实际应用。

13．**六味地黄汤/丸**（地黄丸）——《小儿药证直诀》

附：**知柏地黄丸**——《医宗金鉴》，**杞菊地黄丸**——《医笈》，**麦味地黄丸**——《医笈》，**都气丸**——《医宗己任篇》

六味地黄八两地，丹苓泽三山山四，

腰膝酸软头目眩，消渴汗遗囟不闭。

六味地黄加知柏，骨蒸劳热盗汗止；

杞菊地黄能明目；麦味都气咳喘宜。

组成：熟地黄24g，山茱萸（制）12g，山药12g，牡丹皮9g，茯苓9g，泽泻9g，制细末，加工蜜丸，每服9g，日2～3次。

功治：填精滋阴补肾。治肾阴精不足证：腰膝酸软，头目眩晕，盗汗，遗精；先天不足，小儿囟门不闭；或虚火上炎，骨蒸潮热，手足心热，或消渴或牙痛龈肿。舌红少苔，脉细数，用知柏地黄丸；眼干视花，肝肾阴虚，用杞菊地黄丸；干咳少痰用麦味地黄丸；干咳喘喝加五味子，名都气丸。

【按】六味地黄丸可以说是一个家喻户晓的药品。临床用于小儿发育迟缓、囟门不闭，腰肌劳损，骨质疏松症，糖尿病，高脂血症，慢性前列腺炎、慢性肾炎，过敏性鼻炎，神经衰弱，更年期综合征，阿尔茨海默病等的报道很多，仔细考证，基本是从保健角度或作为辅药，真正依钱氏《小儿药证直诀》用治小儿“五迟”的极少。只因钱氏生活的年代社会动荡，民不聊生，饥寒交迫，胎儿先天不足，后天失养，导致“五迟”。而现在的准妈妈都是营养过剩，所以极少遇到这样的“五迟”小儿。

14. **左归饮**——《景岳全书》

附：**左归丸**——《景岳全书》

左归地萸山药苓，杞草补肾壮水功，
为丸菟丝除苓草，川牛龟鹿二胶增。
眩晕遗泄腰腿酸，自汗盗汗咽燥宁。

组成：熟地黄 6g ~ 60g，山茱萸 6g，山药 6g，茯苓 5g，枸杞子 6g，炙甘草 3g，水煎空腹服。

左归丸：熟地黄 240g，山药 120g，枸杞子 120g，山茱萸 120g（畏酸者少用之），川牛膝 90g，鹿角胶 120g，龟板胶 120g，菟丝子 120g，共制蜜丸，每服 9g，日 2 ~ 3 次。

功治：滋阴补肾，填精益髓。治真阴不足：头目眩晕，腰酸腿软，遗精滑泄，自汗、盗汗，口燥咽干，渴欲饮水，舌红少苔，脉细或数。为丸为饮，缓急酌之。临床上腰肌劳损，骨质疏松症，慢性肾炎，高血压，高脂血症，不孕不育，更年期综合征，神经衰弱，性功能亢进或不力，早泄、遗精，性早熟，老年慢性支气管炎，阿尔茨海默病等常可选用。

15. **大补阴丸**（大补丸）——《丹溪心法》

大补阴丸熟地龟，黄柏知母猪脊髓，
遗汗膝疼肢软痿，骨蒸潮热体虚羸。

组成：熟地黄（酒蒸）、龟板（酥炙）各 180g，黄柏（炒褐色）、知母（酒浸，炒）各 120g。上为细末，猪脊髓蒸熟，炼蜜为丸。每服 70 丸（9g），空腹、淡盐水送服。

功治：滋阴降火。治肝肾阴虚，虚火上炎：形体消瘦，骨蒸潮热，盗汗遗精，咳嗽咯血，心烦易怒，足膝疼痛或痿软，舌红少苔，尺脉数而有力。

【按】肺结核后期阴虚火旺为主证。临床上甲状腺功能亢进，性早熟，糖尿病，脑萎缩，更年期综合征，肾结核、骨结核病等常有大补阴丸的适应证。

16. **虎潜丸**——《丹溪心法》

虎潜足痿筋痿方，柏知龟板熟地黄，
陈皮白芍虎胫骨，锁阳干姜制丸尝。

组成：黄柏（酒炒）240g，龟板（酒炙）120g，知母（酒炒）60g，熟地黄60g，陈皮 60g，白芍 60g，虎胫骨（用狗胫骨代，炙）30g，锁阳 45g，干姜15g，《医方集解》所载虎潜丸多当归、牛膝、羊肉三味。制蜜丸 9g，每服 1丸，空腹、淡盐水送服。

功治：滋阴降火，强壮筋骨。治肝肾不足，阴虚内热：腰膝酸软，筋骨萎弱，腿脚消瘦，步履乏力，舌红少苔，脉细数。虎潜丸中不能再使用虎骨，笔者于临床常加鳖甲并加重龟板用量。方治功效详左归饮、大补阴丸。

17. **二至丸**——《医方集解》

附：**桑麻丸**（扶桑丸）——《寿世保元》

二至补肾又养肝，旱莲女贞蜜为丸，
或入桑葚熬成膏，梦遗视花发白痊。
桑麻又名扶桑丸，桑叶芝麻白蜜炼，
头昏久咳便燥秘，风湿麻痹肤燥干。

组成：女贞子（蒸）500g，墨旱莲 500g，制丸。

功治：补益肝肾，滋阴止血。用于肝肾阴虚，眩晕耳鸣，视物昏花，咽干鼻燥，梦遗发白，腰膝酸痛，月经量多。

桑麻丸：桑叶研极细末，巨胜子（黑芝麻）研如油膏，各等分，加蜂蜜为丸，每服 18g，早上淡盐水送服，晚上黄酒送服。

功治：祛风湿，润脏腑。治体力衰弱，久咳眼花，肌肤甲错，风湿麻痹。临床报道用于降血糖、降血脂、降血压，抗衰老，防白发。

【按】二至、桑麻合制成丸，是“物美价廉”的保健佳品。四味君子补益肝肾，祛风除湿，滋润脏腑，平和中正，炼蜜制丸长期服用，真正能起到养颜乌发、延年益寿之奇功。

18. **一贯煎**——《柳州医话》

一贯地倍杞麦冬，沙参归楝或蒌仁，
胸脘胁痛咽口燥，疝瘕癥块酸不吞。
或合桃核或透脓，大病顽疾建奇功。

组成：生地黄 18 ～ 45g，枸杞子 9g ～ 18g，麦门冬 10g，北沙参 10g，当归 10g，川楝子 5g，水煎服。

功治：滋阴疏肝。治肝肾阴虚，血燥气郁：胸脘胁痛，吞酸吐苦，咽干口燥，疝气，瘕聚、癥块。

【按】方似平和，效非寻常。笔者曾系统整理魏之琇用一贯煎医案 96 例，所涉病症 43 种，依次为厥证、热病误治、经行外感、痢疾、泄泻、咳嗽、呕吐、头痛、疟、消渴、黄疸、劳伤、吐血、便血、衄血、痿证、噎嗝、反胃、呃逆、哮喘、自汗、视昏、失明、鼻渊、失声、胁痛、癥块、瘕聚、腰痛、疝气、崩漏、倒经、半产、难产、胞衣不下、胎动胎漏、虚劳、乳痈、血虚发狂、麻疹、疳积、悬痈、疮疡等，可见其功治范围的广泛，魏氏处方用药的稳定。但一贯煎中有川楝子，可魏氏病案中极少用之，而是用瓜蒌仁。受魏氏启发，笔者于临床用一贯煎合桃核承气汤、透脓散，攻治大病顽疾，如慢性淋巴细胞瘤、肺癌、肝癌、乳腺癌，胸腹腔肿瘤，早期能理想控制病情发展，化疗、放疗后能很好控制病情，消除症状，帮助患者恢复体质，提高生存质量，延长患者生命。但积累病案太少，只能说是初步探究。望众学者一定重视，共同做进一步研究。笔者治疗肝癌中期合并腹水的处方：生地黄 50g，枸杞子 20g，沙参 12g，麦门冬 15g，当归 12g，鳖甲 30g，土鳖虫 10g，大戟 10g，甘遂 10g，白芥子 12g，水红花子 15g，葶苈子 20g，瓜蒌仁 15g，水煎空腹服。治疗肺癌出现胸水处方：生地黄 50g，枸杞子 20g，麦门冬 15g，沙参 15g，当归 15g，甘遂 10g，大戟 10g，白芥子 15g，葶苈子 15g，水红花子 15g，瓜蒌 45g，大枣 10 枚，水煎日 1 剂，分 6 次服或频服。

19．**石斛夜光丸**——《原机启微》

石斛夜光枳膝芎，二地二冬杞丝苁，
青葙草决犀羚角，参苓草味连蒺风，
杏仁山药杭菊花，瞳散视昏内障明。

组成：石斛 15g，炒枳壳 15g，牛膝 23g，川芎 15g，生地黄 30g，熟地黄 30g，麦门冬 30g，天门冬 60g，枸杞子 23g，菟丝子 23g，肉苁蓉 15g，青葙子 15g，草决明 23g，乌犀角 15g，羚羊角 15g，人参 60g，茯苓 60g，炙甘草 15g，五味子 23g，川黄连 15g，白蒺藜 15g，防风 15g，杏仁 23g，山药 23g，杭菊花 23g，共研制蜜丸，每服 9g，日 2 ～ 3 次。临证减量，常以水煎服。

功治：滋阴补肾，清肝明目。治肝肾不足，阴虚火旺：瞳神散大，视物昏花，羞明流泪，头晕目眩，以及白内障等。

【按】临床上用于多种原因引起的视力疲劳、视神经萎缩、玻璃体混浊、眼干燥症、糖尿病性视网膜病变、慢性眼球后视神经炎、黄斑病变、泪囊吸力不足、老年性白内障、慢性青光眼等视力退化性眼病，以及耳鸣、耳聋等。药味虽多，功专效佳。急宜汤剂，缓改丸散，坚持久服，方显奇功，是中医眼科最常用的效方。

注意：眼科用药一定要观察瞳神：双目炯炯有神者，多郁多火；视昏失神者，多虚或竭；瞳孔紧缩者，非火即郁；瞳孔散大者，气虚阴伤。石斛夜光丸宜于瞳孔松散者。

20．**补肺阿胶汤**（阿胶散，补肺散）——《小儿药证直诀》

补肺阿胶马兜铃，牛蒡甘草糯杏仁，
咳喘咽燥痰带血，脉细苔少舌瘦红。

组成：阿胶（麸炒）45g，马兜铃（焙）15g，牛蒡子（炒香）5g，炙甘草8g，糯米（炒）30g，杏仁（去皮、尖）5g，共研制散，每服6g，日3次。

功治：养阴补肺，镇咳止血。治肺虚热甚：咳嗽气喘，咽喉干燥，咯痰不多或痰中带血，舌红少苔，脉浮细数。

【按】肺结核、小儿咳喘、支气管炎、支气管扩张等属肺虚有热者宜。

21．**月华丸**——《医学心悟》

月华丸滋肺肾阴，二冬二地沙贝苓，
桑菊百部胶三七，獭肝山药痨瘵宁。

组成：天门冬（去心，蒸）、麦门冬（去心，蒸）、生地黄（酒洗）、熟地黄（九蒸，晒）、沙参（蒸）、川贝母（去心，蒸）、茯苓（乳蒸）、山药（乳蒸）、百部（蒸）、真阿胶各30g，广三七、獭肝各15g，白菊花60g，炙桑叶60g，制膏。现代多制丸服，或改汤服。

功治：滋阴润肺，消痰止咳。治肺肾阴虚之人，久咳痨瘵、久嗽不止。

【按】月华丸重点是治疗肺结核的，补肺阿胶汤亦有此功效，也用于支气管扩张、老年慢性支气管炎的治疗。

22．**龟鹿二仙胶**——《医方考》

龟鹿二仙加参好，再入枸杞熬成膏，
腰膝酸软目昏花，遗精阳痿体瘦削。

组成：鹿角胶5000g，龟板胶2500g，人参450g，枸杞子900g。制膏，每服10g，日3次。

功治：滋阴填精，益气壮阳。治肾中阴阳两虚，致任督精血不足：瘦削，遗精阳痿，两目昏花，腰膝酸软。常用于发育迟缓，贫血、重症贫血，神经衰弱，性功能减退，化疗、放疗后。也是一首保健良方，最宜阴血不足、身体羸弱者。

23. **七宝美髯丹**——《本草纲目》引《积善堂方》

七宝美髯归杞故，赤白苓乌牛膝菟，
腰膝酸软发早白，梦滑筋痿齿摇固。

组成：当归（酒浸，晒）、枸杞子（酒浸，晒）、菟丝子（酒浸生芽）各240g，赤、白茯苓各500g，赤、白何首乌各500g，牛膝、补骨脂（以黑脂麻炒香）各120g。依比例可改汤剂服。

功治：补益肝肾，乌发壮骨。治肝肾不足：须发早白、脱发，牙周病、牙齿动摇（早掉），梦遗滑精、腰膝酸软、男女不育，更年期综合征，未老先衰。用于阿尔茨海默病，汤药显效后宜制丸久服。

24. **河车大造丸**——《扶寿精方》

河车大造地二冬，杜仲牛膝龟甲参，
盐柏再加肉苁蓉，须发早白耳失聪。

组成：紫河车100g，熟地黄200g，天门冬100g，麦门冬100g，杜仲（盐炒）150g，牛膝（盐炒）100g，黄柏（盐炒）150g，龟甲（制）200g，人参100g，一方有肉苁蓉100g。制丸重9g，每服1丸，日3次，空腹服，多服取效。

功治：滋阴清热，补肾益肺。治虚损劳伤：咳嗽劳热，耳目失聪，须发早白，心风多汗，神志不安，少言健忘，遗浊带下。

【按】与七宝美髯丹互参，制丸久服，抗衰老、乌须发最宜。临床上再生障碍性贫血、支气管哮喘、男性不育、骨质疏松症、产后体弱不能恢复、长期操劳过度致虚衰、肺结核、肾炎后期，多有河车大造丸的适应证。如果说二至丸、扶桑丸是一组物美价廉的保健品，那么七宝美髯丹、河车大造丸则是一组很好的高级滋补品。

25. **肾气丸**——《金匮要略·第二十二、十三》

附：**济生肾气丸**、**十补丸**——《济生方》

肾气丸中八两地，桂附各一山山四，

苓泽丹皮各三两，益阴振阳补肾气。
腰困膝肿下身冷，痰饮消渴转胞急；
济生加入车牛膝，温肾退肿小便利；
十补丸加茸五味，膝软冷肿面黑治。

组成：干地黄 240g，山药、山茱萸各 120g，茯苓、泽泻、牡丹皮各 90g，桂枝、附子（炮）各 30g。制蜜丸重 9g，每服 1 丸，日 3 次。

功治：补肾壮阳，化生肾气。治肾阳气不足：腰痛膝软，下半身常有冷感，小便不利或反多（《金匮要略》云“男子消渴，小便反多，以饮一斗，小便一斗，肾气丸主之”）；痰饮，消渴，转胞等，崔氏八味丸“治脚气上入，少腹不仁”。水肿明显者济生肾气丸主之；面色黧黑，足冷、足肿，耳鸣、耳聋，身体羸弱，足膝软弱，腰背疼痛，宜十补丸。临床上治疗糖尿病，“小便不利，小便反多”都能用，笔者引申为只要是血糖高、尿糖高的，就用肾气丸，尤宜于尿糖高者。因为尿的异常首先责之于肾，对血糖的稳定、降糖药的减少甚至停用都有理想的效果。慢性肾炎、隐性脊柱裂致遗尿不休，用十补丸合缩泉丸效果很好。济生肾气丸合十补丸治疗甲状腺功能减退效佳。老年前列腺增生肥大，肾气丸合桂枝茯苓丸。慢性支气管炎、更年期综合征、肾上腺皮质功能减退症、病理性脱发、不明原因的水肿等，都有肾气丸的适应证。《景岳全书》强调：“善补阴者，必于阳中求阴，则阴得阳升而泉源不竭。”言出景岳，意从仲景而来。肾气丸减桂附即六味地黄丸，钱乙化裁用治小儿“五迟”。为什么六味地黄丸所主的病症只能“保健”而治疗效果不明显？只因减去桂附而忽略了“阴得阳升而泉源不竭”的缘故。

26. **右归饮**——《景岳全书》

附：**右归丸**——《景岳全书》

右归熟地萸山药，枸杞杜仲桂附草，
为丸应当去甘草，加入菟丝龟鹿胶，
神疲畏寒腰膝酸，阳痿便溏或遗尿。

组成：熟地黄 9 ~ 60g，山茱萸 3g，山药（炒）6g，枸杞子 9g，杜仲（姜制）6g，肉桂 5g，制附子 3 ~ 9g，炙甘草 5g，水煎服。

功治：温补肾阳，填精补血。一张“阴中求阳”的抗衰老良方。治肾阳不足，命门火衰：久病，气衰神疲，畏寒肢冷，或阳痿遗精，或阳衰无子，或大便不实，甚则溏泄，完谷不化，或小便自遗，或腰膝酸软，下肢浮肿。

【按】左归丸与六味地黄丸重在补阴，右归丸与肾气丸重在补阳。遵《难经》“左肾右命门”而命名制方。临床上性功能减退、阳痿、精子缺乏症、精子发育不良、死精症，骨质疏松症、腰肌劳损、慢性肾炎、肾病综合征、系统性红斑狼疮、哮喘持续发作、长期腹泻、白细胞减少症等都可选用右归饮（丸）。

27. **升阳益胃汤**——《景岳全书》《脾胃论》

升阳益胃芪独羌，六君柴芍连泽防，
面惨蜷卧食不香，易感难愈便稀溏。

组成：黄芪 30g，人参 15g，茯苓 5g，白术 5g，炙甘草 15g，半夏 15g，橘皮 6g，独活 9g，羌活 9g，柴胡 15g，白芍 9g，黄连 6g，泽泻 5g，防风 9g，水煎服。

功治：升阳益胃，健脾除湿。治脾胃气弱：怠惰嗜卧，四肢不收，宜于秋燥行令，湿热少退而体重节肿，口苦口干，饮食无味，大便不调，尿频面惨。

【按】以反复外感或感冒后久久不愈、纳差便溏为要点。笔者十七岁当学徒，学《医宗金鉴》，背《汤头歌诀》，汪氏开宗明义：升阳益胃汤，可见汪氏对该方的重视。升阳益胃汤主要用于平素脾胃虚弱，消化不良，纳少便溏还反复感冒，一经感冒又缠绵不愈。当时笔者的老师要求制成散剂，方中人参多易为党参。每服 9g，每日 3 次，温开水调服。加工一料可以服用两个月，一个患者就“安顿好了”，因为患者多数贫病交加，就这样一张处方还有人买不起。细细思之，当时物资匮乏，患者脾胃又不好，形成恶性循环，致虚弱易感而缠绵不愈。现在的人脾胃虚弱易发外感，可以说只是暂时的现象，处方人参败毒散、荆防败毒散最宜，升阳益胃汤则比较少用。

28. **玉液汤**——《景岳全书》《医学衷中参西录》

附：**二冬汤**——《景岳全书》《医学心悟》，**杞萸三才汤**（赵金铎老师经验方）

玉液山药芪内金，知母五味葛花粉，
饮多食多小便频，或合白虎加人参。
二冬花粉参草芩，知母荷叶上消灵。
杞萸山药天地人，三消竭肾尿浊清。

组成：生山药 30g，生黄芪 15g，生鸡内金（捣细）6g，知母 18g，五味子 9g，葛根 5g，天花粉 9g，水煎服。

功治：益气滋阴，固肾止渴。合生脉饮为治疗阴虚类消渴的常用效方，有热加白虎人参汤更佳。

二冬汤：天门冬 10g，麦门冬 15g，天花粉 5g，人参 3g，甘草 3g，黄芩 5g，知母 5g，荷叶 5g，水煎服。

功治：养阴清热，生津止渴。“治上消者，润其肺，兼润其胃”：渴而多饮，肺热咳嗽，痰少咽燥，舌红，脉细数，与玉液汤互参。

杞萸三才汤：枸杞子 18g，山萸肉 15g，山药 30g，天门冬 40g，生地黄 20g，人参 10g，水煎服。

功治：滋补肝肾，益气生精。“三消穷必及肾”：肾气不化是消渴的根本原因，症见尿泔、尿浊，形体消瘦。合玉液汤能明显提高疗效。

【按】肾气不能布化者多见消渴，肾气丸（汤）、当归补血汤也是常用的效方。临床上尿崩症，小儿夏季热，甲亢，糖尿病，糖尿病周围神经病变，糖尿病肾病，干燥综合征，肿瘤放疗、化疗后等，都可从消渴论治，于玉液汤、肾气丸、人参白虎汤、二冬汤中选方。

29. **二仙汤**——上海曙光医院

二仙巴戟归知柏，温阳泄火益肾水，
失眠焦虑脾气躁，阵热阵汗精力衰。

组成：仙茅 9g，淫羊藿 9g，巴戟天 9g，当归 9g，知母 6g，黄柏 6g，水煎服。

功治：温肾阳，补肾阴，泄肾火。

【按】二仙汤与逍遥散、酸枣汤、柏子养心丸加减化裁，凡更年期综合征、类更年期综合征表现：心情沮丧，多疑善感，焦虑不安，失眠多梦，头晕耳鸣，脾气暴躁，潮热、阵汗，记忆力减退，倦怠乏力，性欲减退，骨质疏松，血压不稳、或高或低，其效绝佳。引申用治高血压，肾炎、肾盂肾炎，尿路感染，癔症，闭经等亦有良效。

30. **脾肾两助丸**（脾肾双补丸）——《先醒斋医学广笔记》

脾肾两助参莲戟，山山补骨菟丝子，
五味车前蔻砂陈，纳呆汗出梦滑遗。

组成：人参（去芦）、莲子肉、怀山药（炒）、山萸肉、补骨脂（盐水炒）各 48g，菟丝子、五味子各 72g，车前子、巴戟天各 36g，肉豆蔻 30g，砂仁、陈皮各 18g，制蜜丸，每服 9g，空腹服，日 3 次。

功治：健脾益气，滋补肝肾。症见身体瘦弱，乏力潮热，自汗、盗汗，不思饮食，梦遗精滑。

31. **固阴煎**——《景岳全书》

固阴熟地参山药，菟萸远志五味草，
带下漏崩梦滑遗，功血阴挺经不调。

组成：熟地黄 20g，人参 6 ~ 10g，山药 10g，菟丝子 12g，山萸肉 8g，远志 5g，五味子 3g，炙甘草 8g，水煎日 1 剂，食远温服。

功治：养阴固精。治肝肾两亏：遗精滑泄，带下崩漏；胎动不安，产后恶露不止，妇人阴挺；或腰骶酸困。现代多用于月经不调、先后不定，功能性子宫出血，产后子宫复原不好，不孕症，闭经，梦遗等。本方也可归属固涩剂。

第九章
固涩剂

1．**玉屏风散**——《丹溪心法》

附：**牡蛎散**——《太平惠民和剂局方》

玉屏风散术防芪，表虚自汗易感宜。

牡蛎散有芪麻根，诸虚自汗盗汗止。

组成：防风 6g，黄芪 12g，白术 12g，水煎服。

功治：益气固表止汗。治表虚自汗：汗出恶风，面色白，舌淡苔薄白，脉浮虚；或体虚腠理不固，易感冒。治疗自汗、盗汗常合牡蛎散加强敛阴止汗、益气固表之力。

牡蛎散：黄芪、麻黄根、牡蛎（煅）各等分，制散，每服 10g，日 3 次。

功治：敛阴止汗，益气固表。治自汗、盗汗，夜则尤甚，久久不止；心悸惊惕，短气烦倦，舌淡红，脉细弱。

【按】以上两方常合用，多入复方中。

2．**九仙散**——《医学正传》

九仙人参苦桔梗，桑皮五味贝款冬，

乌梅阿胶罂粟壳，肺虚久咳汗喘宁。

组成：人参 10g，桔梗 10g，桑白皮 10g，五味子 10g，款冬花 10g，贝母 5g，乌梅 10g，阿胶（化）10g，罂粟壳 15g，水煎服。

功治：敛肺止咳，益气养阴。治久咳不已：肺虚气弱，咳甚则气喘自汗，脉虚数，是肺结核后期常见的症状。

3．**真人养脏汤**——《太平惠民和剂局方》

真人养脏参术苓，当归肉蔻罂粟壳，

木香诃子肉桂草，虚寒久泻久痢好。

组成：人参、白术（焙）、当归各18g，白芍48g，肉豆蔻（面裹，煨）15g，罂粟壳（蜜炙）108g，木香42g，诃子（去核）36g，肉桂（去粗皮）、炙甘草各24g，共制成末，每服6～9g，日3次。

功治：涩肠固脱，温补脾肾。治久泄久利，脾肾虚寒：大便滑脱不禁，腹痛喜温喜按，或下利赤白，或便脓血，日夜无度，里急后重，脐腹疼痛，倦怠食少。

【按】九仙散、真人养脏汤中都用到大量的罂粟壳，是收敛止咳、止泻止利的必需之品。

4．**四神丸**——《证治准绳》

四神肉蔻吴茱萸，故纸五味姜枣泥，
久泻肾泄五更泄，腹痛腰酸子冷愈。

组成：煨肉蔻60g，吴茱萸30g，补骨脂120g，五味子60g，生姜煎大枣为泥制丸，每服6g，日3次。

功治：温肾暖脾，固肠止泻。治肾阳不足：腹痛泄泻，肠鸣腹胀，五更泄泻，食少不化，久泻不止，腰酸肢冷，面黄肢冰。临床上用于治疗慢性腹泻、肠结核、非特异性结肠炎、肠易激综合征、糖尿病合并顽固性腹泻、虚寒型便秘、遗尿症、滑精不止等，见效后据证配合补脾补肾以为根治。如果确诊为肠结核，应加抗结核药更好。可与主肾泄的膈下逐瘀汤互参。

5．**桃花汤**——《伤寒论》第306、307条

附：**赤石脂禹余粮汤**——《伤寒论》第159条

桃花一姜一升米，分用一斤赤石脂。
赤石脂与禹余粮，各研一斤止久痢。

组成：赤石脂（一半全用，一半筛末）500g，干姜30g，粳米500g，共研细末，每服10g，若一服愈，余勿服。

赤石脂禹余粮汤：赤石脂（碎）50g，禹余粮（碎）50g。上二味，以水六升，煮取二升，分温三服。

功治：少阴病，下利便脓血者，桃花汤主之；少阴病，下利不止者，赤石脂禹余粮汤主之。

【按】二方止利、止带、固小便，收敛固涩，常用于下利（痢）不止，滑脱不禁，如慢性肠炎、慢性溃疡性结肠炎，也用于阴道炎、宫颈炎等的配合治疗。

6. **金锁固精丸**——《医方集解》

附：**水陆二仙丹**——《洪氏集验方》

金锁固精潼蒺藜，芡实龙牡莲莲须；

水陆二仙金樱芡，肾虚遗精滑精宜。

组成：沙苑子（炒）、芡实（蒸）、莲子（炒）各60g，莲须、龙骨（煅）、牡蛎（煅）各30g，水煎服。

功治：补肾涩精。用于肾虚不固，遗精滑泄，神疲乏力，四肢酸软，腰痛耳鸣。

水陆二仙丹：芡实、金樱子各等分，制丸（笔者习惯用汤剂）。

功治：益肾滋阴，收敛固涩。治肾虚不摄引起的男子遗精、白浊，女子带下不休，以及小便频数，遗尿、漏尿等。

二方补肾涩精，力分强弱，经常合用，治疗乳糜尿，性功能紊乱：男子纵欲引起前列腺炎见“精连连”，女性性生活过度致“带绵绵”。

7. **桑螵蛸散**——《本草衍义》

附：**缩泉丸**（固真丹）——《魏氏家藏方》

桑螵蛸散远志龙，归龟菖蒲参茯神，

尿如米泔神恍惚，滑精遗尿小便频。

缩泉乌药药智仁，尿频尿遗下元冷。

组成：桑螵蛸、远志、龙骨、当归、龟甲（酥炙）、菖蒲、人参、茯神各30g。制细末，每服10g，日3次。

功治：调补心肾，涩精止遗。治心肾两虚：小便频数，或尿如米泔色，或遗尿，或遗精，心神恍惚，健忘，舌淡苔白，脉细弱。

缩泉丸：天台乌药、益智仁各等分，山药为末糊丸，每服6g，日2次，或改汤煎服。

功治：温肾祛寒，缩尿止遗。治下元虚寒，尿频、尿不禁。常与桑螵蛸散合用，治疗小儿尿频、遗尿，老年尿频、尿不禁，尤其是老年女性，以及慢性前列腺炎精滑不绝、频繁遗精，肾功能减退尿增多，子宫脱垂带多等。

8. **固经丸**——《医学入门》

固经龟板白芍芩，黄柏香附椿树根，

酒糊为丸酒为引，热郁经多及漏崩。

组成：龟甲30g，白芍30g，黄芩30g，黄柏9g，香附9g，椿皮20g，上为末，酒糊丸，空心温酒或白汤下，现代常水煎服。

功治：滋阴清热，止血固经。治阴虚内热：经行不止及崩中漏下，血色深红，或夹紫黑瘀块，心胸烦热，腹痛溲赤，舌红，脉弦数。也用于人流术后经血过多不休，功能性子宫出血，盆腔炎、附件炎、宫颈糜烂等伴见的出血不休。固经丸是清热凉血而止血，不是单纯的止血，临床上多用。

9．**固冲汤**——《医学衷中参西录》

固冲汤用焦术芪，龙牡杭芍茜草萸，
棕炭五倍海螵蛸，崩中漏下因气虚。

组成：白术（炒）30g，生黄芪 18g，龙骨（煅，研细）、牡蛎（煅，研细）、山萸肉（去净核）各 24g，生杭芍、海螵蛸（捣细）各 12g，茜草 9g，棕边炭 6g，五倍子（轧细）10g，水煎服。

功治：益气健脾，固冲摄血。治脾不统血，冲脉不固：血崩或经血过多，血稀色淡，心悸气短，舌淡，脉细。功能性子宫出血、产后出血不止，后期常用固冲汤，甚则固气汤。

【按】月经过多，经期过长，崩漏不止，久必伤气。轻则固冲汤，急则固气汤，因已属急症。血止后调理，辨治宜细，方可真正治愈。

10．**震灵丹**（紫金丹）——《太平惠民和剂局方》

震灵丹用禹余粮，石脂石英没乳香，
代赭五灵朱砂研，止血化瘀崩不畅。

组成：禹余粮、赤石脂、紫石英、代赭石各 120g，没药（去沙石，研）、滴乳香（别研）、五灵脂（去沙石，研）各 60g，朱砂（水飞）30g，制细末，每服 10g，日 3 次。

功治：止血化瘀。治出血不止，血崩夹瘀不畅，小腹疼痛，脉沉细弦。

11．**傅氏加减逍遥散**——《傅青主女科》

傅氏加减逍遥散，柴苓白芍栀子甘，
茵陈橘皮共细研，带青腥臭气郁肝。

组成：柴胡 3g，白茯苓 15g，白芍 15g，甘草 15g，山栀（炒）9g，茵陈 9g，陈皮 3g，水煎服。

功治：疏肝解郁，利湿清带。治带下色青，甚则如绿豆汁，气味腥臭。

12．**清肝止淋汤**——《傅青主女科》

清肝止淋生地胶，重用一两豆归芍，
丹柏牛膝香附枣，带下挟血赤带消。

组成：生地黄（酒炒）15g，阿胶（白面炒）9g，小黑豆30g，当归（酒洗）30g，白芍（醋炒）30g，粉丹皮9g，黄柏6g，牛膝6g，香附（酒炒）3g，红枣10个。

功治：清肝泻火，健脾止带。治妇人带下发赤，似血非血，为赤带，或带下挟血。

13．**易黄汤**——《傅青主女科》

易黄一两山药芡，黄柏白果合车前。

带下黄白腰腿酸，腥臭异味质稠黏。

组成：山药（炒）30g，芡实（炒）30g，黄柏（盐水炒）6g，白果10枚，车前子（酒炒）3g，水煎服。

功治：补益脾肾，清热祛湿，收涩止带。治肾虚湿热留驻，带下色黄如浓茶汁，黏稠量多，气腥臭，腰酸腿软，舌红，苔黄腻。

14．**完带汤**——《傅青主女科》

完带一两术山药，参芍车前苍术草，

陈皮柴胡黑芥穗，健脾疏肝白带少。

组成：白术（土炒）30g，山药（炒）30g，人参6g，白芍（酒炒）15g，车前子（酒炒包煎）9g，苍术（制）9g，甘草3g，陈皮2g，柴胡2g，黑芥穗2g，水煎服。

功治：补中健脾，化湿止带。治脾虚肝郁，湿浊下注：带下白或淡黄，清稀无臭，面色㿠白，倦怠便溏，舌淡苔白，脉缓或濡弱。

【按】不限于白带，凡带下无热象或有气虚征象者均宜。

15．**利火汤**——《傅青主女科》

利火术苓大黄栀，川连王不车前子，

石膏知母刘寄奴，带黑阴肿尿疼止。

组成：白术（土炒）15g，茯苓9g，大黄9g，炒栀子9g，车前子（酒炒）9g，黄连9g，王不留行9g，石膏（煅）15g，知母6g，刘寄奴6g，水煎服。

功治：清火利湿止带。治火结于下，熏蒸水湿：妇人带下色黑如豆汁，气腥，腹中疼痛，小便如刀刺，阴门发肿，面色发红，久而黄瘦，饮食亢进，渴喜凉饮，大便干或便秘。

【按】妇人带下分青赤黄白黑，唯傅氏能根据实践创造出来。此病毕竟是私处隐疾，审证自有难处，但从颜色分辨，一般人还是能表述清楚的，依“五带”分型，处方简洁明了，施于临床亦生佳效。虽然带分五色修治五方，那是原则，但根据临床症状亦可互参，不必拘泥。注意：《傅青主女科》中处方用药比例的悬殊，同一方中用量有三五十克的，也有一二克的，如不细心记诵，难得傅氏制方本意，“中医传方不传量”，读傅氏处方后可为彻悟。再次强调，傅氏治疗带下病，以带下的颜色分型论治，其疗效确切，学者不妨一试。

16. **椿树根丸**（愈带丸）——《摄生众妙方》

椿树根丸良姜炭，芍柏二钱椿两半，
尿带秽臭阴刺痛，梦遗滑泄再不犯。

组成：椿白皮45g，良姜炭9g，白芍6g，黄柏（炒）6g。上药共研细末，为水丸。每服9g，日服2次，温开水送下。现代作汤剂服。

功治：清热化湿，收敛止带。治湿热下注，中虚不运：带下赤白秽臭，尿秽臭，尿赤痛，或梦遗精滑、精液异味。

【按】无问尿、便、带下及同房后精液，气味秽浊，奇臭无比，都是椿树根丸证，处方即效，方中椿白皮用量一定要重。临床上尿路感染、阴道炎、宫颈糜烂、外阴感染、外阴湿疹、前列腺炎、直肠炎等有奇异臭味者均效。

17. **驻车丸**——《千金要方》

驻车丸治冷热痢，湿热久郁大肠气，
黄连炮姜当归胶，或愈或发痛则利。

组成：黄连360g，炮姜120g，当归180g，阿胶180g。制水丸。每服6～9g，日3次。或作汤剂。

功治：清热燥湿，养阴止痢。治阴虚热郁，肠滑下利（痢），常有脓血，日夜无节，腹痛则痢，或滑脱难禁。如慢性痢疾、慢性肠炎、过敏性结肠炎、溃疡性结肠炎、痔漏湿痒出血等。

18. **益黄散**（利脾散）——《小儿药证直诀》

益黄诃子草青陈，丁香木香加术参，
脾虚吐泻腹胀膨，疳积身瘦不乳饮。

组成：陈皮30g，诃子（炮，去核）、甘草（炙）、青皮（去白）各15g，丁香（一方用木香）6g，或加人参、白术。共研制细末，三岁小儿4.5g，日3次，空腹服。

功治：温中理气，健脾止泻。治脾胃虚弱，腹痛泻利，不思乳食，神倦面黄，或疳积腹大身瘦。

【按】泻痢日久，必伤脾气，泻不停而腹膨胀，益黄散加人参、白术最宜；脾虚患儿常易挟感，方中再加荆芥、防风为宜。常用于婴幼儿消化不良、小儿腹泻、小儿厌食症。

第十章
安神剂

1. **朱砂安神丸**（安神丸）——《医学发明》

附：**生铁落饮**——《医学心悟》

朱砂安神治失眠，当归生地甘草连，
惊悸怔忡梦纷纭，心胸懊侬神乱烦。
生铁落饮二冬玄，翘钩胆辰菖橘远，
茯苓茯神丹参贝，心烦狂乱神不安。

组成：朱砂（另研，水飞为衣）15g，黄连（酒洗）18g，当归 10g，生地黄 10g，炙甘草 16g，共研制蜜丸，每服 9g，日 2 ~ 3 次。

功治：镇心安神，清热养血。治心火亢盛，阴血不足：心烦神乱，失眠、多梦，心胸懊侬，甚则欲吐不果，舌尖红，脉细数。

生铁落饮：生铁落（先煎 1 小时）50g，天门冬（去心）9g，麦门冬（去心）9g，玄参 5g，连翘 3g，钩藤 5g，胆星 3g，辰砂（水飞）1g，菖蒲 3g，橘红 3g，远志肉 3g，茯苓 3g，茯神 3g，丹参 5g，贝母 3g，水煎服，取效后制丸久服。

功治：镇心除痰，宁神定志。治心烦神乱不能自制，癫狂，失眠。

【按】笔者于临床遇到不重的心烦怒失眠，先予朱砂安神丸，不效者径与生铁落饮合朱砂安神丸。如自主神经功能紊乱、焦虑症、抑郁症、躁狂抑郁症、躁狂症、周期性精神病、精神分裂症后期调理、癔症、夜游症、更年期综合征等。制方人程钟龄特别提示：患者服安神镇静药入睡后，尽量不要干扰，待其熟睡到自己醒来方可，“若惊骇叫醒，犯之则病复作！难乎为力！凡狂症，服此药二十余剂而愈者多矣”，所以疾病后期笔者常制丸予患者服三个月以上。

2. **珍珠母丸**（真珠丸）——《普济本事方》

附：**磁朱丸**（神曲丸）——《千金要方》

珍珠母丸犀角参，归地茯沉柏枣仁，
龙齿薄银朱砂衣，失寐惊悸神不宁。
磁朱又名神曲丸，心悸癫痫耳目聋。

组成：珍珠母23g，犀角（水牛角）、人参、柏子仁、酸枣仁各30g，当归、熟地黄各45g，茯神、沉香、龙齿各15g，辰砂水飞为衣，金银花、薄荷各1g煎汤代水。

功治：滋阴养血，镇心安神。治阴血不足，肝阳偏亢：神志不宁，入夜少寐，卧则神散而惊悸，头目眩晕，脉细弦。常用于自主神经功能紊乱、癔症、夜游症、焦虑症、抑郁症、躁狂抑郁症、周期性精神病、更年期综合征等。

磁朱丸：磁石60g，朱砂30g，神曲120g，制细末，炼蜜丸，每服6g，日3次。

功治：重镇安神，交通心肾。治水火不济：心悸、失眠，耳鸣、耳聋，视物昏花。亦治癫痫，多用于复方中。

3. **酸枣汤**——《金匮要略·第六》

附：**甘麦大枣汤**——《金匮要略·第二十二》

酸枣汤能安神灵，虚痨虚烦不寐宁，
枣仁二升一两草，二两芎藭知母苓。
甘麦大枣三两草，小麦一升十枚枣，
或合百合或酸枣，随证化裁疗脏躁。

组成：酸枣仁（炒）30g，甘草3g，川芎、知母、茯苓各6g，水煎服。

功治：养血安神，清热除烦。治虚劳虚烦不得眠，心悸盗汗，头目眩晕，咽干口燥，脉细弦。

【按】失眠的人不一定烦躁，就是不瞌睡。酸枣汤最宜于身体瘦弱，虚烦不能入睡者。

甘麦大枣汤：甘草9g，小麦30g，大枣10枚，水煎服。

功治：养心安神，和中缓急。治脏躁：精神恍惚，常悲伤欲哭，不能自止。甚则言行失常，呵欠频作，病止则如常人，舌淡红苔少，脉细略数。常合酸枣汤、百合地黄汤调治癔症、烦躁失眠、自主神经功能紊乱、心脏神经症、焦虑障碍、夜游症、紧张性头痛、更年期综合征等。

4．**天王补心丹**——《摄生秘剖》

天王补心有三参，苓桔远志归二冬，
地黄五味柏枣仁，悸烦不眠梦遗停。

组成：人参（去芦）、玄参、丹参、茯苓、桔梗、远志各15g，当归（酒浸）、麦门冬（去心）、天门冬、五味子、柏子仁、酸枣仁（炒）各30g，生地黄120g，共研制丸，朱砂为衣，每服12～15g，日3次。

功治：滋阴养血，补心安神。治阴亏血少：心悸怔忡，虚烦失眠，梦遗健忘，大便干结，口舌生疮，手足心热，舌红少苔，脉细而数。

【按】临床上神经衰弱、甲亢、复发性口腔溃疡、冠心病、癔症、躁狂抑郁症、更年期综合征、老年性精神病等，常有天王补心丹的适应证。

5．**柏子养心丸**（养心汤）——《仁斋直指方论》

附：**枕中丹**（孔圣枕中丹）——《千金要方》

柏子养心参芪芎，枣仁五味茯茯苓，
归远桂草夏曲朱，胆怯不寐心易惊。
枕中龟板菖志龙，心安神宁耳目聪。

组成：柏子仁、远志、党参、炙黄芪、川芎、酸枣仁各15g，五味子（蒸）6g，茯苓、茯神、当归各12g，肉桂3g（或桂枝10g），炙甘草10g，半夏曲12g，共研制蜜丸，朱砂为衣，每服1丸，日2～3次。

功治：补益气血，养心安神。治心气虚致心慌易惊、健忘失眠、不寐胆怯效佳，合孔圣枕中丹更好。

枕中丹：龟板、菖蒲、远志、龙骨各等分，共研末，每服5g，日3次，黄酒送服。

【按】心虚胆怯，易惊失眠，柏子养心丸养心、补肾最宜。典型症状就是胆怯、害怕、不能睡。临床报道用于神经衰弱、记忆减退、精神分裂症、焦虑症、恐惧症、心脏神经症、心律失常、更年期综合征、老年精神障碍、甲亢、冠心病等。

6．**防己地黄汤**——《金匮要略•第五附》

防己地黄地二斤，己草一钱三桂风，
独语如狂言妄行，焦虑抑郁神不宁。

组成：防己3g，甘草3g，桂枝9g，防风9g，前四味以（黄）酒浸泡一宿后取汁。古贤用鲜地黄，现用生地黄100g，水浸泡一宿后，蒸一小时许榨汁，两汁混合后分两次服。具体于临床，笔者用生地黄 50 ~ 100g，与他药共煎。

功治：养血清热，祛风通络。治风入心经或风痰堵塞心包，阴虚血热致患者如狂，妄行不安，独语不休，无寒热，但脉浮；或血虚风胜，手足蠕动，瘛疭；或阴虚风湿化热，肌肤红斑疼痛，状如游火。临床上梦游症、失眠、癔症、癫痫、焦虑症、抑郁症、偏执狂、躁狂抑郁症、风湿日久、类风湿关节炎、风湿红斑，都有防己地黄汤的适应证。

7. **百合地黄汤**——《金匮要略·第三》

附：**百合知母汤、百合鸡子黄汤、滑石代赭汤**——《金匮要略·第三》

百合地黄各十两，神郁食行卧失常，
口苦尿赤脉微数，百合知母心烦尝；
或改百合鸡子黄，虚烦呕吐胃阴伤。
滑石代赭百合汤，尿赤呕吐呃逆康。

组成：百合 30g 泡一宿换水，合生地黄 30g 共煎。中病勿更服，大便当如漆。

功治：养阴清热，安神定志。治阴虚内热而发百合病：神情沉默，欲食不食，欲行不行，欲卧不能，忽然饭香，忽然厌食，如寒无寒，如热无热，口苦，小便赤，一般的药是不能见效的，强予服下则呕吐不止。发作时好像有神灵附体，言行不由自己，安静时看似身体平和无病，其脉微数，当服百合地黄汤；若汗出心烦为甚者服百合知母汤；若兼虚烦不眠、胃中不适者服百合鸡子黄汤；若兼小便短涩不利、呕吐呃逆者服滑石代赭汤。综归数方都是治百合病的兼证，常是数方合并使用。癔症、焦虑症、抑郁症、自主神经功能紊乱、神经衰弱、更年期综合征、白塞病，都可出现百合病的表现。

8. **开心散**——《备急千金要方·卷十四》

开心散用二两苓，菖一四分远志参，
忧思气郁神不振，遇事好忘没记性。

组成：茯苓 60g，石菖蒲 30g，远志 12g，人参 12g，共研极细末，每次 5g，日 3 次，开水冲泡后温服。

功治：安神补气，利湿化浊。专治：好忘。

【按】孙思邈《备急千金要方》中的处方，药味常多，唯此方简单明了，治疗“好忘”。好忘有两种情况，一种是天生没记性，不论什么事就是记不住；另一种是病态，多由焦虑抑郁，多愁善感，忽遇自身承受不了的精神刺激，致使心气闭阻而发“健忘”。于临床上高考、考研不理想，失恋，预测不到的投资失误，晋级、晋升的不遂人愿，老年人的生活、精神境遇窘困，都可引起以下几种精神情感症状：其一，胸膈胀闷，上气喘急，心下痞满，不思饮食，即四磨汤、五磨汤证；其二，情绪低落健忘，即开心散证；其三，精神恍惚，常悲伤欲哭，不能自主，心中烦乱，睡眠不安，甚则言行失常，呵欠频作，即甘麦大枣汤证。这是一组原因引起的三种证候。西医神经内科的神经症、癔症、情感障碍、抑郁症、更年期综合征、阿尔茨海默病等，都可从以下三方面进行辨治。本方常制散，不主张汤剂，首先考虑的是孙氏认为散剂与汤剂的功效不同；其次，这类患者实际是体质、气质问题，但凡患有这类病症都是有了一定时间，临床治愈后极易复发，所以，在临床上取效后，一定要求患者较长时间服药，因此制散最宜。“天生好忘”没记性的人，若将此方或丸或散坚持服用半年以上，能够明显提高记忆力。

【按】系统研读安神剂后会发现，不论从西医还是从中医，所主病症有许多是共同的：神经衰弱、自主神经功能紊乱、心脏神经症、心律失常、更年期综合征、老年性精神病、神经性头痛、焦虑障碍、恐惧症、癔症、躁狂抑郁症、精神分裂症、甲亢、冠心病等。症状表现都是神志不安，心悸、心慌、心烦，失眠、多梦，心虚健忘等。于临床上的主证鉴别：如果失眠有心烦、心悸，烦躁易怒，或语言狂怒不能自持，选朱砂安神丸、生铁落饮合防己地黄汤；入夜少眠，卧则心虚易惊，无问有人与否，思维分散不能集中，选珍珠母丸；失眠或睡不安，稍有异声则心慌身冷，惕惕如人捕状，选柏子养心丸；无端恐惧，无论什么环境不敢独居，有人则一切正常，方选十味温胆汤；心悸、心慌，虚烦不眠，还不爱发脾气，手足心热或出汗，梦交遗精，方选天王补心丹；神情忧郁，唉声叹气，怨天尤人，情绪低落，悲伤哭泣不能自制，方选甘麦大枣合酸枣汤、百合地黄汤。证无主次，方证合拍即效。

第十一章
开窍剂

1．**安宫牛黄丸**（牛黄丸）——《温病条辨》

安宫牛黄凉开窍，烦躁昏谵或狂叫，
中风昏迷舌红绛，小儿惊风邪热扰。
牛黄清心同安宫，神昏烦躁不狂闹。

组成：牛黄或人工牛黄30g，郁金30g，犀角（水牛角浓缩粉）50g，黄连30g，朱砂30g，冰片7.5g，麝香或人工麝香7.5g，珍珠15g，栀子30g，雄黄30g，黄芩30g，金箔为衣，制蜜丸，每丸重3g。脉虚者人参汤下，脉实者金银花、薄荷汤下。每服1丸。兼治飞尸卒厥，五痫中恶，大人小儿痉厥因于热者。大人病重体实者，日再服，甚至日3服。小儿服半丸，不知再服半丸。

功治：清热解毒，开窍醒神。用于热病，邪入心包，高热惊厥，神昏谵语，中风昏迷及脑炎、脑膜炎、中毒性脑病、脑出血，败血症，重症肝炎等见上述证候者。

2．**牛黄清心丸**——《痘疹世医心法》

安宫牛黄凉开窍，烦躁昏谵或狂叫，
中风昏迷舌红绛，小儿惊风邪热扰。
牛黄清心同安宫，神昏烦躁不狂闹。

组成：黄连15g，黄芩、山栀仁各9g，郁金6g，辰砂4.5g，牛黄0.65g。上为细末，腊雪调面糊为丸，如黍米大。每服七八丸，灯心汤送下。

功治：清热解毒，开窍安神。用于温邪内闭，热入心包，痰涎壅盛，烦热神昏，谵语抽搐等。

【按】牛黄清心丸功治同安宫牛黄丸而症状较轻。证如上述，专主热性神志疾病。但近年来经销商大肆宣扬：惊蛰服安宫牛黄丸后，一年百病不生，这两年又说冬至日加服两丸更好，于是乎大人小孩都在服用。本来是个少用贵重药品，一经炒作，物稀价涨，苦了真正患病需要的人。医生苦笑：这是个急诊抢救用的药品，不是食品，无端服用既不利于健康，也浪费了资源。

3．**小儿回春丹**——《敬修堂药说》

小儿回春抱龙丸，身热昏睡热挟痰，
发惊发厥肢抽搐，夜啼痛泻或哮喘。

组成：川贝母、陈皮、木香、白豆蔻、枳壳、法半夏、沉香、天竺黄、僵蚕、全蝎、檀香各37.5g，牛黄或人工牛黄、麝香或人工麝香各12g，胆南星60g，钩藤240g，大黄60g，天麻37.5g，甘草26g，朱砂适量。上药为小丸，每丸重0.09g。口服，周岁以下，每次1丸；1～2岁，每次2丸，日2～3次。

功治：开窍定惊，清热化痰。用治小儿惊风，感冒发热，呕吐腹泻，咳嗽气喘。

4．**抱龙丸**——《小儿药证直诀》

小儿回春抱龙丸，身热昏睡热挟痰，
发惊发厥肢抽搐，夜啼痛泻或哮喘。

组成：天竺黄30g，雄黄3g，辰砂15g，麝香15g，天南星120g。上为细末，煮甘草水和丸如皂子大，温水化下服之。

功治：开窍定惊，清热化痰。用于小儿急惊，痰热蒙蔽，发热烦躁，神昏惊厥，或反胃呕吐，夜啼吐奶，痰嗽哮喘，腹痛泄泻。

5．**苏合香丸**（吃力伽丸）——《外台秘要》

苏合香丸开寒凝，中风中气邪闭神，
肢厥苔白脉迟沉，亦疗心腹诸卒疼。

组成：吃力伽（即白术）、光明砂（研）、麝香或人工麝香、诃黎勒皮、香附子（中白）、沉香（重者）、青木香、丁子香、安息香、白檀香、荜茇（上者）、犀角（水牛角代）各30g，薰陆香、苏和香、龙脑香各15g。上为极细末，炼蜜为丸，如梧桐子大。

功治：芳香开窍，行气止痛。用于痰迷心窍：痰厥昏迷，中风偏瘫，中恶昏厥，气闭气短，阴暑气塞即中暑，忽然心胃气痛。1次1丸，日2次。

【按】神志忽然昏昧或昏迷不省人事，身不热或冰凉，脉不数，或沉或伏，此谓“中风”，急与苏合香丸化水灌下，很快就能苏醒，再据证调理即可。常见的忽然郁怒生了闷气即“中气”，气沉，自觉气憋不能呼吸，甚或昏迷目睁，查体则无明显的阳性体征；忽发心下胃脘剧痛，触压无明显痛点，仍为气痛。凡空气流通不畅、人头攒动之地，潮湿阴暗、人迹罕至之处，平时脾胃不好的人最好不要去凑热闹，否则就可能中“山岚瘴气”，出现神志昏昧。上述这些症状发生后急予苏合香丸，继服藿香正气以善后。苏合香丸与安宫牛黄丸，首先是温开、凉开的区别，再则服药多少有别，苏合香丸组方多是辛香走窜之味，服之中病则止，不宜多服。

第十二章
理气剂

1. **越鞠丸及加减**（芎术丸）——《丹溪心法》

越鞠丸解六般郁，苍附川芎栀神曲，
脘腹胀痛膈痞闷，嗳腐吞酸呕逆愈：
气郁木香槟榔陈，气滞血瘀加桃红，
痰多半夏瓜蒌星，气郁化火加连芩，
食积山楂麦砂仁，湿盛泽泻猪茯苓，
胀满枳朴力可行，寒加吴萸效莫论。

组成：香附、川芎、苍术、神曲、栀子各等分，水煎服。

功治：行气解郁。治气郁所致胸膈痞闷，脘腹胀痛，饮食不消，嗳腐吞酸，恶心呕吐。

【按】气、血、痰、火、食、湿皆可滞留中焦而郁，先由气郁，气郁则诸郁，此方含义最深。临证处方则木香、槟榔、陈皮、厚朴酌情常入；有舌下静脉瘀滞是血瘀，加入桃仁、红花、丹参；若胸脘痞闷，吐痰涎多，舌胖苔腻水滑，加半夏、瓜蒌、南星；若唇红或起疱疹，舌红尖赤，苔黄，加黄芩、黄连；若胸脘疼痛，食后更甚，加焦三仙、砂仁、鸡内金；若胸脘疼痛，无问饥饱，夜间更甚，舌暗红、苔白润是寒湿凝滞，加茯苓、猪苓、泽泻；若喜温怕冷明显或伴干呕、吐涎者，加吴茱萸。这就是一张处方在临床上具体应用化裁的示范，学者若能细心揣摩则真得“丹溪心法”。临床报道用于治疗慢性胃炎、功能性胃潴留、胃及十二指肠炎及溃疡、胃肠功能紊乱、慢性肝炎、慢性胰腺炎、胆囊炎、肋间神经痛，亦用于痛经、月经不调等。

2．**金铃子散**——《素问病机气宜保命集》

附：**延胡索散**——《济生方》

金铃子量等玄胡，行气活血止痛楚。
延胡索散归芍蒲，桂草姜黄木没乳，
七情伤感心腹痛，一切血气疼痛服。

组成：金铃子、延胡索各30g。共制成散，每服10g，日3次。

延胡索散：延胡索、当归（酒浸）、赤芍、蒲黄（隔纸炒）、桂去皮（企边桂）、甘草、片姜黄、木香、乳香、没药各15g。共制成散，每服5g，日3～5次，空腹冲服。

功治：二方疏肝泄热，活血止痛。读药味便知功力大小，性偏凉温。

【按】逍遥散对任何部位气郁均宜；越鞠丸重在中焦，以脾胃通畅为要务；金铃子散、延胡索散，专止气血瘀滞的疼痛。气痛合金铃子散，血瘀疼痛合延胡索散，都为理气和血之妙方。依笔者临床经验：理气剂中常合延胡索散，理血方中常合金铃子散，如此则气血和畅，诸痛自止。

3．**半夏厚朴汤**——《金匮要略·第二十二》

半夏一升苓四两，三两厚朴五生姜，
干苏叶二日四服，咽炙脔因七情伤。

组成：半夏20g，茯苓12g，厚朴9g，生姜15g，苏叶6g，水煎服。

功治：行气散结，降逆化痰。治梅核气：咽中如有物阻，咯吐不出，吞咽不下，胸膈满闷，或咳或呕，舌苔白润或白滑，脉弦缓或弦滑。

【按】反流性食管炎最为适宜，其次是癔症、慢性咽炎、食管失弛缓症、胃肠功能紊乱、慢性气管炎、食道痉挛等，都可出现《金匮要略》描述的“咽中如有炙脔”的感觉，也就是常说的梅核气。梅核气如果与胃气上逆相干则处方半夏厚朴汤有效，但很大一部分患者是由郁火结于喉嗌而发：咽部深红充血，处方升降散合逍遥汤（僵蚕12g，蝉蜕6g，姜黄10g，大黄6～10g，桔梗6g，当归12g，白芍15g，柴胡15g，茯神15g，白术12g，炙甘草6g，薄荷后下5g，干姜3g）；也有肺燥血热，唇舌咽部深红干燥，甚则燥裂，致咽不适者，处方养阴清肺汤合升降散（生地黄15g，玄参15g，麦门冬15g，僵蚕12g，蝉蜕6g，姜黄10g，大黄6g，桔梗6g，甘草节6g，川贝母10g，牡丹皮6g，白芍6g，薄荷后下5g）；梅核气有声音嘶哑或不能发声者，处方会厌逐瘀汤、助阳止痒汤。方药似繁，但咽疾难顽，必须经详细的分型辨治方可获效。

4．**枳实薤白桂枝汤**——《金匮要略·第九》

枳实四个半斤薤，桂一朴四蒌一枚，

中虚改合人参汤，逆气抢心及胸背。

组成：枳实 12g，薤白 24g，厚朴 12g，桂枝 3g，瓜蒌 30 ~ 45g，水煎服。

功治：通阳散结，祛痰下气。治胸痹：胸满而痛，甚或胸痛彻背，喘息咳唾，短气，气从胁下上抢心。

【按】临床上遇反流性食管炎，胆汁反流性胃炎，冠心病心绞痛，原发性、继发性心肌病，肋间神经痛，非化脓性肋软骨炎等，用枳实薤白桂枝汤合丹参饮效果很好，中焦虚寒者合人参汤，是临床上常用的效方。

5．**瓜蒌薤白白酒汤**——《金匮要略·第九》

附：**瓜蒌薤白半夏汤**——《金匮要略·第九》

瓜蒌薤白白酒汤，通阳散结胸痹方，

行气祛痰蒌一枚，白酒七升薤八两。

改薤三加夏半升，通阳祛痰宽胸膛。

组成：瓜蒌 45g，薤白 24g，白酒适量化入，水煎服。

功治：通阳散结，行气祛痰。治胸痹：胸部满闷，甚则胸痛彻背，喘息咳唾，短气。痰多用瓜蒌薤白半夏汤通阳散结，祛痰宽胸。

【按】临床上用于治疗冠心病心绞痛、心肌病、肋间神经痛、非化脓性肋软骨炎、慢性支气管炎等。胸痹三方，药少量大，针对性强，守方常服多有良效。笔者临床上常与丹参饮合用。注意：胸痹心痛发作期间一定要做个心电图，方知轻重，若是急性心肌梗死，必须严阵以待。

6．**橘核丸**——《重订济生方》

橘核川楝藻带昆，桃仁厚朴通桂心，

枳实元胡广木香，疝气子肿偏坠疼。

组成：橘核（炒）、川楝子（去肉、炒）、海藻（洗）、海带（洗）、昆布（洗）、桃仁（麸炒）各 30g，厚朴（去皮、姜汁炒）、木通、桂心（肉桂去内外粗皮或只去外粗皮）、枳实（麸炒）、延胡索（炒，去皮）、木香各 15g，共研制蜜丸，每服 9g，日 3 次，空腹服。

功治：行气止痛，软坚散结。治寒湿疝气：睾丸肿胀偏坠，或坚硬如石，或痛引脐腹。如睾丸鞘膜积液，睾丸炎，睾丸结核，附睾炎，阴茎硬结症，前列腺增生、肥大，男性少精弱精症，卵巢囊肿，慢性盆腔炎，功能性腹痛等，此方效佳。注意：应排除恶性病变。

7. **天台乌药散**——《医学发明》

天台乌药茴木香，青皮槟榔高良姜，
川楝巴豆共研末，小肠疝引子痛胀。

组成：天台乌药、小茴香（微炒）、木香、青皮（汤浸、去白、焙）、高良姜（炒）各15g，槟榔（锉）9g，川楝子、巴豆各12g，共研制散，每服6g，日3次，空腹服。

功治：行气疏肝，散寒止痛。治小肠疝气：少腹控引睾丸而痛，偏坠肿胀。方中巴豆笔者常用大黄代替。

8. **三层茴香丸**（三增茴香丸）——《景岳全书》

三层茴香疗寒疝，沙参木香与川楝，
二料继加槟荜茇，三料更把苓附搬。
阴囊胀坠子硬肿，一应小肠气寒疝。

组成：炒茴香、沙参、木香、川楝子各3g，二料加荜茇3g，槟榔1.5g；三料加茯苓12g，黑附子1.5g，共八味，依法制水丸，每服6g，日2 ~ 3次，空腹服。现多用汤剂煎服。

功治：温经散寒，行气止痛。治寒疝脐腹疼痛，睾丸偏肿重坠，有碍行步。

【按】脐腹痛，少腹痛，虽无外阴疼痛等症状，中医多从寒疝论治，方选天台乌药散、暖肝煎；不论哪种疝气，因寒发作或加重，处方三层茴香丸。若无明显寒象，但已成了有形的变化，如睾丸鞘膜积液、睾丸炎、附睾炎、睾丸结核……则橘核丸最宜。真正的腹股沟斜疝，中医称狐疝、气疝，在儿童期未坠入阴囊的，天台乌药散合升陷汤可治；如果疝已下坠阴囊，或成年人腹股沟斜疝、中年女性股疝，还是行外科手术以求长治久安。疝有寒热，不能全依寒疝论治，但属寒者多。

9. **厚朴温中汤**——《内外伤辨惑论》

附：**良附丸**——《良方集腋》

厚朴温中炙草陈，木香草蔻干姜苓，
纳差苔腻脉弦沉，脘腹胀满或痛疼。
良附良姜香附均，胃疼胁胀因寒凝。

组成：厚朴15g，陈皮15g，炙甘草6g，木香10g，草豆蔻仁10g，干姜3g，茯苓10g，水煎日1剂。

功效：行气除满，温中燥湿。治脾胃气滞寒湿证：脘腹胀满或疼痛，不思饮食，舌苔白腻，脉沉弦。疼痛明显或难忍，加高良姜、香附，名良附丸，加强行气散寒止痛之功。临床用于急慢性胃炎、胃溃疡、十二指肠炎及溃疡、胃肠功能紊乱、慢性肠炎等属脾胃气滞的寒湿证。

良附丸：高良姜、香附各等分。

10. **四磨汤**——《济生方》

附：**五磨饮子**——《医方考》

四磨汤治七情伤，人参沉香乌槟榔，

胸膈胀闷气喘喝，痞满神郁食不香。

五磨枳实木香入，去参行气消闷胀。

组成：人参 6g，沉香 6g，乌药 6g，槟榔 10g，水煎服。

功治：行气降逆，宽胸散结。治七情所伤，肝郁克脾：胸膈胀闷，上气喘急，心下痞满，不思饮食，苔白，脉细弦。喘急胀甚，暴怒气闭，不省人事者，急与苏合香丸，随之服五磨饮子或四磨汤加枳实、木香。

【按】临床上需注意这一群体 ——“逸者”，专指四肢不勤，养尊处优，过度安逸的人，常胡思乱想不行动，所愿不遂，即忧思气郁，脾虚肝郁。所谓“逸者行之”，就是针对这一类人，四磨汤、越鞠丸最宜。“逸者”也有急性子、暴脾气的，一不遂愿即厥冷气闭，“昏死过去”，很是吓人，这时急与苏合香丸水化灌服，移时即醒，继以五磨饮子不去参，耐心调服 20 剂以上，以后即使郁怒生气也不会再犯。临床上抑郁症，功能性胃潴留，急、慢性胃炎，胆汁反流性胃炎，反流性食管炎，支气管哮喘，慢性支气管炎、肺气肿，小儿食积等，多有本方的适应证。笔者一张处方统治：生晒参 6g，乌药 12g，木香 12g，槟榔 10g，枳实 20g，苍术 12g，香附 12g，川芎 12g，栀子 12g，焦三仙各 12g，水煎日 1 剂，分 3 ～ 4 次服。

11. **旋覆代赭汤**——《伤寒论》第 161 条

旋覆代赭三草复，代一参二生姜五，

半夏半升枣十二，心下痞硬噫气除。

组成：旋覆花 9g，代赭石 3g，甘草 9g，人参 6g，生姜 15g，半夏 10g，大枣 4 枚，水煎分 3 次服。

功治：降逆化痰，益气和胃。治心下痞硬，噫气不除，常伴纳差，情志不舒，或呃逆，恶心干呕，或反胃噎膈，大便不行或干，舌苔白，脉缓或滑。

【按】旋覆代赭汤证与泻心汤证都可以是虚弱体质，共俱心下痞。泻心汤证心下痞、干噫食臭，同时有肠鸣作响，便稀、便溏。旋覆代赭汤证则没有肠鸣作响，反而大便少或者干。嗳气、噫气、呃逆虽表现不同，但均为胃虚、痰气逆阻而发。临床上膈肌痉挛、消化不良、胃蠕动迟缓、食管贲门失弛缓症最宜。神经症、幽门不全梗阻、急慢性胃炎等，常有本方的适应证。笔者处方：旋覆花（包煎）12g，代赭石（扎细）10g，生姜 20g，生晒参 10g，炙甘草 10g，半夏 20g，大枣 4 枚，苏叶 6g，茯神 15g，厚朴 15g，水煎日 1 剂，分 4 次服，与半夏厚朴汤合用。

12. **橘皮竹茹汤**——《金匮要略 • 第十七》

附：**丁香柿蒂汤**——《症因脉治》

橘皮竹茹各二升，草五参一姜半斤，
枣三十枚日三服，哕逆干呕舌当红。
丁香柿蒂生姜参，虚寒呃逆脉迟沉。

组成：橘皮 25g，竹茹 15g，甘草 15g，人参 3g，生姜 24g，大枣 10 枚，水煎日 1 剂，分 3 次服。

功治：降逆止呃，益气清热。治胃虚有热：呃逆，干呕，噫气，嗳气，舌红嫩，脉虚数。若伴见胸脘痞闷，舌淡苔白，脉迟者，是因中焦虚寒、胃气上逆而呃，当降逆止呕，温中益气，方宜丁香柿蒂汤。

丁香柿蒂汤：丁香 10g，柿蒂 12g，人参 5g，生姜 25g，水煎频服。

【按】膈肌痉挛的临床表现是呃逆打嗝，轻者自愈，若持续不停，则是个很痛苦的病症，旋覆代赭汤、橘皮竹茹汤、丁香柿蒂汤常用，宜于胃虚有积滞者。如果没有明显积滞则与血府逐瘀汤，见效更快；如果久病体虚而发呃逆，是元气衰竭的危象。

13. **苏子降气汤**——《太平惠民和剂局方》

苏子降气夏肉桂，前胡厚草姜枣归，
短气胸闷呼吸难，喘咳痰多色黏白。

组成：苏子 10g，半夏 10g，肉桂 5g，前胡 6g，厚朴 6g，甘草 8g，当归 6g，生姜 5g，大枣 2 枚，水煎服。

功治：降气平喘，祛痰止咳。治上实下虚：喘咳痰多，短气，胸膈满闷，呼多吸少，或腰疼脚软，或肢体浮肿，舌苔白滑或白腻，脉弦滑。是临床上治疗支气管炎，百日咳，慢性支气管炎、肺气肿、肺心病的常用方。

14. **定喘汤**——《摄生众妙方》

附：**桑白皮汤**——《景岳全书》

定喘白果杏苏麻，芩草桑皮夏冬花，
内热外寒痰稠黄，喘咳气急脉数滑。
桑白皮汤夏栀芩，杏苏贝母连姜引，
肺热苔黄脉滑数，痰多稠黄喘咳宁。

组成：白果10g，麻黄10g，杏仁5g，苏子6g，炒黄芩5g，甘草5g，桑白皮10g，半夏10g，款冬花10g，水煎服。

功治：宣降肺气，清热化痰。治痰热内蕴、风寒外束之哮喘，咳嗽痰多气急，痰稠色黄，或微恶风寒，舌苔黄腻，脉滑数。

桑白皮汤：桑白皮、半夏、栀子、黄芩、苏子、贝母、杏仁各10g，黄连3g，生姜3片，水煎服。

功治：清宣肺热，降气化痰。治痰盛，喘咳痰多，痰稠色黄，舌苔黄，脉滑数。

【按】急性支气管炎、支气管哮喘、肺部感染的共同特点是有大量分泌物，即痰多壅塞，气急喘咳。痰多稠黄者选定喘汤、桑白皮汤，无伯仲之分；痰多白黏者选苏子降气汤，苏子降气汤还用于内伤肺肾、喘咳痰多的人。

第十三章
理血剂

1．**桃核承气汤**——《伤寒论》第106条

桃核承气桃五十，二两芒硝草桂枝，

大黄四两硝后化，瘀血出血创伤施。

组成：桃仁25g，大黄（后下）12g，芒硝（化入）6g，甘草节6g，桂枝6g，水煎服。

功治：逐瘀泻热。①太阳病不解，热结膀胱，致下焦蓄血：少腹急结，小便自利，谵语烦渴，至夜发热，甚则其人如狂。②妇人瘀血经闭，或产后恶露不下，少腹坚痛，喘胀欲死。

【按】桃核承气汤逐瘀泻热，活血止血，在临床上治疗消化道出血，如胃及十二指肠溃疡出血，食道静脉曲张致出血，溃疡性结肠炎便血（黑便），膀胱炎出血，急性脑出血，身体任何部位外伤疼痛、瘀血不散，急性盆腔炎，附件炎，胎盘滞留、恶露不下，血瘀经闭，宫外孕，不完全性肠梗阻，精神分裂症，偏执狂等，辨证确切都有很好的疗效，是一张急救效方。仲景强调要有“少腹急结”的主证。笔者于临床常合增液承气汤增强凉血止血之功，以上病症一方统治：桃仁25g，生地黄25g，玄参25g，麦门冬20g，大黄12g，芒硝6～10g，桂枝6g，炙甘草10g，水煎日1～2剂，空腹喝。

2．**下瘀血汤**——《金匮要略·第二十一》

下瘀血汤蜜为丸，桃䗪二十大黄三。

恶露不下经血闭，癥瘕腰疼瘧闭兼。

组成：桃仁12g，䗪虫6g，大黄9g，水煎服。

功治：泻热逐瘀。治产妇腹痛，因干血内结，著于脐下。亦治血瘀而致经水不利。临床报道用治肝硬化，子宫肌瘤、卵巢囊肿、附件炎，下肢静脉血栓

形成，椎间盘突出，前列腺增生肥大等。对于此类病症，笔者处方桃核承气汤合下瘀血汤加生地黄、麦门冬。腰椎间盘膨出困痛、有瘀可辨者下瘀血汤合甘姜苓术汤；气痛血瘀者选复元活血汤合甘姜苓术汤。

3．**通窍活血汤**——《医林改错》

附：**通气散**——《医林改错》

通窍全凭好麝香，桃红大枣老葱姜，
川芎赤芍黄酒煎，脱发白睛红疼痒，
酒糟口臭肤青紫，白紫癜风痨病尝。
通气香附柴倍芎，耳聋不闻多服康。

组成：麝香（绢包入煎）0.15g，桃仁（研泥）15g，红花 15g，大枣（去核）7 个，红皮老葱（切碎）3 根，鲜姜（切碎）15g，川芎 5g，赤芍 5g，黄酒 250mL 入煎（必须用），水煎服。

功治：活血通窍。治血瘀所致干咳闭经，男子痨病，交节发病；小儿疳积（重度消化不良），腹大青筋。王清任具体用法：①脱发。②白睛红赤，无论有无云翳，先吃此药 1 剂，后吃加味止痛没药散 1 日 2 剂。③酒糟鼻，服 3 剂见效，20 ~ 30 剂可痊愈。④耳聋年久，晚服通窍活血汤，早服通气散，日 2 次，二三十年耳聋可愈。⑤白癜风、紫癜风。⑥紫印脸。⑦牙疳，口气臭，晚服此方，早服血府逐瘀汤，三、五日即效。⑧男子痨病，酸软无力，形体消瘦，此为因病致虚，轻者 9 剂，重者 18 剂愈。⑨无论何病，节气交替、变天则发，服 3 剂不发。⑩小儿疳积，通窍活血汤、血府逐瘀汤、膈下逐瘀汤三方交替服，未有不愈者。

【按】男子痨病，小儿疳积，就是“虚不受补”。临床报道有治脑卒中半身不遂、偏头痛、发作性眩晕、癫痫、颈椎病等。依笔者体会，还是先以理解、掌握王氏所讲述的病症为前提。笔者行医于《医林改错》一书受益无算，可以说对王氏处方、仲景经方到痴迷的程度，因此把《医林改错》的处方都收录于书中。

通气散：柴胡 30g，香附 30g，川芎 15g，共研制末，早晚开水冲服各 9g。王清任曰：“治耳聋不闻雷声。余三十岁立此方。”学者理当重视。

4．**血府逐瘀汤**——《医林改错》

血府逐瘀归地桃，红花枳壳赤芍草，
柴胡桔梗芎牛膝，胸痛头痛情急躁，

小儿夜啼灯笼热，呃逆不眠心忙跳。

组成：当归15g，生地黄15g，桃仁20g，红花15g，枳壳10g，赤芍10g，甘草10g，柴胡5g，桔梗8g，川芎8g，牛膝15g，水煎服。

功治：活血化瘀，行气止痛。治胸中血瘀，血行不畅：王氏列出①无原因的头痛，想疼就疼，用此方1剂可愈。②胸痛，无明显原因，1剂立止。③胸不任重物或非重物压胸方可。④天亮出汗或自汗盗汗。⑤噎膈，食自胸后下，此方可效但痊愈难。⑥身外凉，心里热，故名灯笼热，或睡前总有一阵发热，乃血瘀，3剂愈。⑦瞀闷。即遇点小事就想不开，无故生气，急躁焦虑，夜睡梦多，失眠。⑧干呕。呃逆（膈肌痉挛）“无论轻重，1剂即效，此余之心法也”。⑨夜不安者，将卧则起，未坐稳又想睡，甚则彻夜不宁。⑩小儿夜啼，此方一两剂即愈。

【按】血府逐瘀汤是王清任使用最广泛的一张处方，对所主病症的疗效很有把握，望学者重视。临床上小儿无故哭闹，冠心病心绞痛、风心病、心肌病，胸部挫伤、肋软骨炎胸痛、干性胸膜炎，脑梗死，高血压、高脂血症，脑震荡后遗症，血管紧张性头痛，慢性支气管炎、肺气肿、肺心病，乳腺增生，月经不调、闭经、输卵管不畅、盆腔炎，面部色素沉着等，不论身体任何部位发病，只要具备肝气不舒而致血瘀者均良效，市面已有血府逐瘀颗粒出售。

5. **膈下逐瘀汤**——《医林改错》

膈下逐瘀五灵丹，归芎桃红赤芍甘，
乌药元胡香附壳，积聚肚疼肾泻安。

组成：五灵脂（炒）10g，牡丹皮10g，当归15g，川芎10g，桃仁（研泥）15g，红花15g，赤芍10g，甘草15g，乌药10g，延胡索5g，香附8g，枳壳8g，水煎服。

功治：活血祛瘀，行气止痛。治积聚癥块，小儿痞块，肚大青筋，肚腹疼痛不移，卧则腹坠，久泻、肾泻。临床上慢性肝炎、早期肝硬化、肝性腹胀、肝脾肿大，宫外孕、子宫内膜异位症、痛经、盆腔炎，精液不液化，慢性胰腺炎，消化不良，过敏性结肠炎，肠结核，血栓性静脉炎等，用膈下逐瘀汤多有奇效。治疗久泻、肾泻与四神丸合参。

6. **少腹逐瘀汤**——《医林改错》

少腹茴香与炒姜，元胡灵脂没芎当，
蒲黄官桂赤芍药，调经种子安胎良。

组成：小茴香（炒）7粒，干姜（炒）1g，延胡索5g，五灵脂（炒）10g，没药（炒、研）10g，川芎10g，当归15g，蒲黄（生）15g，官桂5g，赤芍10g，水煎服。

功治：活血祛瘀，温经止痛。治少腹瘀血积块，痛或不痛，或痛而无块，或少腹胀满；或痛经；或月经一月见三五次、连接不断、断而又来，其色或紫或黑，或有瘀块。

【按】①不孕症：经行第一天起连服5剂种子。②壮妇欲小产，即先兆流产、习惯性流产，服之即安。③小产后服之，再孕易保。④痛经：经行第一天起连服10剂。⑤盆腔炎、附件炎。⑥产后子宫复原不好：正产、小产后宫内残留。

王氏特别强调“此方种子如神，每经初见之日吃起，连吃5剂。不过四月必成胎”“如欲生男，夫妻岁数合月份为阳数（奇数），若阴数（偶数）则生女”，并且明确指出是同房（排卵期）的月份。

7．**身痛逐瘀汤**——《医林改错》

身痛逐瘀秦归芎，桃红草羌没五灵，
香附牛地芪苍柏，肩臂腰腿周身疼。

组成：秦艽5g，当归15g，川芎10g，桃仁15g，红花15g，甘草10g，羌活5g，没药（包）10g，五灵脂（炒）10g，香附5g，牛膝15g，地龙（去土）10g，水煎服。

功治：活血行气，祛瘀通络，通痹止痛。治风寒湿痹致气血瘀滞：关节疼痛，周身痹痛，气滞血瘀者皆效。王清任认为，痹证虽由风寒湿热所致，但最终闭滞于血分，因此治痹必须理血，气畅血行则诸邪自散。这就是陈自明、李中梓强调的“治风先治血，血行风自灭”理念的具体应用。于临床上是风湿、类风湿、骨关节炎、筋膜炎、雷诺综合征、坐骨神经痛等常用的效方，也是笔者临床治疗痹证的看家方。

8．**补阳还五汤**——《医林改错》

补阳还五赤芍芎，地龙当归桃仁红，
四两黄芪寒加附，偏瘫语謇尿不灵。

组成：生黄芪120g，赤芍8g，川芎、地龙、当归尾各10g，桃仁、红花各5g，寒加附子12 ~ 15g，初发病者加防风5g。

功治：补气活血通络。治中风后气虚血瘀：半身不遂，口眼歪斜，语言謇涩，口角流涎，小便不利，尿频、尿失禁，大便干燥。初发病者，加防风5g，服四五剂后去之，服至见效后改为1日2剂，服五六日后仍减为1日1剂。畏寒易汗者加附子12 ~ 15g。临床上脑卒中后遗症、脑干慢性炎症、脑干损伤致交叉性肢瘫、小儿麻痹后遗症、隐性脊柱裂、多发性神经炎即格林－巴利综合征、肌萎缩侧索硬化即渐冻症、冠心病、外伤后截瘫等，都有补阳还五汤的适应证。

9. **癫狂梦醒汤**——《医林改错》

癫狂梦醒重桃仁，香附青柴陈夏通，
甘草桑腹赤苏子，狂躁失眠脑震灵。

组成：桃仁25g，甘草15g，香附6g，青皮6g，柴胡10g，陈皮10g，半夏6g，木通9g，桑白皮9g，大腹皮9g，赤芍9g，苏子（研）12g，水煎服。

功治：平肝散郁，祛邪除痰。治痰气闭阻：癫狂症，烦躁言狂不能自制及兴奋性失眠。看似“甲亢”而甲状腺功能正常，效最佳。王清任描述癫狂一症：哭笑不休，詈骂歌唱，不避亲疏，许多恶态乃气血凝滞脑气，如同做梦一样，所以名“癫狂梦醒汤”。笔者于临床加防己地黄汤效更好。治疗精神兴奋、狂躁，烦躁性失眠，脑震荡后遗症，处方：桃仁25g，防己5g，生地黄50g，防风12g，桂枝10g，甘草节15g，香附12g，青皮12g，柴胡15g，半夏15g，木通8g，陈皮12g，大腹皮10g，桑白皮15g，赤芍12g，苏子15g，水煎日1剂。3剂见效，坚持服用20剂以上。

10. **解毒活血汤**——《医林改错》

附：**枇杷清肺饮**——《医宗金鉴》

解毒活血连翘桃，红花枳壳葛赤芍，
柴胡甘草归生地，热瘀吐泻皮肤好。
枇杷清肺桑白连，黄柏人参甘草节，
粉刺药疹酒渣鼻，粟状红斑皮脂炎。

组成：连翘6g，桃仁（研）24g，红花15g，枳壳3g，葛根6g，赤芍9g，柴胡9g，甘草6g，当归6g，生地黄15g，水煎服。

功治：解毒凉血活血。治热毒疫邪入营致霍乱吐泻，因热毒导致气滞血瘀者均宜。王氏所论霍乱，即西医描述的霍乱弧菌之病，初发用针急刺尺泽部静脉流血，立效。已经上吐下泻，急服解毒活血汤以清热解毒、凉血活血。若出现目陷、抽筋，已有脱水症状者，与急救回阳汤。此三步治法也适合急性肠胃炎上吐下泻的急救。根据血分热毒瘀滞的原理，笔者于临床上移治麻疹、过敏性皮炎、干性湿疹、银屑病、丹毒、寻常性狼疮（皮肤结核）、盘状红斑狼疮、单纯疱疹、带状疱疹、接触性皮炎、多形性红斑等皮肤病，常获良效。处方：僵蚕 12g，蝉蜕 6g，大黄 6 ~ 15g，连翘 15g，桃仁 15g，红花 12g，当归 12g，枳壳 10g，葛根 20g，赤芍 12g，柴胡 20g，生地黄 20g，玄参 15g，炙甘草 10g，栀子 12g，生石膏 30g，水煎日 1 剂，饭后 2 小时服。一般 5 ~ 10 剂见效，坚持用药多愈。此方为笔者治疗皮肤病之心法，各种干性皮肤病均宜服用，其效非常。

枇杷清肺饮：枇杷叶 10g，桑白皮 10g，黄连 6g，黄柏 6g，人参 6g，甘草节 5g，水煎服。

功治：宣肺，清热，化湿。治湿热火郁，面部粉刺，色红疼痛，破出白汁。临床常用于痤疮、脂溢性皮炎、面部播散性粟粒状狼疮、过敏性皮炎、面部风疹、诸般皮疹气虚挟湿者。

11．**急救回阳汤**——《医林改错》

急救回阳参附姜，白术甘草桃红方，
吐泻身冷汗淋漓，转筋烦渴津液伤。

组成：人参 24g，附子（大片）24g，干姜 12g，白术 12g，甘草 9g，桃仁（研）6g，红花 6g，水煎服。

功治：活血通经，回阳救逆。治霍乱吐泻后期，津液大伤（已见脱水症状），阴损及阳，出现腿抽转筋、眼睑塌陷、汗出如珠、口渴呼饮、肢冷如冰，须及时回阳固脱，活血通络。用参附剂合桃仁、红花于急救法中，寓意颇深，正合后人“微循环学说”在急症抢救中的应用。此方应归属温中祛寒剂。不论何种原因吐泻引起的脱水，汗出如珠如水，眼睑塌陷，腿抽转筋，如急性肠胃炎、中毒性消化不良，与急救回阳汤常获良效。

12．**通经逐瘀汤**——《医林改错》

通经逐瘀桃仁红，麝香赤芍甲皂龙，
连翘柴胡或大黄，斑疹势急躁烦攻。

组成：桃仁（研）24g，红花 12g，麝香（绢包）0.9g，赤芍 9g，炮山甲 12g，皂角刺 18g，地龙 9g，连翘（去心）9g，柴胡 3g，大黄 10g，水煎服。

功治：活血化瘀，解毒透疹。治血分热毒瘀滞而发天花痘疹。

【按】王氏书中论述了两种烈性传染病：第一，霍乱，如前所述；第二，天花。天花痘疹由鲜红色变生清浆，依次白浆、混浆、黄脓，终而结痂，皮疹热瘀势重或及全身，斑疹紫暗发黑，烦躁，干呕，不眠，均可服之。现在临床上因多种病因出现的斑疹水痘、热瘀便干者，处方通经逐瘀汤仍有佳效。笔者于临床用皂角刺代替甲珠，用人工麝香代替麝香。

13. **会厌逐瘀汤**——《医林改错》

会厌逐瘀是病源，桃红甘桔地归玄，
柴芍枳壳加蝉蜕，声嘶水呛失音痊。

组成：桃仁（炒）15g，红花 15g，甘草 9g，桔梗 9g，生地黄 12g，当归 6g，玄参 3g，柴胡 3g，赤芍 6g，枳壳 6g（加蝉蜕 6g）。

功治：活血解毒，凉血利咽。治热邪疫毒瘀于会厌致声音嘶哑，不能出声。

【按】王氏用治天花后失声、饮水即呛。现在临床上凡热瘀会厌致咽喉部充血红赤，声带水肿，致声音嘶哑，或声不能出、失声者均宜。如急、慢性咽喉炎，白喉，喉神经、喉返神经麻痹，癔病性失声等，查咽部充血、郁红，处方会厌逐瘀汤 5 剂后合助阳止痒汤，多获良效。突然声哑或声不能出，是为“暴喑”，多是大寒犯肾，那是麻黄细辛附子汤证。

14. **助阳止痒汤**——《医林改错》

助阳止痒芪桃红，皂刺赤芍甲珠冲，
痘疹身痒或哑音，各种皮炎麻痘疹。

组成：黄芪 30g，桃仁（研）6g，红花 6g，皂角刺 3g，赤芍 3g，穿山甲（炒）3g，水煎服。

功治：益气散瘀，通络止痒。

【按】此方治疗痘疹后身痒不休，或失声、声嘶不能言语。临床上凡肤痒日久有瘀可辨者均可使用，常入治皮肤病的处方中，如麻疹、风疹，急、慢性湿疹，日光性皮炎，慢性荨麻疹，过敏性皮炎，神经性皮炎，老年皮肤瘙痒症，急、慢性咽喉炎，慢性萎缩性喉炎，声带发炎水肿，喉神经麻痹，肛门湿疹，溃疡性结肠炎等。王氏告诫：发病中后期使用本方最好。细推其意，总归要有气虚血瘀征象为宜。

15. **加味止痛没药散**——《医林改错》

加味止痛没药散，血竭大黄朴硝研，
石决另加茶调服，白睛红疼云翳痊。

组成：没药 9g，血竭 9g，大黄 6g，朴硝 6g，石决明（煅）9g。共制细末，每服5g，日3次，清茶调服。

功治：活血退翳，泻火明目。

【按】遵王氏制散。用治白睛红疼，云翳，胬肉攀睛，如翼状胬肉，内障初起，连服30天以上取效，坚持服用多愈。眼科诊为结膜炎、巩膜炎、角膜炎、虹膜睫状体炎等，服本方一两日即可控制症状，很快治愈，其中巩膜炎较为麻烦。

16. **黄芪防风汤**——《医林改错》

附：**黄芪甘草汤**——《医林改错》

黄芪防风治脱肛，四两黄芪一钱防。

黄芪四两草八钱，尿痛如割急煎尝。

组成：黄芪120g，防风3g。

功治：补气升阳。王氏云：治脱肛，不论十年八年，皆有奇效。

黄芪甘草汤：黄芪120g，甘草25g。治老年人溺尿，玉茎痛如刀割，不论年月深久，立效。今人用治尿路感染，尿痛如割，不论男女，有气虚症状可辨者均宜，亦治前列腺炎出现尿频、尿急、尿痛者。

【按】王清任《医林改错》一书，历来备受争议，中西医学者多有微词。但王氏对中医基础理论的苦心探索和大胆尝试、敢于创新的治学精神，古今无出其右者。其对天花、霍乱的合理治疗，临证从气血立论，大法活血化瘀，鬼斧神工，多获奇效。方从实践而来，若能依方对症，疗效甚好。理气活血，治病之大法，调气逍遥散为首，理血首推《医林改错》诸方，气血调和百病安生?

17. **复元活血汤**——《医学发明》

复元活血汤柴胡，花粉桃红炮甲珠，

大黄一两及归草，跌打损伤瘀痛舒。

组成：柴胡15g，天花粉、当归各9g，桃仁（酒浸，去皮尖，研如泥）15g，红花、穿山甲（炮）、甘草各6g，大黄（酒浸）30g，水煎2次，每次煎30～35分钟。饭后2小时服。

功治：活血祛瘀，疏肝通络。治跌打损伤，瘀血留于胁下（任何部位均可），痛不可忍。

【按】任何部位的创伤，手术后肿痛麻木、功能受损，突然扭伤，闪岔剧痛，服之立效。注意：大黄30g量不可少。煎药时间宜30分钟以上，共煎2次。笔者临证常遇腰椎病患者，用力失当，忽然腰胯剧痛不能转侧，立予处方：当归 15g，柴胡 15g，天花粉 15g，穿山甲 6g（或皂刺 18g），大黄 30g（同煎），桃仁 15g，红花 12g，炙甘草 10g，生姜皮 10g，茯苓 15g，川续断 15g。水煎 2 次共 60 分钟，日 1 剂分 4 次服。服药到第二天就痛减大半，可正常活动。一般的跌打损伤引起的剧痛，予服二三剂即可见效，瘀肿消散加快。若合并骨折者，复元活血汤还能促进骨折愈合，缩短病程。笔者于 2009 年左脚挤压伤三处骨折，自拟复元活血汤加骨碎补 15g，连服 27 剂，到 48 天去医院复查拍片，骨痂明显形成，放射科、骨科医生都以为有七八十天了。治疗迟迟不愈的骨折也是中药的拿手戏，那是用阳和汤。

18. **七厘散**——《良方集腋》

七厘血竭没乳香，儿茶朱红冰麝香，
金创烧烫无名毒，酒调内服外敷良。

组成：朱砂 3.6g，麝香 0.36g，冰片 0.36g，乳香 4.5g，红花 4.5g，没药 4.5g，血竭 30g，孩儿茶 7.2g。制细末，每服 3g，黄酒送服。多用成药。

功治：化瘀消肿，止痛止血。治跌打损伤，筋断骨折或刀伤出血，汤剂复元活血汤，成药七厘散。七厘散并治一切无名肿毒，烧伤、烫伤。

19. **失笑散**——《太平惠民和剂局方》

附：**丹参饮**——《时方歌括》

失笑蒲黄五灵脂，心腹经痛恶露施。
丹参饮中檀砂仁，心胃胁疼头痛止。

组成：蒲黄、五灵脂各等分。每服 5g，黄酒送服。

功治：活血祛瘀，散结止痛。治心腹胁痛，如冠心病心绞痛，或产后恶露不畅，或不全流产，或月经不调、痛经等，临床上常入复方中。

丹参饮：丹参 30g，檀香 5g，砂仁 5g，水煎服。

功治：活血祛瘀，行气止痛。治血瘀气滞，心胃及胸诸痛，按之更甚。如胃炎、胃溃疡、十二指肠溃疡、贲门失弛缓症、反流性食管炎，偏头痛，肋间神经痛，冠心病心绞痛、肺心病、心功能不全等。丹参饮、失笑散合用，止痛效果更好。

20. **温经汤**——《金匮要略·第二十二》

温经半夏半升与，一升麦冬三吴萸，
二两参桂归芎芍，胶草丹皮生姜俱，
不孕漏下经紊乱，烦热下利体质虚。

组成：吴茱萸 9g，半夏 15g，麦门冬 30g，人参 6g，桂枝 6g，当归 6g，川芎 6g，芍药 6g，阿胶（烊）6g，甘草 6g，牡丹皮 6g，生姜 6g，水煎服。

功治：温经散寒，养血祛瘀。治冲任虚寒，瘀血阻滞。《金匮要略》用治：漏下不止，月经不调，或前或后，或逾期不止，或一月再行，或经停不行，而见傍晚发热，手心烦热，唇干口燥，少腹里急，腹满，下利，亦治妇人久不受孕。依黄煌教授探究仲景用温经汤的体征：①开始衰老、已经衰老的女性。②肤白而干燥松弛：睑垂眼袋，腹壁松弛，手背皮肤可以捏起来，指周起刺，口唇干裂或出血。③经迟、经少，一月可见三五次，或经迟不孕；或胃肠不适下利。方证相宜则服药时间宜长（《黄煌经方系列——经方100 首》。

21．**艾附暖宫丸 / 汤**——《中华人民共和国药典》

艾附暖宫四物芪，肉桂川断吴茱萸，

肢凉腹冷难身孕，经迟量少色淡稀。

组成：炒艾叶 10g，香附 12g，生地黄 15g，炒白芍 15g，当归 25g，川芎 10g，炙黄芪 15g，肉桂 10g，川续断 15g，吴茱萸 12g（笔者改为汤剂的常用量）。

功治：理气补血，暖宫调经。治血虚气滞、下焦虚寒所致月经不调，痛经，症见行经迟后，经血量少，或有血块，经行小腹冷痛喜热，或小腹常冷，腰膝酸痛。

【按】方由患者体验发现，服艾附暖宫丸五盒，原发不孕 11 年怀孕，立即引起笔者注意，将丸改汤自定剂量，施之临床，治疗经迟不行，经行不畅，经血量少常挟血块，更对不孕症有奇效。有瘀不畅则用少腹逐瘀汤。此二方是笔者多年来治疗不孕症之心法。具体处方：月经来潮第一天起日 1 剂，共 12 剂，下次月经来潮第一天起再服 12 剂，3 个月经周期，共服 36 剂。如果经行血块或痛经者，月经来潮第一天起先服少腹逐瘀汤 5 剂，然后服艾附暖宫汤。若经系统检查，排除男方的原因和女方绝对不孕的原因，二方相伍，调冲种子如神，并对经迟、血少、闭经多有良效。

22．**生化汤及加减**——《傅青主女科》

附：**肠宁汤**——《傅青主女科》

生化芎三归八两，桃二五分草炮姜。

或加坤草黑芥穗，回缩子宫有专长。

肠宁汤主血虚疼，当归参麦胶地黄，

山药川断肉桂草，恶露经后腹痛康。

组成：全当归 25g，川芎 10g，桃仁（去皮尖，研）6g，干姜（炮黑）、炙甘草各 2g。

功治：养血活血，温经止痛。治产后血虚受寒恶露不行，小腹冷痛。现代加益母草、黑芥穗，复原子宫更宜。

肠宁汤：当归（酒洗）30g，熟地黄（九蒸）30g，人参 9g，麦门冬（去心）9g，阿胶珠 9g，山药（炒）9g，续断 6g，肉桂 2g，炙甘草 3g，水煎服。

功治：补气养血，缓急止痛。治产后恶露不净，气血亏虚，胞宫失养致腹痛不休。月经来后痛经，亦是血虚失养而疼，服肠宁汤亦佳。大便后疲惫不堪，少气不能言语，处方肠宁汤最好。

【按】生化汤加通草、王不留行、路路通，是山西柳林地区民间流传的“乌金散”处方之一，亦是通经下乳、帮助产后恢复的“非物质文化遗产”。

23．**活络效灵丹**——《医学衷中参西录》

附：**宫外孕 1 号方、2 号方**（山西医科大学第一医院）

活络效灵归丹参，乳没活血祛瘀癥。

去归加入赤桃仁，宫外Ⅰ号不稳定；

Ⅱ号继增莪术棱，专攻已成包块型。

组成：当归 15g，丹参 15g，生乳香 15g，生没药 15g。

功治：活血祛瘀，通络止痛。治气血瘀滞：心腹疼痛，腰痛臂痛，跌打瘀肿，内外疮疡，以及癥瘕积聚等，加赤芍、桃仁名宫外孕 1 号方，用于宫外孕初发不稳定期；继加莪术、三棱为 2 号方，专攻已成包块者。宫外孕、子宫周围炎、附件炎、盆腔炎、痛经等均宜。

24．**桂枝茯苓丸**——《金匮要略·第二十》

桂枝茯苓化瘀癥，桂苓丹芍桃等分，

腹痛漏下胎不宁，保胎催生调月经。

组成：桂枝、茯苓、牡丹皮、赤芍、桃仁各等分，共研制蜜丸，每次 9g，日 3 次。

功治：活血化瘀，缓消癥块。治妇人宿有癥病，经断未及三月，而得漏下不止，胎动在脐上；月经困难；经停腹胀痛；难产；胎死腹中；胞衣不下；产后恶露不尽而腹痛拒按者。与活络效灵丹加味诸方的证治使用互参。临床上宫外孕、子宫肌瘤、子宫内膜炎、附件炎、卵巢囊肿等常用，亦用于前列腺增生、肝脾肿大的治疗，笔者常与肾气丸合方用治前列腺增生、肥大。

25. **大黄䗪虫丸**——《金匮要略·第六》

大黄䗪虫四两芍，一升桃杏虻蛴螬，
䗪虫半升一两漆，水蛭百枚三军草，
二芩十两干地黄，癥瘕肿块肤甲燥，
面黯潮热经血闭，血痹尫羸干血痨。

组成：大黄（蒸）75g，䗪虫、干漆各 30g，芍药 120g，桃仁、杏仁、虻虫、蛴螬、水蛭各 60g，甘草 90g，黄芩 6g，干地黄 300g（现代丸药用量）制丸，每服 3 ~ 6g，日 3 次。

功治：活血消癥，祛瘀生新（缓中补虚）。治五劳虚极羸瘦，腹满不能饮食，食伤、忧伤、饮伤、房室伤、饥伤、劳伤、经络营卫气伤，癥瘕，闭经。症见腹部肿块，肌肤甲错，面色黯黑，潮热羸瘦，经闭不行。

【按】身体极度虚弱，虚多挟瘀，此方最宜。制丸缓图，久服见效。临床上用于治疗体虚患者子宫内膜炎，附件炎，子宫肌瘤，卵巢肿瘤，卵巢囊肿，不孕症，肿瘤患者化疗、放疗后，与王清任的通窍活血汤有异曲同工之妙，“因病致虚”，指的就是这样的患者。

26. **化瘀通气汤**——《中医内科新论》

化瘀通气柴丹参，归芍郁桔牡桃红，
川楝紫菀䗪椒葶，水蛊腹胀肝不宁。

组成：柴胡 10g，丹参 20g，当归 15g，赤芍 15g，郁金 10g，桔梗 10g，生牡蛎（先下）30g，桃仁 10g，红花 10g，川楝子 12g，紫菀 10g，䗪虫 6g，利水加椒目 6g，葶苈子 15g；便干加大黄 6 ~ 10g。

功治：化瘀通气，利水消胀。治气郁血滞水留致胁腹胀痛日久，继发腹部胀满，不以饥饱为增减（肝性腹胀，渐变腹部膨大的“蛙状腹”，击之如鼓，移动性浊音，两肋下积块、肝脾肿大），脉弦。用治慢性肝炎、早期肝硬化、肝性腹胀，是印会河老师的“抓主症方”，服之即效，后期合一贯煎，坚持服用 3 ~ 10 个月得愈。

27. **疏肝散结汤**——《中医内科新论》

疏肝散结柴赤芍，当归川贝夏枯草，
丹元二参海浮石，牡蛎昆布合海藻，

病在颈项枳壳梗，胸乳公英大瓜蒌，
宫瘤泽兰牛茺蔚，诸般肿瘤增生消。

组成：柴胡 10g，赤芍 15g，当归 15g，川贝母（研冲）15g，夏枯草 15g，丹参 20g，玄参 15g，海浮石（先下）15g，生牡蛎（先下）30g，昆布 12g，海藻 12g。颈项部、上肢肿块加桔梗 6g，枳壳 6g；乳房肿块加蒲公英 15g，瓜蒌 35g；子宫肌瘤加茺蔚子 15g，泽兰叶 12g；前列腺增生肥大，加牛膝 10g，蜂花粉 15g。

功治：疏肝理血，软坚散结。治颈项、上肢淋巴结炎，甲状腺炎及良性肿瘤。乳腺增生、胸乳部良性肿瘤、子宫肌瘤、前列腺增生肥大、下部良性肿瘤，坚持久服，治愈者多，能免手术之苦。笔者使用此方治疗一位女教师，47 岁。1998 年 5 月 6 日初诊。患者右乳内上象限、腋尾部各 1 处，左乳外上象限 2 处，右上肢内侧腋前至肘 5 处，共 9 个 2 ～ 5cm 纤维瘤。经山西省肿瘤医院病检为良性肿瘤，患者寻求中药治疗，笔者处方：柴胡 12g，赤芍 15g，当归 15g，川贝母 12g，土贝母 15g，夏枯草 15g，丹参 20g，玄参 15g，海浮石 15g，生牡蛎 20g，昆布 10g，海藻 10g，瓜蒌 45g，白芥子 12g。日 1 剂，分 4 次服，10 剂。

1998 年 5 月 22 日复诊：患者喜告笔者“九颗疙瘩都缩小了”，要求不改方子，继服 30 剂。

1999 年 1 月 28 日，患者来门诊告曰：出国带了 30 剂中药还没吃完，肿瘤全消了，自己放心不下，回国前又到日本京都大学附属医院肿瘤科复查两次，未发现肿瘤。患者要求再加工丸药一料，出国带上预防复发。随访至 2021 年 12 月未复发。

28．**牵正桃红四物汤**——《中医内科新论》

牵正桃红四物汤，桑麻鸡血羌二防，
病久蜈荆䗪虫入，面歪异汗麻冷康。
赤换白芍合止痉，面肌痉挛肢挛商。

组成：白附子（先煎）15g，僵蚕 10g，全蝎 6g，桃仁 12g，红花 12g，生地黄 15g，赤芍 12g，当归 15g，川芎 12g，桑枝 25g，天麻 10g，鸡血藤 15g，羌活 12g，防己 12g，防风 12g，水煎服。

功治：养血活血，祛风通络。印会河老师治疗面神经麻痹的“抓主症方”，对周围性神经麻痹有很好的疗效，不单是面神经麻痹，如声带麻痹，喉神经、喉返神经麻痹，以及半侧汗出，半侧肢麻、肢冷而西医查不出原因的，施用此方均效佳。

【按】方中四物易赤芍，病程超过10天者加蜈蚣（研冲）3条，超过一个月者加荆芥、䗪虫、苏木。笔者临床上凡遇面神经麻痹首先施以本方，见效快、疗程短，患者若能在发病一两天内就诊，愈后不留任何后遗症。因此说时间决定疗效，任何病症错过治疗的最佳时间，对疾病的预后多有影响。比如脑梗死患者，若能在发病6小时内接受“溶栓治疗”，可以立即恢复瘫痪的肢体，大大减少后遗症，只是一个条件：及时。面神经麻痹从西医诊断由多种原因引起。单纯性面神经麻痹患者耳郭、乳突区无明显不适，晨起忽然出现口眼歪斜，施以牵正桃红四物汤即可。若患者有乳突胀痛、触痛、压痛，或有腮腺炎、中耳炎、外耳炎，应及时配合应用抗生素。只有乳突炎、腮腺炎、中耳炎得到及时控制，面神经麻痹才能治愈。于处方中加入忍冬藤、红藤，可增强清热解毒通络之功。方中赤芍改为白芍，加入止痉散（全蝎、蜈蚣等分）3 ~ 5g，治面肌痉挛及其他部位的痉挛良效。

29. **加味乌药汤**——《济阴纲目》

附：**宣郁通经汤**——《傅青主女科》

加味乌药汤砂仁，二香元胡炙草伦，
或加川乌归桃红，痛经呕恶脘胀疼。
宣郁通经归芍芩，丹栀白芥子郁金，
柴胡香附生甘草，痛经躁热血紫红。

组成：乌药、缩砂仁、木香、香附（炒，去毛）各20g，延胡索10g，炙甘草15g，水煎服。

功治：行气活血，调经止痛。治月经欲行不行，或腹痛、腹胀，胁痛，神郁嗳气，腰酸或痛。痛经有胃脘胀疼、干呕恶心等消化道症状者最效。

【按】乌药汤出自《兰室秘藏》，加味方则不止出自一处，笔者多年来用的是《济阴纲目》方。

宣郁通经汤：当归15g，白芍15g，黄芩3g，牡丹皮15g，山栀子10g，白芥子6g，郁金3g，柴胡3g，香附3g，生甘草3g，水煎服。

功治：补肝血，解肝郁，利肝气，降肝火。治血海热郁，经前腹痛难忍，经血多有紫块；平时带下有味，或青或黄，小便黄赤，或不利，心烦气躁等。与加味乌药汤对比，泾渭分明，寒热两端。分别寒温，两方均可用于妇女月经不调、慢性盆腔炎、子宫内膜炎、功能性子宫出血等。

30．**清经散**——《傅青主女科》

附：**两地汤**——《傅青主女科》

清经地骨熟地芍，苓柏丹栀知母蒿；
两地玄参地一两，地骨白芍麦冬胶。
月经先期舌红燥，潮热盗汗血黏稠。

组成：地骨皮 15g，熟地黄 10g，白芍（酒炒）10g，白茯苓 3g，黄柏（盐水浸炒）2g，牡丹皮 10g，炒栀子 12g，知母 15g，青蒿 6g。水煎 2 剂火自平。

两地汤：大生地 30g，玄参 30g，地骨皮 10g，白芍（酒炒）15g，麦门冬 15g，阿胶（烊）10g，4 剂经调。

功治：清热凉血。治肾火太旺，血热妄行致月经提前：血多色紫质黏稠，舌红苔黄脉数，用清经散；水亏而致虚火亢盛，月经提前血少，潮热，盗汗，舌红苔少，脉细数，宜两地汤，傅氏是这样分别的。其实，临床上凡是月经先期有阴火可辨者，二方常合用而获良效。

31．**滋血汤**——《御药院方》

附：**归肾丸**——《景岳全书》

滋血养血治闭经，四物参芪山药苓；
归肾熟地山山苓，菟丝枸杞归杜仲，
玄地丹栀量加减，调脾调肾经血行。

组成：熟地黄 10g，白芍 10g，当归 10g，川芎 10g，人参 10g，黄芪 10g，干山药 10g，白茯苓（去皮）10g，水煎服。

功治：益气补血，健脾生血。治血气亏损致经迟、经不行，少气神疲，困倦乏力。

归肾丸：熟地黄 250g，山药 120g，山茱萸 120g，茯苓 120g，菟丝子（制）120g，枸杞子 120g，当归 90g，杜仲（盐水炒）120g，共制蜜丸，每丸 9g，每次 1 ～ 2 丸，日 3 次，空腹服。

功治：补肝肾，调冲任，养血调经。治经迟、经闭，腰膝酸软。

【按】经迟、经不行患者多数没有困倦乏力、腰膝酸软的症状，笔者常以血虚气滞、下焦虚寒论治，鹿茸艾附暖宫汤最好。如果经迟不行有脾虚、肾虚症状的，选滋血汤、归肾丸。

32. **苍附导痰汤 / 丸**——《叶天士女科诊治秘方》

苍附导痰二陈汤，枳壳南星神曲姜，
痰湿体胖久不孕，带多血少经不畅。

组成：苍术 60g，香附 60g，半夏 45g，陈皮 45g，茯苓 45g，甘草 30g，枳壳 60g，胆南星 30g，神曲 60g，生姜 3 片为末，姜汁和神曲为丸。每服 6g，日 3 次，淡姜汤送下。

功治：开痰散结，行气解郁。治妇人体质肥胖，这里主要指虚胖体质，经血不行或闭经，带下量多，久不受孕。

【按】肥胖体质，一种是虚胖，古今都有，现代更多的是偏食、营养过剩吃胖的。现在的女孩子十一二岁即月经来潮，其实还是“营养过剩”所致。不孕症中肥胖不孕所占比例越来越大，临床施治不单纯是一张苍附导痰汤，必须要求患者合理饮食、杜绝偏食、科学减肥，方可达到经调身孕的目的。在苍附导痰汤中笔者加鹿茸、海马研冲，能有效激发排卵，月经按时来潮，患者怀孕的概率大大提高。

33. **定经汤**——《傅青主女科》

定经一两菟归芍，柴苓芥穗地山药，
肝肾不足情易激，或前或后经不调。

组成：菟丝子（酒炒）30g，当归（酒浸）30g，白芍（酒炒）30g，山药 15g，大熟地（九蒸）15g，荆芥穗（炒黑）6g，白茯苓 9g，柴胡 1.5g，水煎服。

功治：疏肝补肾，养血调经。治肝肾亏虚致月经先后无定期。

【按】月经不调，不是崩漏的，多用逍遥汤；经常提前的，用清经散、两地汤；经迟血少及不孕，服艾附暖宫丸或汤；月经先后不定期，服逍遥汤不效，当选定经汤。定经汤尤宜于青春期月经不调。因为女孩子在发育期肾气未充，肝血不足，常有情绪不稳定和内分泌失调，中医多认为是肝肾阴虚，服定经汤良效，因此也可以将定经汤理解为青春期女孩子调经的专用方。已经有了月经周期又闭经者，首先从七情考虑，选逍遥汤、加味乌药汤；其次，对恣食生冷而闭经者，这种情况于生活中是越来越多，选鹿茸艾附暖宫汤；再次，确实是气血不足、冲任虚损的，选滋血汤、归肾丸。若是原发闭经，必须做系统的检查以明确病因。

34. **十灰散**——《十药神书》

十灰散用大小蓟，丹栀茜荷茅棕皮，
大黄侧柏萝卜引，血热吐咳咯衄宜。

组成：大蓟、小蓟、侧柏叶、荷叶、白茅根、茜草根、大黄、山栀、牡丹皮、棕榈皮各等分，分别炒黑，制粗末。10 ~ 15g 包煎，萝卜汁或藕汁引。日 2 ~ 4 次，现在多用汤剂。

功治：凉血止血。治血热妄行：咳血、吐血、咯血、衄血。方中诸药都有清热凉血之功，分别炒黑是为了增强止血的功效，减少腻膈滞胃之嫌。

35. **四生丸**——《妇人良方》

四生丸用三种叶，荷叶蕲艾侧柏鲜，
生地共捣如泥煎，热郁呕吐衄咯血。

组成：生荷叶、生艾叶、生柏叶各等分，研细末，生地黄捣汁糊丸。现在多用汤剂。

功治：凉血止血。治血热妄行：吐血、衄血、咯血，口干咽燥，舌红或绛，脉弦数。

36. **咳血方**——《丹溪心法》

附：**槐花散**——《本事方》

咳血青黛海浮石，蒌仁诃子黑山栀。
槐花柏叶芥穗壳，肠风脏毒下血止。

组成：青黛（水飞）、诃子各 6g，瓜蒌仁（去油）、海浮石粉、山栀子（炒黑）各 9g，水煎服。

功治：清肝宁肺，凉血止血。治肝火犯肺：咳嗽痰稠带血，咯吐不爽，或心烦易怒，胸胁刺痛，颊赤，便秘，舌红苔黄，脉弦数。

槐花散：槐花（炒）15g，柏叶 15g，荆芥穗（炒黑）15g，枳壳（麸炒）15g，共研细末，每服 5g，日 3 次。

功治：清肠止血，疏风行气。治肠风脏毒下血：便前、便后、便中带血，痔疮出血。

【按】肺与大肠相表里，故治法互参。十灰散、咳血方、槐花散，常入出血辨证的复方中，很少单独使用。如痔漏便血用补中益气汤合槐花散，尿血用小蓟饮子合咳血方，吐血、咯血用桃仁承气汤合十灰散，痰中带血、咳血用百合固金汤合咳血方……以上各种出血，共同病因是血热，笔者常一方统治，自拟“凉血止血汤”。

37. **小蓟饮子**——《济生方》

小蓟饮子藕蒲黄，木通滑石生地当，
炙草山栀淡竹叶，尿血尿赤热淋康。

组成：生地黄（洗）30g，小蓟15g，滑石15g，木通9g，蒲黄（炒）9g，藕节9g，淡竹叶9g，当归（酒浸）6g，山栀子9g，炙甘草6g，水煎服。

功治：凉血止血，利水通淋。治下焦瘀热而致血淋，尿中带血，小便频数，赤涩热痛，或尿血，舌红，脉数。临床上常与咳血方合用，止血通淋效捷。

38. **黄土汤**——《金匮要略·第十》

黄土八两须先煎，芩草术附胶地三，
养血止血温脾阳，诸般出血因虚寒。

组成：甘草、干地黄、白术、附子（炮）、阿胶、黄芩各9g，灶心黄土240g先煎沉淀后，取水煎他药。

功治：温阳健脾，养血止血。治脾阳不足，中焦虚寒：大便下血，或吐血、衄血，妇人崩漏，血色暗淡，四肢不温，面色虚黄、皖白、萎黄，舌淡苔白，脉虚迟大。

【按】各部位的寒性出血在临床不是少数，黄土汤合理中汤最宜。注意：血得温则行，得寒不一定就凝。因为是虚寒，不论阳虚、气虚，不能统血、摄血均致血不归经。在临床，上消化道出血、下消化道出血，内痔出血、膀胱出血、功能性子宫出血等，只要出血时间长的，多有黄土汤的适应证。

39. **胶艾汤**（芎归胶艾汤、胶艾四物汤）——《金匮要略·第二十》

胶二艾三四芍药，归三地六二芎草，
补血止血能安胎，经多崩漏胞阻调。

组成：阿胶（烊）6g，艾叶9g，芍药12g，当归9g，生地黄18g，川芎6g，甘草6g，水煎服。

功治：养血止血，调经安胎。治妇人冲任虚损：崩中漏下；月经过多，淋漓不止；或半产后下血不止；或妊娠下血，腹中疼痛者。《金匮要略》师曰“妇人有漏下者，有半产后因续下血都不绝者，有妊娠下血者，假令妊娠腹中痛，为胞阻，胶艾汤主之”。临床上先兆流产、习惯性流产，妊娠子宫出血、功能性子宫出血，月经过多，产后三周仍恶露不尽，血小板减少性紫癜等有气血不足症状者均可用。

40．**安老汤**——《傅青主女科》

安老一两地参芪，归术山萸黑芥穗，

胶草香附木耳炭，绝经复行带多宜。

组成：大熟地 30g，人参 30g，生黄芪 30g，当归（酒洗）15g，白术（土炒）15g，山茱萸（蒸）15g，黑芥穗 3g，阿胶（蛤粉炒）3g，甘草 3g，香附（酒炒）1.5g，木耳炭 3g，水煎服。

功治：补脾益肾，养阴止血。治年老绝经后忽然经水复行，或下紫血块，或下血淋漓。

【按】绝经后又见出血，或经停后带多不休，服此方效佳。妇人年过五十绝经后，标志着肾气衰、天癸竭，傅氏告诫宜清心寡欲，适遇房事亦草草了事，决不可如少妇过度兴奋，引起绝经后出血、带多。傅氏调治此症立方三处，唯安老汤最宜，亦主年老及脾肾气虚带多不休，见效后疗程宜长，方可久安。凡疗妇科病，要常常想到做详细的专科检查，特别是 45 岁以上的女性，忽然出血，带多异味者，需排除恶性肿瘤。

41．**引精止血汤**——《傅青主女科》

引经止血重地术，参苓车前山茱萸，

黄柏黑姜芥穗炭，交感出血漏红除。

组成：熟地黄（九蒸）30g，白术（土炒）30g，人参 15g，茯苓（去皮）9g，车前子（酒炒）9g，山茱萸（蒸）15g，黄柏 1.5g，黑姜 3g，荆芥穗炭 9g，水煎服。

功治：健脾补肾，凉血止血。

【按】交感出血即同房后出血，多由脾肾虚弱、相火妄动而发，此方最宜。漏红、经血淋漓，责之脾肾者同理。此病是临床常见病，但因患者难于启齿，询问病史时需注意，出血是在晚上出现或起床后发现（绝经后出血也是这个时间），多为"交感出血"。还有一部分妇女常年漏红不绝，多方调治不止，处方引精止血汤也有良效。医者意也，用心细也。

42．**凉血止血汤**（李鸿琦）

凉血止血地倍芪，玄茅草柏芩牛膝，

重用麦冬或山萸，鼻衄热性出血宜。

组成：麦门冬 60g，生地黄 30g，生黄芪 15g，白茅根 15g，玄参 20g，甘草 12g，侧柏叶 15g，炒黄芩 15g，怀牛膝 10g，易汗加山萸肉 20g。

功治：益气滋阴，凉血止血。方由挚友毛银芳传授，专治鼻衄、鼻洪。经多年临床观察：衄血、吐血、咳咯血、眼底出血、脑出血、镜下呼吸道及消化道出血、便血、尿血及妇科各种出血，有血热可辨者，服之都可收到意想不到的疗效。特别是自幼常发鼻出血的青少年，服此方 5 ～ 10 剂后不仅很快止血，而且很少有复发的。

43. **固气汤**——《傅青主女科》

固气汤用参一两，苓术甘草归地黄，
杜仲山萸志五味，血崩胎堕救急方。

组成：人参 30g，白茯苓 6g，炒白术 15g，甘草 3g，当归（酒洗）12g，大熟地 15g，杜仲炭 9g，山萸肉（蒸）15g，远志（去心）10g，五味子（炒）10g，水煎服。

功治：补气摄血。少妇怀孕三个月，行房胎堕，出血不止，或血崩伤气及任何部位的大出血，急则固气，血止后再对症调理。

【按】傅氏用此方治流产大出血。临床上常常遇到月经过多，崩漏不止，及时处方固气汤，血止后再依症调理，这就是“留人治病”。

44. **清热固经汤**——《简明中医妇科学》

清热固经治热崩，地骨地榆地栀芩，
胶龟牡藕棕炭草，骨蒸颧红经妄行。

组成：地骨皮 15g，地榆片 15g，大生地 15g，焦山栀 10g，生黄芩 9g，清阿胶（陈酒炖冲）15g，炙龟板（研粗末先煎）25g，牡蛎粉（包煎）15g，生藕节 15g，陈棕炭 9g，生甘草 3g，水煎服。

功治：清热凉血，固经止血。治肾阴亏虚，相火扰血：崩漏量多色殷红，每到黄昏更多，有时颧赤，身体瘦弱，皮肤干枯，头眩耳鸣或耳聋，咽喉干燥或干痛，口舌碎痛，牙齿动摇或牙龈痛，或午后潮热，或骨热酸痛，掌心灼热，心悸心烦，夜寐不安，腰膝酸软，足跟痛，夜有梦交或兼白淫，大便干燥，小溲黄涩，舌质红有裂纹，舌苔花剥，脉象虚数，尺脉虚大。

45. **固本止崩汤**——《傅青主女科》

固本止崩姜芪参，一两地术半归身，
或入乌贼升麻芍，补气摄血止淋崩。

组成：大熟地（九蒸）30g，白术（土炒焦）30g，当归（酒洗）15g，黑姜 6g，生黄芪 9g，人参 9g，水煎服。

功治：补气摄血，固冲止血。治妇人血多、血崩，昏晕在地，不省人事。服 1 剂血止，服 10 剂不再复发。

【按】经多、崩淋，病因繁杂，疗效难易不定，须细推之，不可大意。此方与固气汤互参。

46. **顺肝益气汤**——《傅青主女科》

顺肝益气治恶阻，一两人参当归苏，
熟地白芍炒神曲，麦冬砂仁陈苓术。

组成：人参 30g，当归（酒洗）30g，紫苏子（炒研）30g，熟地黄（九蒸）15g，白芍（酒炒）9g，炒神曲 5g，麦门冬（去心）9g，砂仁（炒，研）1 粒，陈皮 1g，茯苓 6g，白术（土炒）9g，水煎服。

功治：健脾益气，平冲降逆。治妇人妊娠之后（平素脾虚）肝血太燥，肝气横逆，恶心呕吐，思酸解渴，见食憎恶，困倦欲卧。

【按】恶阻，即妊娠反应，轻重悬殊。宜小柴胡汤重加白芍，加苍术、白术，或逍遥散重用白芍加小量炒枳壳、炒厚朴引，酌入干姜人参半夏丸。临床上有部分孕妇长时间恶心呕吐，水米不进，又怕药物不良反应而不敢吃药，致使重度营养不良，身体极度虚弱，也有部分孕妇长期脾胃虚弱，均予顺肝益气汤如呷茶频服，随服恶心呕吐就能缓解。若遇剧吐不受药者，直肠给药管送药：每次三、五十毫升，1 小时 1 次，也是个好办法。

47. **保产无忧散**（保产十三太保方）——《傅青主女科》

保产无忧归芍芎，贝丝羌草枳朴冲，
炒艾炙芪芥穗姜，逐月间服胎儿宁，
安胎保胎又催产，矫正胎位有奇功。

组成：当归（酒洗、炒）5g，白芍（酒炒）4g，川芎 5g，川贝母（去心）3g，菟丝子（酒炒）4g，羌活 2g，甘草 2g，枳壳（面炒）2g，厚朴（姜炒）3g，艾叶（炒）2g，炙黄芪 3g，黑芥穗 3g，姜 3 片，温服。

功治：益气养血，理气安胎，顺产。《傅青主女科》云："每月三、五服，临产热服，催生如神。"现代观察，可逆性胎位不正服本方 7 ~ 14 剂，矫正胎位有奇效。若能配合艾灸双侧至阴穴 6 ~ 14 天，效果更好。

48. **当归芍药散**——《金匮要略·第二十》

当归芍药芍一斤，三两归芎四术苓，
泽半斤或入丹芩，腰酸腹痛保胎灵。

组成：当归 9g，白芍 50g，川芎 9g，白术 12g，茯苓 12g，泽泻 25g，水煎服。

功治：养血调肝，健脾利湿。治妊娠腹痛，胎动不安及诸般腹痛，水肿，痛经不畅，腰困。

【按】依《金匮要略》原意，当归芍药散是治疗妊娠腹痛、妇人腹中诸疾痛的。笔者在临床中发现，当归芍药散是最适宜现代孕妇的保胎灵丹，经多年的研究实践，加入丹参、川续断，已经固定药物组成和比例，命名“安胎调经丹”。现代人流产，多由“饭饱思淫欲”、房事过度而致冲任斫伤，“食多壅气血”而致气血水湿壅滞，胞脉因此不畅，胎儿得不到滋养，导致胎动不安、流产。当归芍药散养血调肝，健脾利湿，加丹参活血通经，《别录》言“丹参养血安胎”“川断补肝肾、通血脉、养冲任以安胎”，共奏调补肝肾、养血活血、安胎调经之功，最宜现代人的实际情况。若见明显的血瘀经络而不能养胎者，即与《医林改错》的少腹逐瘀汤，亦是良方。详读王清任在少腹逐瘀汤下所论“孕妇体壮气足，饮食不减，并无损伤，三个月前后无故小产……此先有瘀血占其地，胎至三月再长，其内（子宫）无容身之地……故流产”，已经明确提出体壮的孕妇是不可以“补胎”的。笔者三十多年的临床观察，现代人保胎绝大部分宜养血活血，调冲安胎，当归芍药散是基础方，其次是少腹逐瘀汤，宜用补剂者极少。

当归芍药散原主腹中疞痛，临床上常用治妊娠高血压、盆腔炎、附件炎、尿路感染、结肠炎、胃十二指肠炎等，是一张临床应用范围很广的良方。

49. **下乳汤**（李鸿琦）

下乳青柴四物梗，漏芦通草草花粉，
芝麻王不芷甲珠，乳少乳胀奶不通。

组成：青皮 10g，柴胡 12g，当归 30g，生地黄 15g，白芍 15g，川芎 10g，桔梗 6g，漏芦 10g，通草 6g，炙甘草 6g，天花粉 12g，黑芝麻 15g，王不留行 15g，白芷 15g，炮甲珠（研冲）5g，水煎，饭后 1 小时分服。

功治：疏肝理气，养血通乳。健康产妇，乳少不畅，服之即效。方自《傅青主女科》化裁而来，现代人最宜。

50. **生乳汤**（通乳丹）——《傅青主女科》

生乳一两人参芪，当归二两二猪蹄，
桔梗木通麦门冬，虚人无乳服之宜。

组成：人参 30g，生黄芪 30g，当归（酒洗）60g，麦门冬（去心）15g，桔梗 1g，木通 1g，七孔前猪蹄 2 个，将猪蹄炖烂后取汤放凉，除上面浮油后煎药，量不够亦可加水。

功治：补气养血，生化乳汁。治虚弱之体产后无乳。此类体质不论乳汁多少，乳汁的质量都大打折扣，一般不主张给孩子喂奶 。但有的人坚持要母乳喂养，就可以用生乳汤。

第十四章
治风剂

1. **川芎茶调散**——《太平惠民和剂局方》

附：**菊花茶调散**——《医方集解》，**清上蠲痛汤**——《寿世保元》

川芎茶调细荆防，香附荷芷甘草羌，
疏风能止诸头痛，为末饭后茶调尝。
菊花茶调加蚕菊，风热上攻头痛康。
清上蠲痛芎细当，蔓荆草芷羌独防，
芩菊苍术麦门冬，偏正头风效更强。

组成：川芎、荆芥（去梗）各120g，薄荷叶（不见火）240g，细辛（去芦）30g，防风（去芦）45g，香附、白芷、甘草、羌活各60g，共制成散，每服5～10g，日3次，饭后清茶调服。加菊花60g，僵蚕60g，名菊花茶调散。

功治：疏风止痛。治外感风邪头痛，诸般头痛。风热上攻，舌红尖赤，面热面赤者，用菊花茶调散。二方都为治疗头痛的常用方。偏头痛多为跳痛、胀痛、针刺样疼痛，甚至痛引恶心呕吐，导致休克。血管紧张性头痛是部位不定的疼痛，常伴头昏，按压痛处可以缓解或停止，都可处方川芎茶调散。头痛一症临床多见，市面上已有川芎茶调颗粒销售。

清上蠲痛汤：川芎5g，细辛3g，当归5g，蔓荆子5g，甘草2g，白芷5g，羌活5g，独活5g，防风5g，黄芩8g，菊花5g，苍术5g，麦门冬5g，锉粗末，水煎服。

功治：散风热，止头痛。治一切头痛，不论左右、偏正、新久，皆效。常伴睑赤目眵（眼屎），舌红，寸脉浮。

【按】治疗顽固性头痛、三叉神经痛，此方效佳。与川芎茶调散对举，宣泄郁热力强。笔者于民间收集整理的“验方散偏汤”，对偏头痛、血管性头痛、三叉神经痛止痛效果神奇，与本方有异曲同工之妙，只是清热镇痛力更强。诸方中为加强解痉止痛之力，均可配合止痉散。

2. **大秦艽汤**——《素问病机气宜保命集》

附：**小续命汤**——《备急千金要方》

大秦艽用羌独防，石膏归芍二地黄，
芎芷辛芩苓甘术，内外中风效非常。
小续命汤麻黄参，芩桂草芍芎杏仁，
防防附子生姜引，半身不遂风湿痛。

组成：秦艽 15g，川羌活 12g，川独活 10g，防风 12g，石膏 30g，当归 12g，白芍 12g，生地黄 20g，熟地黄 15g，川芎 12g，白芷 12g，细辛 10g，黄芩 10 ~ 15g，白茯苓 12g，甘草 10g，白术 12g，水煎服。

功治：祛风通络，养血活血。治风邪初中经络：口眼歪斜，舌强不能言语，手足不能活动，风邪散见，不拘一经。小续命汤功治雷同，有参附温阳补气，体虚中风属寒及风寒湿痹者宜。注意：古贤辨治中风，并无内风、外风之分。

【按】本方治轻中度脑卒中疗效显著。一般的脑卒中后，只要肢体能够勉强运动的半身不遂，及时服用本方，大多数能恢复到正常运动水平，血脂、血压、血糖过高者疗程要长，疗效也差。笔者治疗脑卒中的处方：秦艽 15g，羌活 12g，独活 12g，防风 12g，川芎 12g，白芷 12g，细辛 10g，黄芩 10 ~ 15g，生石膏 30 ~ 50g，当归 15g，白芍 12g，生地黄 20g，熟地黄 15g，茯神 12 ~ 15g，生白术 10g，炙甘草 10g，桃仁 15g，红花 12g，大便干加大黄 6 ~ 12g。水煎日 1 剂，5 剂见效后坚持服 50 剂以上可愈。风湿、风湿热均宜，也是治疗痹证风湿的常用效方，对白癜风有效。中风、风湿，少补、不补为宜。少数患者确见自汗乏力，喜温怕冷，舌淡脉迟者，服小续命汤，尤宜于老年患者。

小续命汤：麻黄、人参、黄芩、桂心、甘草、芍药、川芎、杏仁、防己各 3g，防风 5g，附子 2g，生姜 15g，水煎服。

【按】原方中用量太轻，笔者临床处方：炙麻黄 10g，生晒参或党参 10g，黄芩 10g，官桂 10g，甘草节 10g，白芍 10g，川芎 10g，杏仁 10g，防己 10g，防风 12g，制附子（先煎）20g，生姜 20g，羌活 12g，桃仁 15g，红花 12g，水煎日 1 剂，分 3 次服。

3. **消风散**——《外科正宗》

附：**当归饮子**——《重订严氏济生方》

消风当归地防风，蝉蜕知母荆苦参，

胡麻苍牛膏草通，湿疹风疹荨麻疹。

当归饮子荆防草，四物三色血虚因。

组成：当归、生地黄、防风、蝉蜕、知母、荆芥、苦参、胡麻、苍术、牛蒡子、石膏各6g，甘草、木通各3g。水煎服。

功治：疏风养血，清热除湿。治风疹、湿疹、皮炎，色红肤痒，抓后渗水，或疮疥瘩瘤，苔白或黄，脉浮数有力。平素体虚而患皮疹者应服当归饮子。

当归饮子：荆芥、防风各12g，生地黄、白芍、当归、川芎、黄芪、何首乌、白蒺藜、炙甘草各6g。

功治：益气养血，祛风止痒。治形体消瘦，血虚肤燥，诸般皮疹，疮疥浸淫，疹燥痂干，或发赤疹瘩瘤，皮肤瘙痒。笔者于中国中医科学院广安门医院进修学习时，蒲辅周弟子薛伯寿老师特别推荐“蒲老临床治疗各种皮肤病的看家方”就是当归饮子。此二方均是发痒性皮肤病的效方。临床上凡遇急、慢性湿疹，风疹，荨麻疹，过敏性皮炎，药物性皮炎，皮肤瘙痒症，神经性皮炎，疥疮等，当从二方中寻治。

4. **散偏汤**——《辨证录》

附：**验方散偏汤**（李鸿琦）

散偏芎芍草柴胡，白芥郁李芷香附。

验方散偏羌防菊，芎芍芩连芷没乳，

蔓荆三仙天麻草，偏正头痛头风图。

组成：川芎30g，白芍15g，生甘草3g，柴胡10g，白芥子10g，郁李仁6g，白芷10g，制香附10g，水煎服。

功治：行气活血，通络止痛。治偏正头痛。

验方散偏汤：羌活12g，防风12g，菊花20g，川芎30～45g，白芍15g，黄芩15g，黄连10g，白芷15g，乳香、没药（包煎）各12g，蔓荆子15g，焦三仙各15g，天麻10g，甘草节12g。

功治：疏风清热，活血止痛。偏正头痛，风热上攻者，绝大多数服本方效佳。头风痛剧者合止痉散加强缓急止痛之功，是笔者多年来治疗偏头痛、紧张性头痛、三叉神经痛的心法。得之民间，用之屡验，望学者验证。若为炎症性的头痛如鼻窦炎、鼻炎，当服李氏历脑汤、陈茶芽煎，辛夷散亦可选。

5．**陈茶芽煎**——《伤寒瘟疫条辨·卷首》

附：**辛夷散**——《严氏济生方·卷五》

陈茶银玄防蔓荆，黑豆辛芎天麻灯，
土茯四两须先煎，郁火偏正头痛停。
辛夷防风羌细辛，藁本白芷升麻芎，
木通甘草各等分，鼻塞头痛嗅不灵。

组成：陈茶叶 15g，金银花 15g，玄参、防风、蔓荆子各 10g，小黑豆 50 粒，辛夷、川芎各 3g，天麻 5g，灯心草 2g，另用土茯苓 120g 煎汤取汁，代水煎上药，共煎 2 次。

功治：清热利湿，通络止痛。原文载“治多年偏正头风疼。重者不过二剂”。

辛夷散：辛夷、防风、羌活、细辛、藁本、白芷、升麻、川芎、木通、甘草各等分，共研极细末，每服 6g，食后清茶调服。

功治：清热祛湿，升阳开窍。治疗肺虚，风寒湿热之气加之，鼻内壅塞，涕出不已，或气息不通，或不闻香臭。常用于鼻窦炎、过敏性鼻炎、鼻息肉的治疗。

【按】治偏正头痛因鼻窦炎、鼻炎引起者。陈茶芽煎、辛夷散、历脑汤同证，首选历脑汤。

6．**牵正散**——《杨氏家藏方》

附：**止痉散**——《流行性乙型脑炎中医治疗法》

牵正散主口眼斜，等分白附僵蚕蝎。
止痉等分蝎蜈蚣，痉厥抽搐挛痛研。

组成：白附子、白僵蚕、全蝎（去毒）各等分，并生用。制细末，每服 5g，日 3 次。

功治：祛风化痰，通络止痉。治风中经络，口眼歪斜（初发的单纯性面神经麻痹最宜）。

止痉散：全蝎、蜈蚣各等分，研服 2g，日 3 次。

功治：祛风止痉。治痉厥、四肢抽搐、面肌痉挛、顽固性头痛、挛痛、关节痛良效，如面神经痉挛、三叉神经痛、小儿抽动症、不安腿综合征、腰椎间盘突出、高烧惊厥、风湿剧痛等，多入复方中冲服。

7．**玉真散**——《外科正宗》

附：**五虎追风散**（史传恩家传方）

玉真散治破伤风，羌芷防风生南星，
白附天麻各等分，或用热酒或尿引。
五虎追风蝉蚕星，天麻全蝎朱砂冲。
牙关紧闭体僵直，动作失调不由人，
共济失调不安腿，挛痛儿童抽动症。

组成：防风、羌活、白芷、天南星、白附子、天麻各等分，研末，每服5g，日3～6次。

功治：祛风化痰，定搐止痉。

五虎追风散：蝉蜕30g（依唐宋度量衡应为41.5g），僵蚕7～9个，天南星6g，天麻6g，全蝎5g，朱砂1.5g，共研细末，每服5g，日3～6次。

【按】二方专治破伤风，临床常合用，破伤风发病少又常住院治疗，故临床上凡遇牙关紧闭，口撮唇紧，身体僵直，角弓反张，即痉挛性动作失调、痉挛性疼痛，如不安腿综合征、顽固的小儿抽动症、小脑性共济失调、帕金森病、三叉神经痛、紧张性头痛、类风湿性关节炎，施之均有很好的疗效。笔者用此二方治疗顽固的儿童多动症、三叉神经痛、帕金森病及类风湿性关节炎的剧痛，都取得很好的疗效。笔者也算广读方书，蝉蜕于处方中用到这么大的量，还没有见到过。

8．**小活络丹**——《太平惠民和剂局方》

小活络丹天南星，二乌乳没与地龙，
肢节挛痛腰腿疼，麻木不仁缘中风。

组成：天南星、制川乌、制草乌、地龙各180g，制乳香、制没药各65g，共制蜜丸服。

功治：祛风除湿，化痰通络，活血止痛。治风寒湿邪留滞经络之证：肢体筋脉挛痛，关节屈伸不利，疼痛游走不定；亦治中风，手足麻木不仁，日久不愈。经络中有痰湿死血，见腰腿沉重，或腿臂间疼痛，如风湿性关节炎、类风湿性关节炎、痛风、退行性关节炎、肩周炎、腰椎病、坐骨神经痛、急性腰扭伤等，用小活络丹解痉止痛效果很好。

9．**大活络丹**——《兰台轨范》

大活络丹五十味，面歪中风身不遂，

腰腿麻疼关节痛，颈胸腰椎虚人对。

组成：白花蛇、乌梢蛇、威灵仙、两头尖（俱酒浸）、草乌、天麻（煨）、全蝎（去毒）、首乌（黑豆水浸）、龟板（炙）、麻黄、贯众、炙甘草、羌活、官桂、藿香、乌药、黄连、熟地黄、大黄（蒸）、木香、沉香各60g，细辛、赤芍、没药（去油、另研）、丁香、乳香（去油、另研）、僵蚕、天南星（姜制）、青皮、骨碎补、白蔻、安息香（酒熬）、黑附子（制）、黄芩（蒸）、茯苓、香附（酒浸，焙）、玄参、白术各30g，防风75g，葛根、豹骨（炙）、当归各45g，血竭（另研）21g，地龙（炙）、犀角（水牛角代）、麝香（另研）、松脂各15g，牛黄（另研）、片脑（另研）各4.5g，人参90g，上共五十味为末，蜜丸如桂圆核大，金箔为衣，每服5g，陈酒送下。

功用：祛湿除痰，通经活络。用治“中枢性”或“周围性”神经麻木、瘫痪，如半身不遂、面神经炎，风湿痹痛、腰腿麻痛、关节疼痛，胸痹心痛，颈椎病、肩周炎、腰椎病、跌打损伤等，是一首扶正祛邪的良方，虚人患痹，久服更好。

10．**羚羊钩藤汤**——《通俗伤寒论》

附：**钩藤汤**——《医宗金鉴》

俞氏羚羊钩藤汤，桑菊茯神鲜地黄，
贝芍竹茹生甘草，发热惊厥抽风良。
钩藤热郁正气伤，参草天麻蝎羚羊。

组成：羚羊角1～5g（先煎，现代多锉粉冲服0.5～1.5g），钩藤（后下）10g，霜桑叶6g，菊花10g，茯神木（茯神）10g，生地黄15g，川贝母12g，白芍10g，鲜竹茹15g，生甘草5g，水煎服。

功治：凉肝熄风，增液舒筋。治肝经热极生风：高热不退，烦闷躁扰，手足抽搐，发为惊厥，甚则神昏，舌绛而干，或舌焦起刺，脉弦而数，

钩藤汤：钩藤9g，羚羊角0.3g，全蝎1g，人参3g，天麻6g，甘草2g，水煎服。

【按】笔者多年的临床观察发现，有部分儿童因一次感冒高热抽风，以后稍有感冒发热，体温达37.5℃以上就会出现惊厥、抽风，施以羚羊钩藤汤，效果很好。若能坚持服用20～30天，即便是再有发热也不会出现抽风。汗多气微神疲，有气虚症状者，即体质差的合钩藤汤；元气有复单服羚羊钩藤汤，补药宜少。在临床上，发热抽风、妊娠子痫、流脑、乙脑、高血压脑病、眩晕、头痛，常有羚羊钩藤汤的适应证。原发性开角型青光眼，若坚持服用羚羊钩藤

汤2个月以上，能完全控制眼底病情的发展，配合加味止痛没药散疗效更好。

11．**镇肝熄风汤**——《医学衷中参西录》

镇肝熄风牛赭重，龙牡龟板芍天冬，
玄参茵陈麦芽草，川楝应将石膏增，
目胀耳鸣脑热痛，眩晕颠仆渐中风。

组成：怀牛膝、生赭石（轧细）各30g，生龙骨（捣碎）、生牡蛎（捣碎）、生龟板（捣碎）、生杭芍、天门冬、玄参各15g，茵陈、生麦芽、川楝子（捣碎）各6g，甘草4.5g，面赤加生石膏50～100g，水煎服。

功治：镇肝息风，滋阴潜阳。治肝肾阴亏，肝阳上亢，气血逆乱：头目眩晕，目胀耳鸣，脑部热痛，心中烦热，面色如醉，或时常噫气，或肢体渐觉不利，口角渐成歪斜，甚或眩晕颠仆，昏不知人，移时方醒，或醒后不能复原，精神短少，脉长有力。

【按】高血压、高血压脑病、脑梗死、脑出血、神经血管性头痛、冠心病心绞痛、更年期综合征、帕金森病、甲亢等，体质如运动员者本方最宜。

12．**建瓴汤**——《医学衷中参西录》

建瓴倍加牛山药，代赭龙牡地黄芍，
柏子仁加铁锈水，中风悸烦失眠好。

组成：生怀山药30g，怀牛膝30g，生赭石（轧细）24g，生龙骨（捣细）18g，生牡蛎（捣细）18g，生怀地黄18g，生杭白芍12g，柏子仁12g，铁锈水（今多用生铁落）30g。

功治：镇肝息风，滋阴安神。治肝阳上亢：眩晕，耳鸣耳胀，心悸健忘，烦躁不宁，失眠多梦，或脘腹逆气上顶，或头重足轻，行走不实，时欲倒仆，或已舌强言语不利，口眼歪斜，半身麻木或不遂，脉弦长而硬，或寸盛尺弱，或伏脉。

【按】镇肝熄风汤是由建瓴汤演化而来，二方治病范围雷同，证治应互参。建瓴汤有柏子仁、铁锈水宁神，对“渐中风”有烦悸、失眠者更宜，一般情况下还是首选镇肝熄风汤。

13．**天麻钩藤饮**——《杂病证治新义》

天麻钩藤石决明，牛膝栀芩杜寄生，
益母茯神夜交藤，失眠头痛眩晕停。

组成：天麻10g，钩藤（后下）12g，石决明（先煎）18g，川牛膝12g，山栀子、黄芩、杜仲、桑寄生、益母草、朱茯神、夜交藤各9g。

功治：平肝息风，清热活血，补益肝肾。治肝阳上亢：眩晕头痛、失眠，舌红苔黄，脉弦数。

【按】临床上治疗高血压，高血压脑病，神经性、紧张性头痛，内耳眩晕，自主神经功能紊乱，更年期综合征等，有失眠、多梦、面热、脉数、脉弦数者最宜。与镇肝熄风汤证治相同，但天麻钩藤饮是针对偏瘦不胖的体质。

14．**阿胶鸡子黄汤**——《通俗伤寒论》

阿胶鸡子黄白芍，石决钩藤牡蛎草，
生地茯神络石藤，筋惕瘛疭眩晕调。

组成：陈阿胶（烊冲）6g，鸡子黄（先煎带水）2个，生白芍9g，石决明15g，双钩藤6g，生牡蛎12g，清炙甘草2g，生地黄12g，茯神木12g，络石藤9g。

功治：滋阴养血，柔肝息风。治邪热久羁，灼烁阴血：筋脉拘急，手足瘛疭，类似风动，或头目眩晕，舌绛苔少，脉细数。

【按】临床上不论任何病症，经常出汗，内伤阴血，有头身摇动，筋脉拘急，非强直困痛者均宜。

顺便说说鸡子黄的炮制，笔者的用法是：取鸡蛋去蛋清后打匀，其他中药煎好过滤后冲入即可，其熟度比日常冲鸡蛋稍差点。

15．**大定风珠**——《温病条辨》

附：**小定风珠**、**三甲复脉汤**——《温病条辨》

大定风珠地黄芍，三甲麦味麻仁胶，
甘草鸡子黄后入，筋脉动惕欲脱牢。
小定淡菜生龟板，胶鸡童便依次调。
三甲复脉甘草胶，地芍麦冬心动消。

组成：干地黄18g，生白芍18g，生牡蛎12g，生龟板12g，生鳖甲12g，麦门冬（连心）18g，五味子6g，麻仁6g，阿胶（烊）9g，炙甘草12g，生鸡子黄1个，水煎服。

小定风珠：阿胶6g，鸡子黄1个，淡菜9g，生龟甲18g，水煎去渣后，先入化阿胶，再入鸡子黄搅匀，药温和入童便，顿服。

三甲复脉汤：生龟甲30g，生鳖甲24g，生牡蛎15g，炙甘草18g，阿胶（烊）9g，生地黄18g，生白芍18，麦门冬15g，水煎服。

【按】三方均滋阴息风，治热邪久羁，热灼真阴，或误汗、误下，重伤津液。吴氏描述："神倦瘛疭，为厥，为哕，心中憺憺大动，筋脉动惕欲脱，甚则心痛者。"大、小定风珠、三甲复脉汤与阿胶鸡子黄汤，均主阴液重伤之虚弱体质有"虚风"征象者，大、小定风珠证阴液更伤，体质更虚。临床症状有不自主的头摇，颈项部拘挛僵直，被动性动作不能自持，手足拘挛颤抖不能书写，患者自觉周身振摇，心虚欲脱，连说话都没了力气，常有虚脱感；多数患者身体消瘦。临床上西医的什么病容易出现这种症状？依笔者观察，凡容易出汗失水的病症，到了一定阶段常可出现这种症状。最常见的是虚弱体质流感、长时间发热后、腹泻脱水后、外感反复出汗后，内伤杂病经常出汗也可出现身摇肢颤。临证处方阿胶鸡子黄汤合大、小定风珠，取效后减量，服药时间宜长，因有形的阴液恢复需要时日。

16. **地黄饮子**——《黄帝素问宣明论方》

地黄饮子山茱斛，桂附巴戟苁蓉茯，
麦味菖志姜枣薄，瘖痱踉跄欲倒仆。

组成：熟地黄 12g，山茱萸 9g，石斛 9g，巴戟天（去心）9g，肉苁蓉（浸酒，焙）9g，附子（炮）6g，官桂 6g，白茯苓 6g，麦门冬（去心）6g，五味子 6g，石菖蒲 6g，远志（去心）6g，入薄荷、生姜、大枣，水煎服。

功治：滋肾阴，补肾阳，开窍化痰。治瘖痱证：舌强不能言，足痿不能行，口干不欲饮，行走踉跄欲仆是最典型的症状，脉沉而细弱。

【按】凡手或足痿弱无力，或患侧逐渐瘦削，口干，脉细，或语言不利，或头重脚轻均效，对延髓、脊髓空洞症疗效理想，但疗程要长，此方也是印会河老师治疗"骨痨"的心法。临床报道用治共济失调、高血压脑病、脑动脉硬化、脑卒中后手足不便、梅尼埃病、难治性甲亢等不论什么原因导致的步态不稳，踉跄欲仆，此方最好。

17. **桂枝芍药知母汤**——《金匮要略•第五》

桂枝芍药知母汤，桂防知四五术姜，
芍三甘麻附二枚，体虚关节肿痛大。

组成：桂枝 12g，白芍 9g，防风 12g，知母 12g，炙甘草 6g，炙麻黄 6g，制附子（先煎）30g，生姜 15g，白术 15g，水煎日 1 剂，空腹服。

功用：祛风除湿，温阳散寒，佐以清热。仲景云"诸肢节疼痛，身体尪羸，脚肿如脱，头眩短气，温温欲吐""历节疼不可屈伸"。

【按】临床上用于剧烈的关节痛伴关节肿；身体消瘦而关节疼痛肿胀，双足常肿，面色暗黄或下肢肿胀如脱。此方最宜日久、体虚的老年关节困痛肿大者。先汤后丸，远期疗效很好。

18．**古今录验续命汤**——《金匮要略·卷五》

古今录验续命汤，杏四十粒芎一两，
麻桂参归膏姜草，各用三两风痱良。
四肢软瘫或言难，还治咳逆面肿大。

组成：麻黄、桂枝、人参、当归、石膏、干姜、甘草各9g，杏仁12g，川芎3g，水煎服，汗微出可愈，不汗出更服。勿当风。

功治：祛风扶正，开泄表闭。“治中风痱，身体不能自收，口不能言，冒昧不知痛处，或拘急不得转侧”“并治但伏不得卧，咳逆上气，面目浮肿。”

【按】用治周期性麻痹，遇外感、劳累、饮酒或用激素后发作。四肢软瘫如泥，重者影响到膈肌，言语呼吸困难“口不能言”，再用力亦不能随意转侧。格林-巴利综合征是最典型的“中风痱”，肌肤麻木，痛觉、触觉迟钝。还用于癔症，急性脊髓炎，多发性肌炎、皮肌炎，脊髓灰质炎。

周期性麻痹处方古今录验续命汤不仅取效快且不易复发。格林-巴利综合征、急性脊髓炎、多发性肌炎、脊髓灰质炎这四种病的初发急性期，使用此方的同时，最好加服激素醋酸泼尼松30～50mg，早上顿服，能及时控制病情。

第十五章
治燥剂

1．**杏苏散**——《温病条辨》

杏苏散内二陈前，生姜大枣枳壳桔，

或入苏芥菜箙子，燥咳凉咳嗌干痉。

组成：杏仁、紫苏叶、半夏、茯苓、前胡各9g，橘皮、苦桔梗、枳壳各6g，甘草3g，生姜10g，大枣3枚。

功治：轻宣凉燥，理肺化痰。治凉燥外袭：头微痛，恶寒无汗，咳嗽痰稀，鼻塞咽干，苔白，脉弦。

【按】一般咳嗽、咽干者均宜，不拘秋令。如上呼吸道感染，急、慢性支气管炎，咳嗽，口干咽干但咽部不红，首选杏苏散。此方是老中医冯瑞璋先生治疗咳喘的看家效方。

2．**桑杏汤**——《温病条辨》

附：**翘荷汤**——《温病条辨》

桑杏栀豉沙贝梨，温燥干咳咽燥宜。

翘荷桔草栀绿豆，干咳咽痛窍不利。

组成：桑叶5g，杏仁5g，沙参6g，象贝母、栀子皮、淡豆豉、梨皮各3g，水煎服。

翘荷汤：连翘12g，薄荷6g，桔梗10g，炙甘草5g，栀子皮6g，绿豆皮6g，水煎服。

功治：清宣温燥，润肺止咳。治温燥外袭，邪在肺卫：身不甚热，干咳无痰，咽干口渴，右脉数大。温燥化火则清窍不利，耳鸣目赤，龈胀咽痛，合翘荷汤。此二方常用于秋季上呼吸道感染，急、慢性支气管炎，支气管扩张咯血，百日咳等咽红咽燥者，气候干燥时最宜。

温燥与凉燥的区别要点：关键看咽部。咽部红赤干燥是温燥，咽部不红或干燥是凉燥。如前所述，咽红充血是风热，咽不红是风寒。

3．**清燥救肺汤**——《医门法律》

清燥救肺桑膏杷，参杏草胶麦胡麻，
干咳喘逆身热痛，鼻咽口舌燥干夸。

组成：霜桑叶9g，石膏（煅）8g，枇杷叶（刷去毛，蜜涂，炙黄）3g，人参2g，杏仁2g，甘草6g，真阿胶（烊）6g，麦门冬（去心）4g，胡麻仁（炒，研）6g。

功治：清燥润肺，益气养阴。治温燥伤肺：头痛身热，干咳无痰，气逆而喘，咽喉干燥，鼻燥，胸满胁痛，心烦口渴，舌干无苔，脉虚大而数。

【按】燥热咽干、咽部深红的这种燥是焦躁燎热，周身皮肤不适或痛，面部干燥红赤，口渴饮水，旋即又干，舌燥少津，咽干或咳。欲救温燥，此方最好。临床报道还用于支气管扩张，急、慢性支气管炎，支气管哮喘，肺结核，放射性肺炎，百日咳，干燥综合征，肺癌等有燥渴津伤者。至于处方用量，笔者临床常以本方量三倍使用。

4．**沙参麦冬汤**——《温病条辨》

沙参麦冬生扁豆，玉竹花粉桑叶草，
咽干口渴或发热，舌红少津咳痰少。

组成：沙参9g，麦门冬9g，生扁豆4.5g，玉竹6g，天花粉4.5g，冬桑叶4.5g，生甘草3g，水煎服。

功治：甘寒生津，清养肺胃。治燥伤肺胃阴分：咽干口渴，或热，或干咳少痰。

【按】治燥五方，凉一温四，凉燥常发，不限秋季。温燥时在秋令，症凶易变。清燥救肺汤是温燥的主方，常合沙参麦冬汤。沙参麦冬汤还用治秋季上呼吸道感染、急性支气管炎，也用于萎缩性胃炎、慢性咽炎、小儿肺炎、便秘的治疗。

5．**养阴清肺汤**——《重楼玉钥》

养阴清肺地麦芍，玄贝丹皮薄荷草。
酌加桑叶银翘芩，咽燥热疫白喉消。

组成：大生地6g，麦门冬、玄参各9g，白芍（炒）9g，贝母（去心）、牡丹皮各5g，薄荷、生甘草各3g，水煎服。

功治：养阴清肺，解毒利咽。治白喉：喉间起白如腐，不易拨去，咽喉肿痛，初起发热或不发热，鼻干唇燥，呼吸有声，似喘非喘，或咳或不咳。

【按】白喉是急性传染病。凡咽鼻眼干燥、咽红少津、干咳少痰者，用之最效，不止于白喉。方中药量嫌轻，宜酌加量，尤其是白喉急症，须量重频服方效。1986 年 6 月，山西省柳林县东南白喉流行，一度交通闭阻，村庄隔离，县医院、防疫站组织人员前往，笔者随医疗队前往，经讨论决定，已病者依次静脉输注青霉素、红霉素，重症者临时加激素，配合中药。预防用中药，大锅煎熬取汁，凡有可能接触人群连服五天以上。当时的处方：僵蚕 10g，蝉蜕 6g，大黄 6g，生地黄 12g，玄参 15g，麦门冬 15g，川贝母 10g，牡丹皮 10g，白芍 10g，薄荷 5g，水煎 3 次，每次 20 分钟，分服。由于救治及时，无一例死亡。接触人群没有发病的。后来在临床上凡遇急性咽喉炎、扁桃体发炎、声带水肿出血、慢性唇炎、干燥综合征、小儿肺炎后期有干燥征象者，笔者均先从养阴清肺汤、清燥救肺汤中求治。

6. **百合固金汤**——《医方集解》

百合固金贝母当，麦冬玄参二地黄，
桔梗白芍生甘草，喘咳痰血盗汗康。

组成：百合 12g，贝母 12g，当归身 9g，麦门冬 12g，玄参 5g，熟地黄 9g，生地黄 9g，桔梗 4g，白芍 3g，甘草 3g，水煎服。

功治：滋润肺肾，止咳化痰。治肺肾阴伤：咳痰带血，咽喉燥痛，手足心热，骨蒸盗汗，舌红少苔，脉细数。临床上肺结核中期，支气管扩张症，肺大疱，慢性咽炎，肺炎后期、肺癌等，常有百合固金汤的适应证。

7. **麦门冬汤及加减**——《金匮要略·第七》

麦冬七升三合粳，枣十二枚二草参，
降逆和胃夏半升，咳呛痰黏虚热宁。
加入山药以代粳，丹芍桃仁治倒经。

组成：麦门冬 210g，粳米 15g，甘草 6g，人参 6g，半夏 15g，大枣 4 枚，水煎服。

功治：滋养肺胃，降逆下气。①肺阴不足：咳逆上气，咳痰不爽，或咳吐涎沫，口干咽燥，手足心热，舌红少苔，脉虚数。②胃阴不足：气逆呕吐，口渴咽干，舌红少苔，脉虚数。临床上支气管扩张、慢性支气管炎、尘肺病、肺结核、慢性咽炎、胃及十二指肠溃疡、萎缩性胃炎、妊娠呕吐等有肺胃阴虚症状者均宜麦门冬汤。

【按】麦门冬汤加入山药、牡丹皮、赤芍、桃仁，治疗倒经，即经前、经期衄血、咯血、吐血，经血反而很少，甚则无经血，此方良效。笔者用法：经前三五日开始每日1剂，连服10剂以上。于下次月经来潮前再服10剂，一般两次即愈。具体处方：麦门冬100g，炙甘草10g，生晒参6g，半夏15g，牡丹皮10g，赤芍15g，桃仁15g，怀牛膝12g，大枣6枚，水煎服。

8．**琼玉膏**——《洪氏集验方》引申铁瓮方

琼玉参苓生地蜜，痨瘵咯血短力气。
五劳七伤诸不足，养生健身效堪奇。

组成：人参75g为末，白茯苓151g为末，生地黄800g捣汁，白蜜500g。

功治：滋阴润肺，益气补脾。治肺阴亏损：虚痨干咳，咽燥咯血，肌肉消瘦，气短乏力。

【按】补药熬制膏饯者，此方最好，虚人服之“填精补髓，肠化为筋……万神俱足，五脏盈溢，髓实血满，发白变黑，返老还童……开通强志……神识高迈”。此为修制人申铁瓮先生原话。细考人参，《本经》曰其“补五脏，安精神”。重用生地黄，《本经》言其“填骨髓，长肌肉”，《别录》云其“主男子五劳七伤，补五脏，利耳目”。茯苓补中健胃，开心益智。蜂蜜是古今公认的天然补品，《本经》言其“疗心腹邪气，安五脏诸不足，益气补中”。这样一张处方，有虚者必然适宜，养生者可健身长寿，唯痰湿体质者宜慎。具体修制详原文解释，自制制剂国家是不允许的。

第十六章 祛湿剂

1. **平胃散**——《太平惠民和剂局方》

附：**胃苓汤**——《丹溪心法》，**不换金正气散**（不换金散）——《太平惠民和剂局方》，**柴平汤**——《景岳全书》，**茵陈胃苓汤**——《感证辑要》

平胃苍术草陈朴，脘胀口淡呕恶吐，
嗳气吞酸怠惰卧，体沉苔腻脉缓服；
胃苓寒湿困脾适；不换金加半夏藿；
柴平祛湿治温疟；茵陈胃苓阴黄除。

组成：苍术（去黑皮）120g，陈橘皮 60g，厚朴（去粗皮，涂生姜汁）90g，炙甘草 30g。制细末，每服 6g，日 3 次。现在多水煎服。

功治：燥湿运脾，行气和胃。治湿滞脾胃：脘腹胀满，不思饮食，口淡无味，呕吐恶心，嗳气吞酸，肢体沉重，怠惰嗜卧，常多自利，舌苔白腻而厚，脉缓。

胃苓汤：即平胃散合五苓散。祛湿和胃，行气利水。治疗寒湿所困而致的胃脘疼、背中冷。

不换金正气散：即平胃散加半夏、藿香。行气化湿，和胃止呕。治瘴疫时气，霍乱吐泻。

【按】平胃散、胃苓汤、不换金正气散，常用于消化不良，流感、肠胃型感冒，胃肠功能紊乱，胃炎，胃十二指肠炎，急、慢性肝炎，肾病水肿期，秋季婴幼儿腹泻，结肠炎等。

柴平汤：即小柴胡汤合平胃散。和解少阳，祛湿和胃。治湿疟一身尽疼，手足沉重，寒多热少，脉濡。常用于夏秋季流感、肠胃型感冒、慢性肝炎、乙型肝炎、慢性胆囊炎、慢性胃炎等。

茵陈胃苓汤：即胃苓汤加茵陈。治黄疸色暗，脘腹胀闷不能食，泛恶，困顿。

【按】湿胜困脾的阴黄与阳虚气伤的阴黄不同，平胃散到茵陈胃苓汤是治疗湿困脾土的阴黄良方。

2. **藿香正气散**——《太平惠民和剂局方》

附：**六和汤**——《医方考》

藿香正气腹皮苏，甘桔陈苓术厚朴，
夏曲白芷姜枣引，霍乱瘴疟水土服。
六和砂仁六君藿，杏仁扁豆木瓜朴，
脾虚湿伤头重痛，脘闷困倦濡泻除。

组成：藿香（去土）90g，大腹皮、白芷、紫苏、茯苓（去皮）各30g，半夏曲、白术、陈皮（去白）、厚朴（去粗皮，姜汁炙）、苦桔梗各60g，炙甘草75g，制粗末，每次15g煎服，生姜、大枣引。

功治：解表化湿，理气和中。治外感风寒，内伤湿滞：霍乱吐泻，发热恶寒，头痛，胸膈满闷，脘腹疼痛，舌苔白腻，如肠胃型感冒。

【按】阴暗潮湿、人迹罕至之处，或人头攒动、空气闭塞之地，或遇严重的雾霾，都可能中“山岚瘴气”；饮食不洁，过食生冷，水土不服易致急性胃肠炎，晕车晕船等引起胃肠不适，霍香正气散都有良效，还用于治疗夏秋季发作的鼻窦炎、鼻炎、“空调病”、夏季皮炎、荨麻疹、湿疹等。

六和汤：人参6g，白术10g，茯苓10g，炙甘草5g，半夏15g，陈皮15g，白扁豆（炒）12g，砂仁6g，藿香12g，杏仁12g，木瓜10g，厚朴15g。

功治：健脾醒脾，理气化湿。治中气素弱，寒湿困脾：脘腹满闷，干呕泛恶，神疲困倦，便滞濡泻。宜于脾胃素弱而感寒湿引起的“藿香正气证”，亦是常用良方。

3. **茵陈蒿汤及加减**——《伤寒论》第236、260条

附：**栀子柏皮汤**——《伤寒论》第261条

茵陈蒿汤治阳黄，茵陈先煎用六两，
栀十四枚大黄二，阴黄加附子干姜。
栀子柏皮栀十四，草一柏二亦退黄。

组成：茵陈18g，栀子12g，大黄6g，先煎茵陈10分钟许，再入栀子，后下大黄。

功治：清热利湿退黄。

栀子柏皮汤：栀子 12g，黄柏 6g，炙甘草 3g，水煎服。

【按】二方均为治黄疸之要方，且合用。对一般的黄疸都有良效，宜治黄疸型肝炎、胆囊炎、十二指肠壅积症、急性湿疹等。阴黄加附子、干姜，或用茵陈四逆汤。黄疸湿困、湿重亦属阴黄，当服茵陈胃苓汤。但黄疸轻重殊别，病因复杂，辨治宜细，疗效稍差需做详细的检查，不可延误。

4. **藿朴夏苓汤**——《医原》

附：**三仁汤、黄芩滑石汤**——《温病条辨》

藿朴夏苓有三仁，泽泻豆豉合猪苓，
湿温恶寒热不扬，面垢苔滑胸脘闷；
三仁半叶滑朴通，温留气分湿邪重；
身热不扬苔厚润，胸闷不饥身重痛；
黄芩滑石通猪苓，腹皮苓皮白蔻仁，
湿热交炽苔黄滑；偏表偏湿偏热分。

组成：藿香 6g，厚朴 5g，姜半夏 5g，赤苓 9g，杏仁 9g，生薏苡仁 12g，白豆蔻末 2g，泽泻 5g，淡豆鼓 9g，猪苓 5g，水煎服。

功治：芳香化浊，行气渗湿。治湿温初起，恶寒无汗，身热不扬，肢体困倦，肌肉烦疼，面色垢污，口不渴或渴不欲饮，胸脘痞闷，大便溏而不爽，舌苔白滑或腻，脉濡缓或沉细似伏。

恶寒罢而苔白厚润，身重疼痛，不渴或渴不喜饮，胸闷不饥，面色淡黄，用三仁汤宣畅气机，清利湿热。

三仁汤：杏仁、半夏各 15g，飞滑石、生薏苡仁各 18g，白通草、白蔻仁、竹叶、厚朴各 6g，水煎服。

发热缠绵，汗出热减，继而发热，苔黄润滑腻，脉缓身痛，用黄芩滑石汤清热利湿。

黄芩滑石汤：黄芩 9g，滑石 9g，通草 3g，猪苓 9g，大腹皮、茯苓皮各 9g，白蔻仁 3g。

主内不能运水谷之湿，外复感时令之邪，致脉缓身疼，舌淡黄而滑，渴不多饮，或竟不渴，汗出热解，继而复热。

【按】此三方为治湿温的主方，宜于夏秋季流感，特别是暴发流感成瘟疫高热病程缠绵者，吴鞠通言“头痛恶寒，身重疼痛，舌白不渴，脉弦细而濡，面色淡黄，胸闷不饥，午后身热，状若阴虚，病难速已，名曰湿温”“长夏深秋冬日同法，三仁汤主之”。若有明显的恶寒身疼宜藿朴夏苓汤，已有化热，“舌淡黄而滑，汗出热解，继而复热”者用黄芩滑石汤。

细查西医传染病学对伤寒、副伤寒的临床描述：表情淡漠，食欲不振，腹胀，腹泻或便秘，反复高热，玫瑰疹……与温病诸家对湿温的论述极其相似。

此三方在临床上常用于治疗夏秋季流感、消化不良、腹泻、肠胃功能紊乱、非特异性结肠炎、急性肝炎、中耳炎、风湿热、布鲁菌病、手足口病、肾盂肾炎等。杨承岐先生特别强调“天下最多湿热病”“湿热缠身，百病由生”，历数十年心得，著《十年一剑三仁汤》，书中从湿热论治，巧用、活用三仁汤，施于临床各科取得良好效果，可见湿热为病的广泛性。巧用、活用三仁汤，亦离不开藿朴夏苓汤、黄芩滑石汤的相佐。

温病诸家用药轻灵，药量避重，药味较多，一般温病均宜。但若是温热重症，温疫流行，则用量须重，方可挽大证于危急。用药轻者有吴又可、叶天士、吴瑭、王孟英，用量重者以余霖、杨栗山为代表。

5. **甘露消毒丹**（普济解毒丹）——《温热经纬》

甘露消毒蔻藿香，茵陈滑石木通菖，
芩翘贝母射干薄，暑疫湿温湿热疮。

组成：飞滑石 450g，绵茵陈 330g，淡黄芩 300g，石菖蒲 180g，川贝母、木通各 150g，藿香、连翘、白蔻仁、薄荷、射干各 120g，制末。每服 10g，煎令香气大出或沸水冲服，日 3 次。

功治：利湿化浊，清热解毒。治湿温时疫，邪在气分：发热困倦，胸闷腹胀，肢酸咽肿，身黄，颐肿，口渴，小便短赤，吐泻，淋浊，舌苔淡白或厚腻或干黄。

【按】王孟英录于《医效秘传》而重用甘露消毒丹，方治广而疗效佳。凡湿温、暑瘟夹湿、时疫，如西医学之高热不退，夏秋季流感，黄疸型肝炎，胆囊炎，急性胃肠炎，扁桃体炎，淋巴结炎，中耳炎，各类皮肤病湿润、流水者最宜，也是笔者治疗湿热性皮肤病之心法。

笔者曾遇到一例急性湿疹继发感染的男性患者，周身无一处健康皮肤，皮损丘疹水疱云集，全身流黄汁脓水不止，神志昏昧，高热 13 天，体温 39 ~ 40℃不退，输液打针 13 天未效，故请中医会诊。笔者的老师贾德新先生力荐笔者诊治，笔者用甘露消毒丹加生地黄、双花、栀子、生石膏、大黄，3 剂热退，5 剂皮疹退了大半，经 20 天调治而愈。患者敲锣打鼓锦旗相送，笔者从此声名鹊起。这，就是笔者的老师！甘为人梯。多年来笔者对于高热不退、湿热性皮肤病的固定处方是：滑石 35g，茵陈 30g，黄芩 25g，连翘 15g，薄荷 10g，藿香 12g，白豆蔻仁 6g，木通 10g，石菖蒲 15g，川贝母 10g，射干 6g，生地黄 20g，金银花 15g，栀子 15g，生石膏 30 ~ 50g，大黄 6 ~ 15g，第一煎 10 分钟，第二煎 20 分钟，日 1 ~ 2 剂。

笔者由“非典”、新型冠状病毒感染所见资料分析，认为当从湿热疫论治。初期予荆防败毒散、十神汤，稍显症状即予达原饮、柴胡达原饮、藿朴杏苓汤、三仁汤、甘露消毒丹。若是寒疫，必遵仲景方组合的“清肺排毒汤”。

6. **连朴饮**——《霍乱论》

附：**蚕矢汤**——《霍乱论》

连朴菖夏芦栀豉，霍乱吐泻因湿热；
蚕矢汤用大豆豉，苡仁木瓜芩连栀，
半夏通草淡吴萸，霍乱转筋服须急。

组成：川连（姜汁炒）3g，制厚朴 6g，石菖蒲 3g，制半夏 3g，淡豆豉（炒）9g，焦栀子9g，芦根 60g。

功治：清热化湿，理气和中。

【按】霍乱乃烈性传染病，已属罕见病。现在临床上凡上吐下泻有湿热的，轻者用连朴饮，重者用蚕矢汤清热利湿，升清降浊，都有良效。王清任治霍乱从瘟毒发于血分立论，初起用解毒活血汤，脱水转筋者用急救回阳汤。王孟英从湿热论治，初发用连朴饮，转筋脱水者用蚕矢汤。可见随时运、气候的不同，霍乱症状表现亦有不同。临床上有上吐下泻症状的，从二贤论治中辨证选方更为全面，如急性肠胃炎、肠胃型食物中毒、伤寒、副伤寒、胆汁反流性胃炎等，都可辨证施用。

蚕矢汤：蚕沙（包）15g，大豆黄卷、薏苡仁各 12g，木瓜、黄连各 9g，黄芩 3g，焦栀子 5g，制半夏、通草各 3g，吴茱萸 1g，地浆水或阴阳水煎。

【按】古人将刚刚从自然水井中打上来的水名新汲水，现在很容易，自来水即是。选干净地面，掘地三尺许，挖到黄土层，放进新汲水充分搅浑后（古贤要求顺时针搅拌千遍）的沉淀水即是地浆水。阴阳水：一半新汲水，一半开水，合一起即是。

7. **八正散**——《太平惠民和剂局方》

附：**五淋散**——《太平惠民和剂局方》

八正等量通车前，大黄滑石瞿麦扁，
炙草栀子灯心引，热淋血淋尿痛痊。
五淋散主血热淋，赤芍赤苓归栀甘。

组成：车前子、萹蓄、瞿麦、滑石、山栀子仁、炙甘草梢、木通、大黄（面裹，煨，去面，切，焙）各500g，制成细末，每剂10g，沸水冲服，日3次。

功治：清热泻火，利水通淋。治湿热下注：热淋、血淋，尿浊、尿痛，小便浑赤，淋漓不畅，小腹急满，口燥咽干，舌苔黄腻，脉滑数。

五淋散：赤芍、赤茯苓、当归、栀子、甘草（用量酌定），水煎服。

功治：清热凉血通淋。治肾虚热郁而发五淋，小便短赤或尿血。如石淋：尿浑尿浊而下“沙石”，伴尿刺痛、尿血或尿中断，或突发一侧腰、腹剧烈刺痛，多可放射至会阴、尿道；气淋：小腹气胀、憋胀，尿道坠胀，小便涩滞；膏淋：小便混浊如米油，落地如兔子尿，或尿如膏脂，排出不畅；热淋：尿意急迫，小便频数短涩、灼热刺痛，小腹拘急胀痛，或发寒热，高热，口苦，呕恶，常有大便干结，苔黄腻，脉滑数；血淋：小便涩热刺痛，尿色深红或挟血块，伴小腹及尿道疼痛，满急加剧，舌尖红苔黄，脉滑数；劳淋：诸淋不愈，时轻时重，因劳则发。治从五淋，方用五淋散与以上治淋诸方化裁。

【按】八正散是热淋、血淋尿不利最常用方。血淋服五淋散清热凉血，利水通淋。二方合用，常用于治疗膀胱炎，尿道炎，前列腺炎，肾盂肾炎，泌尿系结石，术后、产后尿潴留。有尿频、尿急、尿痛一项者即可施用八正散合五淋散。淋病极易反复，缠绵难愈，所以古贤有“淋家”一词，制成散剂较长时间服用方可根治。唯石淋应做超声检查，如果石头大应先碎石后服药。

8. **二妙散**——《丹溪心法》

附：**三妙散**——《医学正传》，**四妙散**——《成方便读》，**加味二妙汤**（经验方）

二妙黄柏与苍术，三妙当把牛膝伍，
四妙继增薏苡仁，湿热肿疼带疮愈。
加味二妙黄柏术，桑苡忍冬木瓜卓，
牛膝防己驱风湿，麻痿肿疼带疮除。

组成：黄柏（炒）、苍术（米泔水浸，炒）各15g。

功治：清热燥湿。治湿热下注：筋骨疼痛，或双脚痿软无力，或足膝红肿热痛，或湿热带下，或下部湿疮，小便短黄，舌苔黄腻；或双脚麻木，或如火烙之势。笔者治疗四肢湿疹，外阴、肛周湿疹，外阴脓肿，下肢静脉炎，下肢静脉血栓溶栓后或失溶栓时机后，下肢静脉曲张，血栓闭塞性脉管炎，风湿热，过敏性皮炎，手足癣及继发感染，掌跖脓疱病、掌跖角化症等，常以四妙散变增为加味二妙汤一方统治：生黄芪 15g（易汗者 30g），川芎 12g，当归 15g，皂角刺 15g，黄柏 15g，苍术 15g，薏苡仁 20g，怀牛膝 12g，忍冬藤 18g，桑枝 15g，木瓜 12g，防已 12g，水煎日 1 剂，空腹分三四次服。一般 5 剂即效，疗程 20 ～ 40 天。

9．**五苓散**——《伤寒论》第 71、72、73、74、141、156、244、386 条，《金匮要略·第十二》

附：**茵陈五苓散**——《金匮要略·第十五》

五苓散用半两桂，泽泻一两六铢兑，
猪茯白术十八铢，烦渴不饮伴浮脉，
头眩吐涎脐下悸，诸般积水吐利瘥。
茵陈量倍五苓散，黄疸湿重利水快。

组成：茯苓 10g，猪苓 10g（去皮），白术 10g，泽泻 17g，桂枝 7g（去皮，企边桂），制末，每服 10g，日 3 次。

功治：利水渗湿，温阳化气。治①外感表证，内停水湿：头痛发热，烦渴欲饮，或水入即吐，汗出而小便不利，舌苔白，脉浮。②水湿内停：泄泻，水肿小便不利，霍乱吐泻等。③痰饮：脐下动悸，吐涎沫而头眩，或短气而咳。黄疸湿重，泄泻、脘闷者用茵陈五苓散，或茵陈蒿汤合五苓散。

【按】《伤寒论》关于五苓散的论述有 8 条，综归于临床上：广泛用于体内积水，如肝硬化腹水，心包积液，脑积水，关节腔积液、胸腔积液，胃潴留、呕吐，睾丸鞘膜积液，肾积水，羊水过多，体虚胖，功能性浮肿，脂肪肝，内耳眩晕；水液不能正常布化的干燥综合征，尿崩症，自汗、盗汗；腹主动脉亢奋，任何部位的肌肉跳动；腹泻便溏，酒后腹泻，黄褐斑等，只要有水气可辨者首先考虑五苓散。黄煌教授治疗肥胖症，用五苓散加生黄芪 60g，葛根 20g 或怀牛膝 12g，麻黄 6 ～ 12g，坚持服药 2 个月以上，减肥效果很好。

10．**猪苓汤**——《伤寒论》第223、319条

附：**猪苓散**——《金匮要略·第十七》

猪苓利水能育阴，等量胶泽滑二苓，
或呕或咳或下利，尿难发热渴喜饮。
改散二苓术等分，血淋发热尿不灵。

组成：猪苓（去皮），茯苓、泽泻、阿胶（炮珠）、滑石（碎）各10g，水煎服。

功治：利水渗湿，养阴清热。治水热互结：小便不利，发热，口渴欲饮，或心烦不寐或咳嗽，呕恶，下利；又治血淋，小便涩痛，点滴难出，小腹满痛。临床报道主要用于治疗尿道炎、膀胱炎等下尿路感染者。

11．**防己黄芪汤**——《金匮要略·第二、第十四》

附：**防己茯苓汤**——《金匮要略·第十四》

防己黄芪两一芪，七钱半术一两己，
甘草半两姜枣引，风湿风水汗出宜。
防己茯苓六两苓，防桂黄芪三两均，
合草二两治皮水，脉浮肢肿聂聂动。

组成：防己12g，黄芪15g，甘草（炒）6g，白术9g（汤剂常用量）。

功治：益气祛风，健脾利湿。治卫表不固，风水或风湿：汗出恶风，小便不利，身重，舌淡苔白，脉浮。

防己茯苓汤：防己9g，茯苓18g，桂枝9g，黄芪9g，炙甘草6g。

功治：利水消肿，益气通阳。治皮水：四肢肿，水气在皮肤中，四肢聂聂动者。

【按】此二方常用于急、慢性肾炎，肾盂肾炎，妊娠水肿，心衰水肿；功能性水肿，风湿性关节炎、类风湿关节炎等见浮肿、乏力、易汗、下肢关节疼痛、便溏者。

12．**五皮散**——《华氏中藏经》

附：**葵子茯苓散**——《金匮要略·第二十》

五皮皮水妊肿宜，陈苓姜桑大腹皮。
或入五加地骨皮，均可增强消肿力。
葵子茯苓疗子肿，身重恶寒尿不利。

组成：生姜皮、桑白皮、陈橘皮、大腹皮、茯苓皮各9g，水煎服。

功治：利水消肿，理气健脾。治脾虚湿盛：皮水。一身悉肿，肢体沉重，心腹胀满，上气喘急，小便不利；妊娠水肿；苔白腻，脉沉缓。与防己黄芪汤、防己茯苓汤互参。

葵子茯苓散：葵子 50g，茯苓 9g，共研制散，每服“方寸匕”（2g），日 3 次。现在常入汤剂。与五皮散相合专治妊娠水肿。

13．**苓桂术甘汤**——《金匮要略·第十二》

附：**苓桂甘枣汤**——《金匮要略·第八》，**甘姜苓术汤**（肾着汤）——《金匮要略·第十一》

苓四桂三二术草，胸胁支满眩悸讨。
去术加入十五枣，悸动欲作奔豚消。
干姜苓四二术草，腰腹困重是肾着，
加茸川断狗羌茜，腰椎突出劳损好。

组成：茯苓 12g，桂枝（去皮）9g，白术 6g，炙甘草 6g，水煎服。

功治：温阳化饮，健脾利湿。治中阳不足引起痰饮：胸胁支满，目眩心悸，或短气而咳，舌苔白滑，脉弦滑。

【按】临床上用于胃潴留、慢性胃炎、消化不良、慢性支气管炎、慢性肾炎、心衰水肿、梅尼埃病等，胃脘部有振水声，背中冷。苓桂术甘汤常与五苓散合用。胃中痰饮有背中冷，寒湿中阻亦有背中冷，可从苓桂术甘汤、五苓散、胃苓汤中求治。

苓桂甘枣汤：茯苓 24g，桂枝 12g，甘草 6g，大枣 15 枚，水煎服。

功治：降逆行水。治“发汗后，脐下悸者，欲作奔豚”。

【按】发汗后出现脐下跳动，是水气蓄滞，苓桂甘枣汤行化水气以降逆。苓桂术甘汤、五苓散都可考虑化裁合用，因为它们的共同适应证是瘦人有水气。甘姜苓术汤亦可考虑。

甘姜苓术汤：炙甘草 6g，干姜 12g，茯苓 12g，白术 6g，水煎服。

功治：祛寒除湿。治寒湿下侵之肾着病：身重，腰及腰以下冷痛，如坐水中，“腹重如带五千钱”（腰痛及胯或下肢困重）。

【按】方证简单，疗效卓著。甘姜苓术汤加鹿茸、川续断、狗脊、羌活、茜草治腰椎病捷效，是笔者多年来治疗腰椎间盘突出、腰肌劳损的“抓主症方”。

甘姜苓术汤方中干姜，笔者多改用生姜皮或生姜，意在增强利水化湿之功。腰椎间盘突出是临床常见病、多发病，青壮年常由坐、站姿势不当或从事特殊工种（如电焊工）腰部长时间屈曲，腰椎受压、变形，感受风冷寒湿而发。笔者常用一张处方统治：鹿茸（研冲）3g，甘草节或炙甘草10g，生姜皮10g或生姜25g，茯苓15g，白术10g，川续断15g，狗脊15g，茜草10g。若因外伤及岔气发作者合复元活血汤；因外感发作或加重者合麻黄加术汤或葛根汤，近二年多合葛根汤。配合纠正坐、站姿势：腰部平卧垫枕，每天坚持一小时以上，见效更快。若临床痊愈后制丸巩固，很少有复发的。另外，五苓散的诸多停水症，只要有腹冷重或腰困疼或重者，合用甘姜苓术汤疗效更好。

【按】五苓散及苓桂术甘汤、苓桂甘枣汤、甘姜苓术汤四方共八味药，其中，用茯苓4次，白术3次，桂枝3次，甘草3次，猪苓、泽泻、干姜、大枣各1次。药简方约，都是治病的良方，从相同的用药便知它们共同调治水蓄体内的病症，患者当是“亚健康”体质。胃脘痞闷，胸胁支撑，其人背中冷，眩悸，心下（胃中）有振水声者用苓桂术甘汤；脐周及小腹跳动不适（腹主动脉跳动），有逆气上行感者用苓桂甘枣汤；腰胯沉重、弛痛（如腰椎病、腰肌劳损）或“腹重如带五千钱”，处方甘姜苓术汤；其他部位蓄水，不论是医生检查还是仪器检查有水饮停留者，五苓散一方统治。五苓散也可以入其他三方中以助功力。

14. **真武汤**——《伤寒论》第82、316条

真武温阳利水饮，三两生姜芍药苓，
附子一枚白术二，呕去附改姜半斤，
咳加半升五味子，一两干姜与细辛，
伤寒发热心下悸，胕肿颤摇眩仆停。

组成：茯苓、芍药、生姜（切）各9g，附子（炮，去皮，破八片）15g，白术6g，水煎服。

功治：温阳利水。治脾肾阳虚，水气内停。《伤寒论》第82条：“太阳病发汗，汗出不解，其人仍发热，心下悸，头眩，身瞤动，振振欲擗地者，真武汤主之。”第316条：“少阴病，二三日不已，至四五日，腹痛，小便不利，四肢沉重疼痛，自下利者，此为有水气。其人或咳，或小便利，或下利，或呕者，真武汤主之。”

【按】临床上阳虚水泛之人外感，首先出现身摇颤抖、欲仆倒地，一般体温并不高，予服真武汤即止，即便体温高的，服真武汤后体温也就正常了。

再诵《伤寒论》第82条“太阳病发汗，汗出不解，其人仍发热，心下悸，

头眩，身瞤动，振振欲擗地者”，多么精练形象的一则门诊病历！上学时老师反复强调门诊病历应如何如何完整，具体到实践中，一个门诊医生确实是要有好功底，才能够写成这样精练的病历。

营养不良性水肿、慢性肾炎、肾功能不全、甲状腺功能减退，慢性支气管炎、肺气肿、肺心病、心衰水肿、慢性肠炎、梅尼埃病等见浮肿、身摇或颤抖不稳、心悸者，施以真武汤效果立竿见影。但慢病日久者服药时间需长。笔者于临床处方：茯苓 10g，白芍 10g，白术 10g，生姜皮 10g，鹿茸（研入）3g，制附子 6g，玉竹 15g，加了鹿茸、玉竹疗效更好。

15. **附子汤**——《伤寒论》第 304、305 条

附子少阴寒湿侵，二枚附子二两参，
四两白术三芍苓，背寒肢冷骨节疼。

组成：炮附子 30g，人参 6g，茯苓 9g，白术 12g，芍药 9g，水煎服。

功治：温经助阳，祛寒化湿。治阳虚寒湿内侵：《伤寒论》第 304、305 条：“少阴病，得之一二日，口中和，其背微恶寒。”“身体痛，手足寒，骨节痛，脉沉者，附子汤主之。”

【按】寒邪直中少阴，脉微细，但欲寐，用麻黄细辛附子汤。若明显怕冷特别是背部怕冷，可予附子汤。寒邪直中少阴，有身摇颤抖者，是素有阳虚水泛的体质感寒，乃真武汤证。若现骨节烦疼，周身困痛，畏寒怕冷，因寒发作或加重的仍宜附子汤。此三方适应证又与再造散证不同，再造散证怕冷的同时更有精神萎靡，整日喜卧不欲动，感冒后更是卧床不起。而寒邪直中少阴的人，从医生角度看是阳虚体质，但表现是“亚健康”状态，平时精神是可以的。

临床上用于痛痹、着痹，以及恶寒、疼痛为主症的神经、肌肉和关节疾病，如偏头痛、丛集性头痛、紧张性头痛、三叉神经痛、梨状肌综合征、腰肌劳损、筋膜炎、风湿性关节炎、类风湿关节炎、颈椎病、肩周炎、强直性脊柱炎、腰椎间盘突出、腰椎管狭窄、肥大性脊柱炎、退行性膝关节炎、痛风、心衰水肿、慢性肾炎、慢性肠炎、血栓闭塞性脉管炎等。《金匮要略·妇人妊娠病脉证并治第二十》篇记载：“妇人怀娠六七月，脉弦发热，其胎愈胀，腹痛恶寒者，少腹如扇，所以然者，子脏开故也，当以附子汤温其脏。”故临床上用治慢性盆腔炎、带下病均有报道。前提是脾肾阳虚的体质因寒发作或加重，或秋冬发作或加重，以疼痛、僵直、活动不便为主症，舌淡红或暗淡，苔不燥或水滑，舌体偏大，脉沉细弱或弦大不力，都是附子汤的应用指征。关于附子的用法用量，

古今常有争议。首先，主张用制附子；其次，重量一枚平均按 15g 计算，强调大者是 20g 许；再次，主张用附子必须配干姜，是为制约其毒性，协助提高疗效。

近年来扶阳风气盛行，有的人就是喜欢用大量的附子。笔者的建议是：第一，找对患者，因为所谓附子中毒的，主要见于过敏体质的人。第二，由小量开始逐渐加量，“胆欲大而心欲小”。笔者的用法是遵守《药典》规定，逐渐加量，或附子用 15g 以内，加入鹿茸温补阳气又好，副作用又小。

16. **实脾散**——《重订严氏济生方》

实脾厚朴术附姜，茯苓草果槟木香，
木瓜炙草姜枣引，水肿腹胀大便溏。

组成：厚朴（去皮，姜制，炒）、白术、附子（炮，去皮、脐）、干姜（炮）、白茯苓（去皮）、草果仁、大腹子、木香（不见火）、木瓜（去瓣）、炙甘草各 15g，制散。每服 5 ~ 10g，姜、枣为引，日 3 次。

功治：温阳健脾，行气利水。治阳虚水肿，身以下肿甚，手足不温，口不渴，胸腹胀满，大便溏薄，舌苔厚腻，脉沉迟者。常用于慢性肾炎、肾病综合征、心衰水肿、肝硬化腹水、老年特发性水肿、肿瘤致腹水肿胀等。特征是水肿，便溏，以腹胀满为甚。所以制散，服用需久。

17. **萆薢分清饮**——《丹溪心法》

附：**程氏萆薢分清饮**——《医学心悟》

萆薢分清菖乌药，益智泽泻茯苓草，
膏淋白浊如米泔，舌淡脉沉湿浊消。
程氏萆薢分清饮，黄柏菖蒲术茯苓，
车前丹参莲子心，白浊膏淋尿黄清。

组成：萆薢 12g，菖蒲 15g，乌药 15g，甘草 10g，益智仁 12g，泽泻 6g，一方加茯苓 12g，水煎服。

程氏萆薢分清饮：川萆薢 6g，黄柏（炒褐色）、石菖蒲各 15g，茯苓、白术各 3g，莲子心 3g，丹参、车前子各 5g，水煎服。

功治：温肾利湿，分清化浊。治下焦虚寒：小便白浊，频数无度，白如米泔，凝如膏脂。若淋浊尿频，尿涩尿黄，舌红苔黄，是已化热，宜程氏萆薢分清饮。

【按】尿液呈白色如兔子尿，尿液检查多无异常，可伴尿急、尿频，应当做尿三杯试验。西医无对证治法，中医用萆薢分清饮疗效很好。二方也用于前列腺炎、尿路感染、淋病、慢性肾盂肾炎、高尿酸血症、盆腔炎等，但对乳糜尿特效。笔者常用处方：萆薢 15g，石菖蒲 15g，乌药 12g，炙甘草 10g，茯苓 15g，益智仁 12g，黄柏 15g，椿皮 20g，灯心引。

18. **羌活胜湿汤**——《内外伤辨惑论》

附：**当归拈痛汤**（拈痛汤）——《医学启源》

羌活胜湿独活芎，蔓甘藁本与防风。
项强肩凝转侧难，头肩腰背重痛轻。
当归拈痛羌防芩，参草二术泽猪苓，
知葛苦参升茵陈，湿热疮疡遍身疼。

组成：羌活、独活各 6g，炙甘草、防风各 3g，蔓荆子 3g，川芎 2g，藁本 6g。

功治：祛风胜湿止痛。治风湿在表：肩背项痛不可回顾，或腰脊重痛不能转侧，头痛身重，苔白，脉浮。

【按】夏秋季流感、感冒，露肩风（肩周炎、肩凝症），着痹，风湿性关节炎，类风湿关节炎，强直性脊柱炎，骨关节炎，骨质增生等有疼痛、沉重、活动不便，无问肩背腰腿，均为本方的治疗指征，常合甘姜苓术汤。项背肩臂重痛者笔者常合葛根汤：羌活 15g，独活 12g，川芎 15g，藁本 12g，蔓荆子 12g，防风 12g，姜黄 12g，炙甘草 10g，葛根 15g，炙麻黄 10g，桂枝 6g，水煎日 1 剂，分 3 次，饭后 1 小时服。治肩周炎、颈椎病、风湿骨病，都有很好的疗效。

当归拈痛汤：当归身 10g，羌活 15g，防风 10g，升麻 3g，葛根 6g，白术 3g，苍术 10g，人参 6g，甘草 15g，苦参 6g，黄芩（炒）6g，知母 10g，茵陈（炒）15g，猪苓 10g，泽泻 10g，水煎服（现代用法）。

功治：利湿清热，疏风止痛。治湿热相搏，外受风邪致遍身关节疼烦，或肩背沉重，或脚气肿痛，脚膝生疮，舌苔白腻或微黄，脉濡数。现在常用于风湿热、类风湿、脚气感染及下肢皮肤病。

19. **蠲痹汤**——《杨氏家藏方》

蠲痹当归芍芪羌，防风甘草姜黄姜，
肩项臂痛手脚麻，阴雨寒冷痛难当。

组成：当归 5g，白芍 5g，黄芪 5g，羌活 5g，防风 5g，甘草 3g，姜黄 5g，生姜 10g，水煎服。

功治：祛风除湿，蠲痹止痛。治营卫两虚：风湿痹痛，肩项臂痛，手足麻木，遇阴雨寒冷发作或加重。如类风湿关节炎、强直性脊柱炎、骨关节炎、风湿性关节炎、颈椎病、肩周炎、臂丛神经痛、书写痉挛等因阴雨寒冷加重者此方最宜，与附子汤互参，唯气虚、阳虚程度不同而已。

20．**独活寄生汤**——《千金要方》

附：**三痹汤**——《妇人良方》

独活寄生艽防辛，地芍归芎桂茯苓，
杜仲牛膝人参草，腰膝僵痛或不仁。
三痹去寄加芪断，手足拘挛风痹宁。

组成：独活 9g，桑寄生、秦艽、防风、细辛、地黄、芍药、当归、川芎、肉桂心、茯苓、杜仲、牛膝、人参、甘草各 6g。

功治：祛风湿，止痹痛，益肝肾，补气血。治痹证日久，肝肾两虚，气血不足证。腰膝疼痛、痿软，肢节屈伸不利或麻木不仁，畏寒喜温，心悸气短，舌淡苔白，脉细弱。常用于慢性关节炎、类风湿关节炎、强直性脊柱炎、骨关节炎、风湿性坐骨神经痛、腰肌劳损、腰椎间盘突出、骨质疏松症、小儿麻痹等。三痹汤含于独活寄生汤的加减中。

21．**鸡鸣散**——《朱氏集验方》

鸡鸣苏陈桔槟榔，木瓜吴萸姜皮姜，
脚气足胫肿冷痛，筋脉浮肿脚痛康。
或合加味二妙散，湿热下注均可商。

组成：槟榔 7 枚，陈皮、木瓜各 30g，吴茱萸 6g，桔梗 15g，生姜（和皮）15g，紫苏茎叶 9g。上药共研制散，分八份。取一份水煎两次，去渣取汁，放于床头，次日五更分二三次冷服。冬天稍加温亦可。“服此药至天明，大便当下一碗许黑粪水，即是肾家感寒湿毒气下来也。”

功治：行气降浊，宣化寒湿。治①风湿脚气：足胫肿重无力，麻木冷痛，或痛不可忍，恶寒发热，或挛急上冲，甚至胸闷泛恶。②风湿流注：脚痛不可忍，筋脉浮肿。

【按】与四妙散、加味二妙散化裁合用，对湿热下注诸般症状都有良效。临床上因维生素 B_1 缺乏引起的干性、湿性脚气，单纯性下肢水肿，特发性水肿，风湿热，下肢静脉炎，慢性湿疹，足癣继发感染，掌跖脓疱病、掌跖角化病，下肢外伤感染不愈，处方鸡鸣散合四妙散疗效很好。

笔者治疗干性、湿性脚气，下肢湿疹，足癣继发感染，掌跖脓疱病、掌跖角化病，一方统治：生黄芪 15g，甲珠（研入）4g 或皂角刺 15g，紫苏叶 10g，吴茱萸 6g，桔梗 15g，生姜皮 10g，槟榔 6g，木瓜 12g，黄柏 15g，薏苡仁 15g，苍术 15g，怀牛膝 12g，水煎日 1 剂，空腹服。

22. **香砂养胃丸**（中药制剂手册）

香砂养胃术厚苓，藿草香附枳实陈，
半夏白蔻焦三仙，纳呆吞酸胃闷疼。

组成：木香 21g，砂仁 21g，白术（麸炒）30g，橘皮 30g，茯苓 30g，法半夏 30g，香附（醋炙）21g，焦山楂 21g，炒麦芽 21g，炒神曲 21g，枳实 21g，豆蔻仁 21g，厚朴 21g，藿香 21g，甘草 9g，共研制水丸。每丸 6 ~ 9g，日 2 ~ 3 次，空腹服。临床处方汤剂时，折二分之一量，水煎服。

功治：温中散寒，和胃止痛。治湿困脾阳：脘闷纳少或胃疼，或吞酸，四肢困倦，面黄，舌润。临床上用于治疗慢性胃炎、萎缩性胃炎、胃十二指肠炎并溃疡、消化不良等，先汤后丸，也是“酒家”常用的保健药。

23. **葛花解酲汤**——《脾胃论》

附：**竹茹汤**——《普济本事方》

葛花解酲香青陈，参术二苓蔻砂仁，
神曲干姜枳椇泻，酒家呕逆神乱宁。
竹茹汤独重葛根，草夏姜枣竹茹引，
胃热心烦喜冷饮，酒客呕吐不能停。

组成：葛花 15g，木香 10g，青皮（去瓤）10g，陈皮（去白）、人参（去芦）、白术、猪苓（去黑皮）、白茯苓各 10g，白豆蔻仁 、砂仁各 10g，神曲（炒黄）、干生姜、泽泻各 12g，枳椇子 20g（方中剂量是笔者经验用量）。水煎服。

功治：化酒祛湿，温中和胃。治饮酒过度，湿伤脾胃：呕吐呃逆，心神烦乱，胸膈痞塞，手足战摇，饮食减少，头眩，体倦，小便不利。胃炎、胃十二指肠溃疡、消化不良、自主神经紊乱、十二指肠壅积症等，均可用葛花解酲汤。

竹茹汤：葛根 60g，甘草 2g，姜半夏 2g，制粗末，取 15g，用生姜 3 片，竹茹如弹子大，大枣 1 枚，煎汤送服。

功用：清热解酒，和胃止呕。专治胃热呕吐及饮酒过多引起的呕吐，与葛花解酲汤互参或合用。

24．**香附旋覆花汤**——《温病条辨》

香附旋覆花汤方，时邪悬饮胸疼胀，
苏陈苓夏薏苡仁，或入葶苈十枣汤。

组成：生香附 9g，旋覆花（绢包）9g，苏子霜 9g，陈皮 6g，茯苓块 9g，半夏 15g，薏苡仁 15g，水煎服。

功治：祛痰行水，行气宽胸。治外感温邪，闭阻肺气致饮留胸肋而发悬饮，多是一侧胸肋支撑胀痛，气沉、短气、不彻底性咳嗽，咳则胸肋痛，发病前多有外感或伴高热。

【按】已经有水则入葶苈子、十枣汤、甲珠或水蛭；水饮消后易玉竹或黄精继服两周以上善后方可，药证合则水消效捷，能彻底治愈，不留胸膈粘连。也有患者无任何自觉症状，体检时发现胸水，方治同效。同时需排除恶性病所致者。治渗出性胸膜炎（多数是结核性），笔者临床处方：香附 12g，旋覆花（包煎）12g，紫苏子 20g，陈皮 20g，茯苓 20g，半夏 20g，薏苡仁 20g，葶苈子 30g，甘遂 10g，大戟 10g，白芥子 15g，龙眼肉 25g 或大枣 15 枚，水煎日 1 剂，频服。胸水消至 20mL 以内去大戟，甘遂减半，加黄精或玉竹 25g，逐水 10 天左右，巩固 20 天，疗程一般是 1 个月。

肿瘤致胸水者处方相同但疗程须长，“巩固处方”或汤或丸以年而论，笔者经治 6 例患者，最长生存到第 7 年仍健在。本方是治疗肿瘤的效方，并非单纯的逐水方。

25．**宣痹汤**——《温病条辨》

宣痹汤治湿热痹，防杏夏滑翘薏苡，
栀子蚕沙赤小豆，痛加姜黄海桐皮。
骨节疼烦或发热，加地膏茜皮肤宜。

组成：防己 15g，杏仁 15g，滑石 15g，连翘 9g，山栀子 9g，薏苡仁 15g，半夏（醋炒）9g，晚蚕沙 9g，赤小豆皮 9g，水煎服。

功治：清热祛湿，通络止痛。治湿热痹：寒战热炽，骨节疼烦，各种疼痛属湿热者，常见于风湿热、痛风、强直性脊柱炎，功治与加味二妙汤互参。加生地黄、生石膏、茜草或甲珠，常用治湿热性皮肤病如急、慢性湿疹，足癣继发感染，掌跖脓疱病，药疹，结节性红斑，病毒性疱疹，脓疱病等。

26．**石韦散**——《外台秘要》

石韦瞿麦车前子，王不天葵合滑石，

大黄金钱量加减，尿浊尿石尿痛止。

组成：石韦（去毛）60g，瞿麦 30g，滑石 150g，车前子 90g，天葵子 60g，王不留行 30g，一方加大黄 30g，金钱草 60g，制散，每服 9g，日 3 次，空腹服。

功治：清热利水，活血通淋。治淋家小便不利，溺时刺痛，或尿出砂浊，宜于输尿管结石、输尿管结石碎石后、尿石症、尿道综合征、尿路感染等，与胆道排石汤互参。

27. **瓜蒌瞿麦丸**——《金匮要略·第十三》

附：**当归贝母苦参丸**——《金匮要略·第二十》

瓜蒌瞿麦一瞿麦，花粉二两附一枚，
薯蓣苓三化水气，尿闭苦渴缘停水。
当归贝母苦参丸，功主妊娠小便难。
归母苦参各等分，加滑石粉亦治男。

组成：天花粉 6g，瞿麦 3g，山药 9g，茯苓 9g，附子 15 ~ 20g，蜜制为丸，每服 9g，日 3 次。

功治：温肾利水，生津润燥。治肾不化气，水气内蓄致小便不利，小腹憋胀，其人干渴难忍，仲景描述为“苦渴”。肾病水肿少尿期最常见这种症状。方中附子量不可减少！

当归贝母苦参丸：当归、贝母、苦参各等分，末之，炼蜜丸如小豆大，饮服 3 丸，加至 10 丸。

《金匮要略·妇人妊娠病脉证并治第二十》篇“妊娠小便难，饮食如故，归母苦参丸主之”，方后注明加滑石也能治疗男子小便不利。临床上体虚人尿路感染最宜，不限于妇人妊娠。也有报道用此方治疗带下黄臭、阴道炎、盆腔炎、前列腺炎、皮肤湿疹，特别是外阴湿疹、皮炎等。

第十七章
祛痰剂

1．**二陈汤**——《太平惠民和剂局方》

附：**温胆汤**——《三因极一病证方论》，**黄连温胆汤**——《六因条辨》，**导痰汤**——《妇人良方》，**涤痰汤**——《奇效良方》

二陈陈夏草茯苓，燥湿化痰此方宗，
痰多肢困胸膈闷，眩悸舌润呕恶心。
加入枳实与竹茹，汤名温胆可宁神；
黄连加入温胆汤，化痰清火心神宁。
导痰枳实南星加，痰涌眩厥胸痞松；
继加菖参涤痰汤，痰迷心窍言不能。

组成：半夏（汤洗七次）、橘红各15g，白茯苓9g，炙甘草4.5g，水煎服。

功治：燥湿化痰，理气和中。治湿痰咳嗽，痰多色白易咯，胸膈痞闷，恶心呕吐，肢体困倦，或头眩心悸，舌苔润，脉滑。

【按】临床上，二陈汤合小青龙汤治疗支气管炎、百日咳、哮喘、肺心病；合枳实、竹茹、黄连，治疗神经衰弱之心烦失眠及更年期综合征；合苍术、白术名苍白二陈汤，治疗急慢性胃炎、神经性呕吐；合泽泻汤治疗梅尼埃病、椎 - 基底动脉供血不足即后循环供血不足；合天南星、炒枳实、石菖蒲、人参治疗中风不语、癫痫、抑郁症、喉中痰鸣有声者。以上只是列举了二陈汤的一些应用，在临床上还有很多很多的加味处方。燥湿化痰、理气豁痰、清热化痰、涤痰开窍均为不同原因而致的痰湿立法，故称二陈汤为治痰的宗方。

温胆汤：半夏6g，陈皮6g，茯苓5g，炙甘草5g，枳实（麸炒）6g，竹茹6g，水煎服。

功治：理气化痰，清胆和胃。治胆胃不和，痰火扰心致心烦不眠，或呕吐呃逆，惊悸不宁，癫痫等，加入黄连更增清心除烦之功，名黄连温胆汤。临床上治疗神经症，急、慢性胃炎，支气管炎，梅尼埃病，更年期，癫痫等常用。

导痰汤：半夏 12g，橘红 5g，赤茯苓 5g，炙甘草 5g，天南星 3g，枳实 5g，水煎服。

功治：燥湿祛痰，行气开郁。治痰涎壅盛，胸膈痞塞，或咳嗽恶心，饮食少思，以及肝风挟痰，呕不能食，头痛眩晕，甚或痰厥者。梅尼埃病、椎 - 基底动脉供血不足，合泽泻汤最好。

涤痰汤：半夏 8g，橘红 12g，茯苓 6g，炙甘草 5g，天南星 8g，枳实（麸炒）6g，人参 5g，石菖蒲 5g，水煎服。

功治：涤痰开窍。治中风，痰迷心窍，舌强不能言，喉中痰鸣，辘辘有声，舌苔白腻，脉沉滑或沉缓。

【按】体胖人士的脑卒中，语言不利，喉中痰鸣者最宜。

2．**十味温胆汤**——《证治准绳》

十味温胆熟地参，二陈汤合炒枣仁，
枳实远志味姜枣，心虚胆怯神悸惊。

组成：熟地黄 3g，人参 3g，半夏 9g，陈皮 9g，茯神 5g，粉甘草 3g，酸枣仁（炒）3g，枳实（麸炒）9g，远志 3g，五味子 3g，生姜 5 片，大枣 1 枚，水煎服。

功治：益气养血，化痰宁心。治心胆虚怯，痰浊内扰：触事易惊，惊悸不眠，夜多噩梦，短气自汗，耳鸣目眩，四肢浮肿，饮食无味，胸中烦闷，坐卧不安，舌淡苔腻，脉沉缓。

【按】患者是个健康人，但无论环境安全与否，无端恐惧，不敢独居，哪怕有个小孩陪伴也行，并无其他病状，此方最效。临床报道也用治癫痫及神经症、抑郁症、单纯失眠、心律失常等，有一个共同症状：无端恐惧。笔者临床处方：半夏 15g，陈皮 15g，茯神 15g，炙甘草 10g，熟地黄 20g，生晒参 6g，炒枣仁 20g，远志 15g，五味子 6g，枳实 12g，干姜 5g，大枣 7 枚，水煎日 1 剂，空腹服。5 剂即效。

3．**指迷茯苓丸**——《是斋百一选方》

指迷茯苓丸半夏，风硝枳壳姜汤下，
中脘停痰肩臂疼，肢肿咯痰脘闷罢。

组成：茯苓 100g，枳壳（麸炒）50g，制半夏 200g，芒硝 25g，制水丸，每服 6g，日 2 ～ 3 次，姜汤送服。

功治：燥湿行气，软坚消痰。治痰停中脘：两臂疼痛，或四肢浮肿，舌苔白腻，脉弦滑，或咳嗽痰多，胸脘满闷。

【按】两臂疼痛从痰论治，背困体胖或瘦人有痰者此方改汤，或合羌活胜湿汤效果更好。

4. **清气化痰丸**——《医方考》

附：**清金化痰汤**——《医学统旨》

清气化痰杏蒌仁，茯苓枳实芩胆星，
陈夏姜汁糊丸服，痰黄黏稠胸膈闷。
清金化痰栀蒌仁，桔梗二母芩麦冬，
桑皮苓草化橘红，痰黏黄稠及肺痈。

组成：制半夏 150g，陈皮 100g，茯苓 100g，黄芩 100g，瓜蒌仁霜 100g，胆南星 150g，苦杏仁 100g，枳实 100g，共制水丸，每服 6g，日 2 ～ 3 次。现代常水煎服。

功治：清热化痰，理气止咳。治痰热内结：咳嗽痰黄但不是脓痰，咯痰不爽，胸膈痞满，小便短赤，舌红、苔黄腻，脉滑数。如急性支气管炎、支气管扩张感染、肺炎等，常有浓稠黄痰者。

清金化痰汤：黄芩、山栀子各 8g，桔梗 10g，麦门冬、桑白皮、贝母、知母、瓜蒌仁、橘红、茯苓各 5g，甘草 2g，水煎，饭后服。

功治：清肺化痰。治郁热阻肺，咽喉干痛，鼻出热气，嗽痰难出，色黄且浓，或带血丝，或出腥臭，面赤。

【按】与清气化痰汤互参。亦宜于“肺痈”，与千金苇茎汤合用。

5. **小陷胸汤**——《伤寒论》第 138 条

小陷胸治小结胸，一两黄连夏半升，
瓜蒌一枚涤痰热，心下痞闷按之疼。

组成：黄连 3g，半夏（洗）15g，瓜蒌大者一枚（45g），水煎服。

功治：清热化痰，宽胸散结。《伤寒论》第 138 条“小结胸病，正在心下，按之则痛，脉浮滑者”，咯痰黄稠，苔黄腻。

【按】“心下痛”，就是剑突下疼。临床上反流性食管炎，急、慢性胃炎，胆囊炎，黄疸型肝炎，冠心病，急性支气管炎，肺心病，肺脓疡，常有胸脘痞闷疼痛，适时或复方用小陷胸汤最好。

6. **柴胡陷胸汤**——《通俗伤寒论》

柴胡陷胸半连芩，枳实桔梗姜蒌仁，
口苦苔黄脉滑数，少阳证兼胸闷疼。

组成：柴胡3g，姜半夏9g，小川连2.5g，苦桔梗3g，黄芩4.5g，瓜蒌仁（杵）15g，小枳实4.5g，生姜汁4滴（冲服），水煎服。

功治：和解清热，涤痰宽胸。治少阳证具，胸膈痞闷，按之痛，寒热往来，呕恶不食，口苦且黏，目眩，或咳嗽痰稠，苔黄，脉滑数。

【按】小柴胡汤合小陷胸汤即柴胡陷胸汤。临床上胃炎挟感，急、慢性胆囊炎，胆汁反流性胃炎，支气管炎都有柴胡陷胸汤的适应证。临床用量笔者一般取原方量的三倍。

7. **滚痰丸**（礞石滚痰丸）——《丹溪心法附余》

礞石滚痰芩大黄，佐以风硝与沉香，
癫狂惊悸奇诡状，便秘苔黄脉滑长。

组成：大黄、黄芩各240g，礞石30g，芒硝30g，沉香15g，共制水丸，每服6g，早上服。

功治：泻火逐痰。治实热老痰：癫狂惊悸，或怔忡昏迷，或咳喘痰黄，或胸满痞闷，或眩晕耳鸣，或绕项结核，或口眼蠕动，或不寐，或梦寐奇怪之状，或骨节卒痛难以名状，或噎息烦闷，大便秘结，舌苔黄厚，脉滑数有力。

【按】各种精神病见情绪激动、精神亢奋不能自制的常用效方。笔者临床处方：大黄50g，芒硝30g，黄芩50g，礞石30g，木香15g，僵蚕20g，蝉蜕10g。仿丸药量改汤，沉香改为木香，水煎日1剂，3天以上不大便的1日2剂。药专量大，服药后患者很快腹泻，随之就能安静下来，继之予杨氏“治温十五方”调理，一般的躁狂症患者很快就能够安静清醒。精神分裂症只要是急性、短期，没有“大脑退化”的患者，多取良效，没有一例因用药量大而发生意外的。这就是特殊病例特殊用药，并非孟浪之言，常记“胆欲大而心欲小”。

沉香、檀香，笔者自取得执业药师资格以来再不使用。市场上的沉香充斥着不同程度的假药，如无油的沉香木高压注油、杂木增香注油，最粗劣的手段是染色配上香料浸泡。檀香则是以相近科属的木材冒充，再则是含量严重不足。所以笔者配方时多用木香。因此一个合格的中医师必须掌握足够的药学知识，否则难辨真假，处方用量也会笑话百出，比如有人将灯心草、通草、蝉蜕、蛇蜕、露蜂房、白花蛇舌草、紫苏叶、荷叶、夏枯草等质地很轻的药，处方用量三五十克，而把质地沉重的石膏、磁石、生铁落等，处方用量一两克。这些都是由于缺乏实践，对药材的质地不了解，不重视学习药物知识造成的。

8. **贝母瓜蒌散**——《医学心悟》

贝母瓜蒌天花粉，桔梗茯苓化橘红，
肺燥痰黏咳不爽，加连栀芩治中风。

组成：贝母 9g，瓜蒌 5g，天花粉、茯苓、橘红、桔梗各 5g，水煎服。

功治：润肺清热，理气化痰。治肺燥有痰，咯痰不爽，涩而难出，咽喉干燥，舌白而干。临床上小儿肺炎后期、百日咳、支气管炎、支气管哮喘肺燥津伤、肺结核早期、慢性咽炎、干燥性鼻炎等，常有贝母瓜蒌散的适应证：“咽干舌燥，咯痰胶黏难出”是其主症，常合清气化痰汤。本方加黄连、栀子、黄芩可用于治疗中风火郁者。

9. **苓甘五味姜辛汤**——《金匮要略·第十二》

苓甘五味姜辛汤，苓四甘辛姜三两，
五味半升日三服，痰多稀白胸不畅。

组成：茯苓 12g，炙甘草 9g，五味子 8g，生姜 9g，细辛 9g，水煎服。

功治：温肺化饮。治外感症减，寒饮内蓄：仍咳嗽痰多，清稀色白，胸膈不快，舌苔白滑，脉弦滑。

【按】《金匮要略·痰饮咳嗽病脉证并治第十二条》篇乃小青龙汤证不愈，继续调治的五组条文，是一份系统的病历示范，其中有苓甘五味姜辛汤，常用于支气管炎、百日咳、慢性支气管炎、肺气肿、支气管哮喘等有稀痰咳喘而外感已去者。

10. **冷哮丸**——《张氏医通》

冷哮冬花麻草辛，川乌矾皂杏胆星，
蜀椒紫菀半夏曲，因凉即发寒哮灵。

组成：麻黄、川乌、细辛、猪牙皂肉、蜀椒、生白矾、半夏曲、胆星、生甘草、杏仁各 30g，紫菀、款冬花各 60g，共研散，临睡生姜汤送服 6g。

功治：散寒涤痰。治哮喘遇寒即发，咳嗽痰多，胸膈痞满，倚息不得卧。

【按】支气管哮喘、慢性支气管炎、百日咳因寒即发，痰多稀白，处方冷哮丸。笔者于临证遇“冷哮”处方射干麻黄汤合小青龙汤加鹿茸，效果不明显时予服冷哮丸。

11．**三子养亲汤**——《韩氏医通》

附：**金水六君煎**——《景岳全书》

三子苏芥莱菔子，降气快膈化痰食，

或合二陈或杏苏，咳喘食少痰多止。

金水六君二陈地，归姜痰喘气阴虚。

组成：紫苏子、白芥子、莱菔子各 9g，水煎服。

功治：温肺化痰，降气消食。治痰壅气逆食滞：咳嗽喘逆，痰多胸痞，食少难消，舌苔白腻，脉滑。临床上顽固性咳嗽、慢性支气管炎、哮喘、肺心病等有痰多气壅、脘腹不舒、饮食不化者，处方中多合三子养亲汤，尤宜于老年人。

金水六君煎：当归 10g，熟地黄 20g，半夏 10g，陈皮 8g，茯苓 10g，炙甘草 5g，入生姜五到七片，水煎日 1 剂。

功治：养阴化痰。治肺肾阴虚水停，水泛为痰，或年迈阴虚，血气不足，外受风寒，咳嗽呕恶，多痰喘急等。与三子养亲汤互参。

12．**止嗽散**——《医学心悟》

止嗽甘草桔白前，百部紫菀陈荆芥。

燥咳瓜蒌知贝母，诸般咳嗽痰少研。

组成：桔梗（炒）、荆芥、紫菀（蒸）、百部（蒸）、白前（蒸）各 1000g，甘草（炒）375g，陈皮（水洗去白）500g，共制成末，每服 10g，日 3 次。

功治：宣肺疏风，止咳化痰。原方治风邪袭肺而咳，随证加减，对上呼吸道感染、咽喉炎、百日咳、支气管炎引起的咳嗽都能取效，尤宜于儿科，是程钟龄治“诸般咳嗽”的通用方。

13．**清肺汤**——《万病回春》

清肺芩栀桔桑皮，陈苓杏贝五味子，

归草二冬姜枣引，一切咳嗽痰多宜。

组成：黄芩 10g，山栀子 6g，桔梗 8g，桑白皮 8g，陈皮 8g，茯苓 8g，杏仁 6g，贝母 8g，五味子 3g，当归 6g，天门冬 6g，麦门冬 6g，甘草 3g，锉粗末，加姜、枣为引，水煎去滓，饭后服。

功治：祛痰止咳。治一切咳嗽，上焦痰盛者。此方与止嗽散对举，均治疗“诸般咳嗽”。有痰无痰、热重热轻，是为区别。若是寒痰阴盛者，则非二方所宜。

14. **半夏白术天麻汤**——《医学心悟》

半夏白术天麻汤，茯苓橘红草枣姜，
或入蔓荆减白术，痰厥头痛眩晕康。

组成：半夏 5g，白术 10g，天麻、茯苓、橘红各 3g，甘草 2g，生姜 1 片，大枣 2 枚，水煎服。

功治：化痰息风，健脾祛湿。治风痰上扰：眩晕头痛，胸闷呕恶，或动则眩仆，舌苔白腻，脉弦滑。

【按】本方与泽泻汤、小柴胡汤化裁治梅尼埃病效佳，亦用于高血压、神经性眩晕、紧张性头痛、癫痫、后循环供血不足等有舌润、苔腻、脉滑，风痰上扰症状者。

15. **定痫丸**——《医学心悟》

定痫二茯贝天麻，丹麦菖志陈姜夏，
蝎蚕胆星珀竹沥，姜汁甘草和朱砂，
素虚当加人参芪，平肝熄风控痫发。

组成：明天麻 30g，川贝母 30g，胆南星 15g，半夏（姜汁炒）30g，陈皮 21g，茯苓 30g，茯神 30g，丹参 60g，麦门冬（去心）60g，石菖蒲 15g，远志 21g，全蝎 15g，僵蚕 15g，真琥珀 15g，辰砂（细研，水飞）9g，体虚加人参、黄芪佳，甘草 120g 熬膏，加竹沥 100mL，姜汁 50mL 糊丸。

用法：临床多改散剂，每服 5g，日 3 ～ 6 次（发作期间多服）。

功治：涤痰息风，开窍安神。治痰热内扰：突然发作，眩仆倒地，不省高下，甚者瘛疭抽掣，目斜口歪，痰涎直流，小便失禁，叫喊作声，醒后复如平时。

【按】先汤后散久服，对控制癫痫发作效果理想，坚持服用三年以上，治愈者多，程氏此方疗效确切，但大多数情况下责任在医患双方。为医者不能守方，一张效方复诊，非要加加减减才觉放心，结果是越改越没有疗效。笔者常和同道、学生们说，“效不更方”古有明训，就如西医治疗肺结核一样，异烟肼服半年、一年以上，利福平服五六个月，中药也一样，方证已效，无特殊情况，轻易不要改方，才能将癫痫这样的顽疾治好。定痫丸对癫狂症（精神病）的后期调治效果也很好，但不可入人参、黄芪等补药。

第十八章
消食剂

1. **保和丸**——《丹溪心法》

附：**大安丸**——《医方集解》

保和苓夏山楂曲，陈翘莱菔消食积；
脘腹痞满及胀痛，厌食或泻苔厚腻。
加术二两名大安，消中兼补小儿宜。

组成：山楂180g，神曲60g，半夏、茯苓各90g，陈皮、连翘、莱菔子各30g，或入炒麦芽60g。

功治：消食化滞，理气和胃。治一切食积：脘腹痞满胀痛，嗳腐吞酸，恶食呕逆，或大便泄泻，舌苔厚腻，脉滑。加白术名大安丸，宜于小儿。

【按】食积由饮食过量而致，面积、肉积、冷积，当随证加减，特别是现在的孩子恣食生冷过度，多有冷积，应该合理中汤。此方是调理儿童消化不良的效方。注意：儿童用药，还宜少加甜叶菊或罗汉果，争取顺口，能较长时间服药。

2. **枳实导滞丸**——《内外伤辨惑论》

附：**木香导滞丸**——《松崖医经》

枳实导滞芩连黄，苓术神泽滞泻畅；
后重湿热兼气滞，木香导滞加槟榔。

组成：枳实（炒）100g，大黄200g，黄连（姜汁炒）60g，黄芩60g，六神曲（炒）100g，白术（炒）100g，茯苓60g，泽泻40g，共制水丸，每服6g，日3次，现代常作汤剂服。

功治：消食导滞，清热祛湿。治饮食积滞而致湿热：脘腹胀痛，下痢泄泻，或大便秘结，小便短赤，舌苔黄腻，脉沉有力。若下坠、里急后重加木香、槟榔，名木香导滞丸，增行气导滞之力，宜于痢疾、肠炎、消化不良、胃肠功能紊乱、便秘等有湿热积滞者。笔者处方：枳实 15g，大黄 10g，炒白术 10g，茯苓 12g，黄芩 10g，黄连 6g，神曲 15g，泽泻 12g，木香（后下）10g，槟榔 6g，泻痢日久者常入黄芪防风汤（《医林改错》），水煎日 1 剂。

3. **木香槟榔丸**——《丹溪心法》引张子和方

木香槟榔青陈皮，枳柏黄连牵牛子，
大黄香附蓬莪术，里急后重利或秘。

组成：木香、槟榔、青皮、陈皮、莪术、枳壳、黄连各 30g，黄柏、大黄各 90g，香附（炒）、牵牛子各 120g，共研制水丸，每服 6g，日 2 ～ 3 次。

功治：行气导滞，攻积泄热。治痢疾，食积，脘腹痞满胀痛，赤白痢疾，里急后重，或大便秘结，舌苔黄腻，脉沉实。

【按】湿热积滞，里急后重，痢疾、泻利或便滞不解，轻者枳实导滞丸，重者木香槟榔丸、木香导滞丸。实则攻之，“通因通用”，不拘利、秘。因此，临床上痢疾、下利、便秘、消化不良有积滞症状可辨者均宜。

4. **枳术汤**——《金匮要略·第十四》

附：**枳术丸**——《脾胃论》引张元素方，**曲蘖枳术丸**——《医学正传》，**香砂枳术丸**——《摄生秘剖》

枳术术三八两枳，心下旋盘结水气。
元素枳术术倍枳，健脾消痞化饮食；
或名曲蘖或香砂，均可增强消食力。

组成：枳实 30g，白术 10g，水煎服。

功能：行气消痞。《金匮要略》治“心下坚，大如盘，边如旋盘，水饮所作”之病。

【按】功能性、器质性的胃潴留在呕吐前的“胃型”表现，是典型的枳术汤证。此方宜于功能性胃潴留、胃炎、消化不良、胃脘部有振水声者。寒湿凝滞则合桂枝去芍药加麻黄细辛附子汤。

枳术丸：枳实（麸炒黄色，去穰）3g，白术 6g。

功治：健脾消痞。治脾虚气滞，饮食停聚：胸脘痞满，不思饮食。加炒神曲、炒麦芽，或木香、砂仁，都为增强消食化积之功。或加橘皮、半夏名橘半枳术丸，旨在健脾消痞化痰。

5. **健脾丸**（人参健脾丸）——《证治准绳》

健脾异功山药连，香砂肉蔻合三仙，
脾虚食停脉细弱，脘闷苔腻及溏泻。

组成：人参45g，白茯苓（去皮）60g，白术（炒）75g，甘草、木香（另研）、黄连（酒炒）各22g，山药、陈皮、砂仁、肉豆蔻（煨熟）、神曲（炒）、麦芽（炒）、山楂各30g，共研制水丸，每服6g，日3次。现代常水煎服。

功治：健脾和胃，消食止泻。治脾胃虚弱，饮食内停：食少难消，脘腹痞闷，大便溏薄，舌苔微黄，脉象细弱。

【按】临床上胃肠功能紊乱、慢性肠炎、肠易激综合征、肠系膜淋巴结炎有腹胀、便溏等，常有脾虚食停、食积症状，处方健脾丸。

6. **资生丸**——《先醒斋医学广笔记》

资生山药扁四君，莲子薏藿陈桔梗，
连泽芡实三仙蔻，中虚疰夏胎滑灵。

组成：党参600g，茯苓300g，炙甘草100g，山药300g，白术600g，白扁豆（炒）200g，芡实300g，莲子200g，山楂（炭）400g，六神曲400g，麦芽（焦）300g，薏苡仁600g，陈皮400g，黄连70g，泽泻70g，豆蔻70g，广藿香100g，桔梗100g，共研制蜜丸，每丸9g，每服1丸，日3次，饭前服。

功治：健脾开胃，消食止泻。治妊娠三月，中虚胎滑：脾虚失运，不思饮食，呕吐泄泻，并治小儿疰夏（夏季气温升高，小儿体温愈高，凌晨开始升高，傍晚最低，次日凌晨又升，可持续整个夏天。少汗或不汗，小儿烦躁不宁，口渴多饮，小便频数。秋凉则体温恢复正常。多发于6个月至3岁间幼儿）。

【按】要在中虚，处方即效。贵在坚持，能起沉疴。若制丸常服，方中党参改为生晒参最好。多书记载，资生丸是健身长寿的灵丹。临床上首先是脾胃虚弱之体（如无力型体质而营养不良）怀孕，有流产征兆的（前崩、后坠，腰骶酸困，小腹困坠，忽然带多等）最宜资生丸，是20世纪70年代“补胎”常用的良方。消化不良、慢性胃炎、溃疡性结肠炎、胃肠功能紊乱、慢性肾炎等，有脾虚征象可辨者均宜。并治幼儿特有的一个顽症“夏季热”，即小儿疰夏效佳，这里用资生丸就是取“甘温除大热”。

7. **枳实消痞丸**——《兰室秘藏》

枳实消痞四君连，麦芽夏曲厚姜全，
脾虚气滞寒热结，痞满纳差或便泻。

组成：枳实、黄连各 15g，半夏曲、人参各 10g，白茯苓、白术、炙甘草、干生姜、麦芽曲各 6g，厚朴（炙）12g，现代水煎服。

功治：消痞除满，健脾和胃。此即在健脾消积处方中加入清热解毒燥湿的黄连，治疗脾虚气滞，寒热互结，心下痞满，不欲饮食，倦怠乏力，大便不调。如胃肠功能紊乱，慢性胃炎，慢性肠炎，化疗、放疗后恶心呕吐，腹满腹痛等。

8. **鳖甲煎丸**——《金匮要略·第四》

鳖甲煎丸治疟母，十二分硝鳖甲主，
三分姜芩军桂朴，紫葳石韦射鼠妇，
阿胶三分蜂巢四，䗪虫芍药牡丹五，
蜣螂柴六瞿桃二，一分葶苈参夏伍。
胁下癥结痞块生，腹痛消瘦经闭图。

组成：鳖甲 24g，阿胶 6g，蜂房（炒）8g，鼠妇虫 6g，土鳖虫（炒）10g，蜣螂 12g，硝石（精制）24g，柴胡 12g，黄芩 6g，半夏（制）2g，党参 2g，干姜 6g，厚朴（姜制）6g，桂枝 6g，白芍（炒）10g，射干 6g，桃仁 4g，牡丹皮 10g，大黄 6g，凌霄花（紫葳）6g，葶苈子 2g，石韦 6g，瞿麦 4g，制蜜丸，每服 1 丸，日 3 次。

功治：软坚消癥，行气活血，祛湿化痰。古贤治疟疾久久不愈，左胁下痞硬成块，名疟母（脾大），以及癥结痞块，腹部疼痛不移，肌肉消瘦，饮食减少，时有寒热，女子经闭。临床上治疗慢性肝炎、肝硬化、肝肿瘤，及各种原因引起的脾大、乳腺增生、乳房纤维瘤、子宫肌瘤等，一般加工成丸或买市售丸药，服用时间需长。

9. **混元丹**（李鸿琦）

混元赤芍鳖甲苓，青柴莪棱鸡内金，
牡蛎甲珠刺茵陈，红花枳壳大力参，
五迟水疝厌食积，肝硬腹胀水血凝。

组成：赤芍 10g，鳖甲 15g，莪术 10g，三棱 10g，炮甲珠（研入）3g，皂角刺 15g，牡蛎 15g，红花 15g，茵陈 15g，茯苓 15g，生晒参 6g，青皮 10g，柴胡 12g，枳壳 10g，炒鸡内金 15g，制极细末。2 ～ 3 岁服 4g，5 岁以上服 5g，日 3 ～ 4 次，空腹冲服，或制丸服。

功用：活血化饮，行气消积。治儿童水饮血气互结：脑积水发育迟缓；食积不化、消化不良；成人早期肝硬化顽固腹胀、腹水，水疝（鞘膜积液）。

【按】小儿立迟不能站，行迟不会走，发迟发稀，齿迟，语言迟，是为“五迟”，实因大脑发育迟缓而致。坚持服用混元丹一年以上，最好超过两年，常获奇效。到第二性征发育期再服一年以上，孩子达一般智力没有问题。乙肝致肝功能损害、肝硬化，肝功能异常，顽固性腹胀、腹水，混元丹制丸重9g，每次2丸，日3次，一个月后减为每次1丸，日3次，疗程两年以上，能使肝功能恢复正常，腹胀、腹水消失，肝硬化减轻。关键是坚持！儿童精索、睾丸鞘膜积液，服用混元丹2个月以上可愈，并治儿童消化不良。笔者常将本方制丹制丸，作为成药服用。究其病原乃气血水饮结滞，使人蒙昧不清，故方名“混元丹”。

第十九章
驱虫剂

1. **乌梅丸**——《伤寒论》第338条

乌梅三百归椒四，六两附柏参桂细，
十六两连干姜十，肢厥腹痛或泻痢，
沉疴疑难怪异症，面暗黄如杨桃皮。

组成：乌梅30g，细辛12g，附子12g（先煎），黄柏12g，人参12g，桂枝（企边桂或官桂）12g，黄连32g，干姜20g，当归8g，蜀椒8g（笔者常用汤剂比例）。

功治：温脏安蛔。治蛔厥及久利。

【按】细读《伤寒论》第338条，乌梅丸的主证是蛔厥，其症状表现是脉微，肢厥身冷，脘腹不舒，腹痛时发，伴异常烦躁；久泻，久痢。乌梅丸证"其人当吐蚘"，但现今西药驱虫简便效好，因此主证蛔厥反而用不上。

驱虫剂中唯此方不可小视，细心揣摩，能起沉疴，愈难症，治怪病顽症屡获奇效。临床上凡常规治疗无效的病症试用乌梅丸（汤），常能收到意想不到的奇效。就笔者经历：溃疡性结肠炎，非特异性结肠炎，胃十二指肠溃疡，顽固的口腔溃疡，休息痢，雷诺氏病，不明原因的腹痛，神经性、紧张性头痛不限于颠顶痛，异常烦躁而思维清晰，顽固失眠伴脘腹不舒，大便五七日不解而便下不干；手足发冷，面色不和如杨桃皮，脉微或弦，均可用。若要保证疗效，处方比例轻易不要改变，唯方中桂枝最好取企边桂、官桂，若治疗肢厥头痛加桂枝。亦有报道治疗顽固痛经、哮喘、内耳眩晕、抑郁症等。先师任应秋教授的老师刘有余，就因善用乌梅丸而名噪巴蜀。黄煌教授于乌梅丸之论述亦当细究之。

2．**肥儿丸**——《幼幼新书·卷十二》

肥儿丸内有使君，肉蔻香连曲麦槟，
猪胆为丸疗疳积，面黄腹大便滞清。

组成：肉豆蔻（煨）50g，木香20g，六神曲（炒）100g，麦芽（炒）50g，胡黄连100g，槟榔50g，使君子仁100g，共研细末，猪胆汁糊丸。

功治：杀虫消积，健脾清热。治虫积腹痛，消化不良，面黄体瘦，肚腹胀满，发热口臭，大便稀溏等。

【按】消化不良，小儿疳积，发枯形瘦，但未用补剂，亦是“因病致虚”，故处方肥儿丸。以中成药使用最多。

3．**布袋丸**——《补要袖珍小儿方论》

布袋四君及使君，芜荑芦荟合夜明，
装袋入煎猪肉汤，疳积羸瘦虚热甚。

组成：夜明砂（拣净）60g，芜荑（炒，去皮）60g，使君子60g，白茯苓15g，白术（炒）15g，人参（去芦）15g，甘草15g，芦荟（研细）15g。“布袋丸”因制服方法而得名。现代用法：按比例碾细筛净，每次服3g，用猪肉汤调化，每日晨起空腹服一次。

功治：补脾消积驱虫。治小儿虫疳，体热面黄，肢细腹大，发焦目暗。此证服药时间宜长。

第二十章
痈疡剂

1. **仙方活命饮**——《校注妇人良方》

仙方活命首银花，陈防芷归芍刺甲，
花粉乳没贝草节，痈疡肿毒初起伐。

组成：金银花20g，陈皮9g，防风、当归尾、赤芍、皂角刺、炙穿山甲、天花粉、乳香、没药、贝母、甘草节各6g，白芷3g，水煎服。

功治：清热解毒，消肿溃坚，活血止痛。治痈疡肿毒初起：红肿焮痛，或身热凛寒，苔白或黄，脉数有力。

【按】疮肿及时服之能消，已发服之早溃，如蜂窝织炎、化脓性扁桃体炎、急性乳腺炎、脓疱疮、深部脓疱疮（脓窠疮）、外伤后感染等。一般的疮疡肿毒患者多经外科治疗不理想才来找中医，这时处方中应合透脓散，体弱气虚者合托里透脓汤，能够明显提高疗效，缩短疗程。笔者于临床上处方用量：上方甲珠原量研冲，其他药的用量增为两三倍。

2. **五味消毒饮**——《医宗金鉴》

附：**凉血地黄汤**——《外科大成》

五味消毒银公英，天葵菊花紫地丁，
或入丹翘连赤苓。疔毒痈疖脓肿深。
凉血地黄归芍芩，地榆槐角连花粉。
枳壳升麻草荆芥，痔肿肠风脓血停。

组成：金银花20g，蒲公英15g，天葵子15g，野菊花15g，紫花地丁15g，水煎服。

功治：清热解毒，消散疔疮。治火热郁滞的痈疮疖肿：初起局部红肿热痛或发热恶寒，各种疔毒，疮形如粟米一样，坚硬根深，状如铁钉，舌红、苔黄，脉数。临床上治疗疔、疖、痈，如急性乳腺炎、多发性毛囊炎、脓疱疮、蜂窝织炎、丹毒、外伤急性感染、尿路感染、胆囊炎、肺炎、乙脑、红斑性肢痛、流行性红斑等均效。若遇脓肿深、重者，仙方活命饮、五味消毒饮常合用。

凉血地黄汤：生地黄 10g，当归 10g，赤芍 5g，黄芩 6g，黄连 10g，枳壳 6g，地榆 10g，荆芥（炒）5g，升麻 3g，天花粉 5g，甘草 3g，槐角 15g，水煎两次空腹服，第三煎取汁，外用熏洗。

功治：清热燥湿，凉血清肠。治疗肠风、痔疮肿痛出血，肠澼下血（暴痢出血，出血性肠炎），肠癌出血。

【按】与补中益气汤加生地黄、炒金银花、枳壳、生侧柏叶等间服，疗痔取效更捷。

3．**四妙勇安汤**——《验方新编》

四妙勇安银玄三，二两当归一两甘，
清解活血能止痛，脱疽瘀肿溃臭烂。

组成：金银花 90g，玄参 90g，当归 60g，甘草 30g，水煎服。味不可少，量不能减。连服二十剂以上。

功治：清热解毒，活血止痛。脱疽为重症顽疾，乃热毒壅滞：患肢暗红微肿灼热，溃烂腐臭，疼痛剧烈，或见发热口渴，舌红，脉数。

【按】四妙勇安汤为治疗脱疽阶段性方。瘀滞冷痛、已溃及伤骨，热象不显者阳和汤最宜。湿毒、湿热者，透脓散合加味二妙散、鸡鸣散效佳，此型最多见。从阴疮、湿毒、热毒三法论治，是为治疗脱疽之大法。四妙勇安汤宜于脉管炎热毒壅滞期，也用于静脉炎、下肢深静脉栓塞溶栓后，以及下肢溃疡、化脓性皮肤病的治疗。

4．**牛蒡解肌汤**——《疡科心得集》

牛蒡解肌丹栀翘，荆薄斛玄夏枯草，
颈项红肿发寒热，颊肿龈痛牙痛消。

组成：牛蒡子 10g，薄荷 10g，荆芥 12g，连翘 12g，山栀子 10g，牡丹皮 10g，石斛 10g，玄参 15g，夏枯草 10g，水煎服。

功治：疏风清热，凉血消肿。治颈项痰毒，风热牙痛，头面风热，或有表证者；外痈局部焮红肿痛，寒轻热重，汗少口渴，小便黄，脉浮数，苔白或黄。

【按】方证合拍，效如桴鼓。牙龈红肿、脓肿、急性淋巴结炎、腮腺炎、毛囊炎、疖肿、甲沟炎、化脓性肉芽肿等，牛蒡解肌汤都有良效。“火郁发之”，方中荆芥、薄荷散热疏达最为要紧，其他治疗疮痈方中亦应加入。

5．**海藻玉壶汤**——《医宗金鉴》

海藻玉壶带昆布，青陈半夏翘贝母，
独活草节当归芎，气肉石瘿多服著。

组成：海藻（洗）3g，海带 1.5g，昆布 3g，青皮 3g，陈皮 3g，半夏（制）3g，连翘（去心）3g，贝母（去心）3g，当归 3g，川芎 3g，独活 3g，甘草节 3g，水煎服。

功治：化痰软坚，理气散结，滋阴泻火。治肝脾不调，气滞痰凝：石瘿，坚硬如石，推之不移，皮色不变，不痛、不溃为辨证要点。气瘿、肉瘿同治。方证相宜则改为丸剂，坚持服用三至五个月效佳。用治良性甲状腺肿大、甲状腺结节、甲状旁腺瘤而甲状腺功能正常，脂膜炎，脂肪瘤，乳腺增生，淋巴结肿大，纤维瘤等。

6．**透脓散**——《外科正宗》

附：**托里透脓汤**——《医宗金鉴》

透脓芪甲归芎皂，疮痈肿毒瘀滞消。
托里透脓参芪术，归芷升麻青皮草，
甲珠皂刺热酒引，气虚气陷须比较。

组成：黄芪 12g，炮甲珠（研）3g，川芎 9g，当归 6g，皂角刺 4.5g，水煎服。

功治：托毒溃脓。各类疮肿未溃，服透脓散易消易溃。疡久不散不溃、溃后脓出不畅宜托里透脓汤。

托里透脓汤：人参、白术、穿山甲、白芷各 3g，升麻、甘草各 1.5g，当归 6g，黄芪 9g，皂角刺 4.5g，青皮 1.5g，水煎，温酒送服。

功治：益气活血，托里透脓。主治痈疽，气血亏损，脓成难溃者；将溃时，紫陷无脓，根脚散大者，以托毒排脓。

【按】透脓散和《医林改错》助阳止痒汤，两方不拘内、外、妇科，皮肤科，凡病久不虚即瘀，气血痰火湿食瘀阻，主病处方中加入透脓散，有肤痒或皮疹者改加助阳止痒汤，取效快、疗程短。绝不仅仅是皮肤、脓疡才用。方中黄芪、炮甲珠、皂角刺为主药，惜穿山甲禁售价昂，宜量少研服，近年来笔者重用皂角刺代替穿山甲。

7．**阳和汤**——《外科全生集》

阳和汤疗阴性疮，鹿胶三钱地一两，
二钱白芥一桂草，五分炮姜与麻黄，
乳癖土贝加五钱，芪甲细辛斟酌尝。

组成：熟地黄 32g，鹿角胶 10g，白芥子（炒，研）7g，肉桂 4g，生甘草 4g，炮姜炭 2g，麻黄 2g，水煎服。

功治：温阳补血，散寒通滞。

【按】痈疡无热象者与阳和汤。贴骨疽（如骨结核、股骨头缺血性坏死、慢性骨髓炎、骨折不愈合、隐性脊柱裂），脱疽（如血栓闭塞性脉管炎、动脉硬化性脉管炎），流注（如深部组织慢性化脓性炎症），痰核（如皮下冷性肿块），瘰疬，鹤膝风（如关节结核、关节腔积液）等的共同特征：不红不热，漫肿或不肿，不痛或微痛，因寒疼痛发作或疼痛加剧。阳和汤还用于治疗长期服用激素引起的类库欣综合征，即“满月脸、水牛背、向心性水肿”，骨质疏松，儿童激素性发育迟缓等。笔者在治疗股骨头激素性坏死的过程中发现：患者服阳和汤后，首先是大量的小便，随着服药进程推进，体重很快减轻，有患者不到一个月体重减了 11kg，体型恢复正常，这是事前没有想到的效果。笔者亲睹病情的变化，才深刻地理解了“水钠潴留”。受此启发，笔者用阳和汤专治服用激素引起的向心性水肿、骨质疏松、儿童发育迟缓良效。主方用量比例实为王氏心得，不可随意更改，笔者也是屡试屡验。

8．**中和汤**——《证治准绳·疡医》

中和汤有四君芪，白芷归芎合陈皮，
乳没双花皂荚刺，痈疡半阴半阳宜。

组成：人参、陈皮各 6g，黄芪、白术、当归、白芷各 5g，茯苓、川芎、皂角刺、乳香、没药、金银花、甘草各 3g，水煎服。

功治：益气透达，和血消散。痈疡似溃非溃，漫肿微痛，淡红不热，气虚气陷者最宜。

9．**内补黄芪汤**——《外科发挥》

内补黄芪参草苓，地芍归芎麦门冬，
远志官桂生姜枣，疮疡痈疽善后功。

组成：黄芪（盐水拌炒）6g，人参、茯苓、麦门冬、炙甘草各 1.5g，熟地黄（酒拌）、芍药（炒）、当归（酒拌）、川芎各 2.5g，远志（去心，炒）

2g，官桂 2g，生姜 3 片，大枣 3 枚。

功治：补益气血，养阴生肌。治痈疽溃后，气血皆虚：溃而反痛，迟迟不愈，倦怠懒言，神疲，寐少，自汗口干，间或发热经久不退，脉细弱，舌淡苔白。

【按】内补黄芪汤、中和汤对痈疡等皮肤病的调治主要针对虚人或疮溃肿毒久久不愈而设，属于对变证非常规的治疗，专事皮肤科、外科者必须熟悉会用。

10．**苇茎汤**——《千金要方》

苇茎冬瓜各二两，八钱桃仁薏一两，

胸痛痰臭脉滑数，咽喉溃烂肺脓疡。

组成：苇茎 60g，冬瓜子 60g，薏苡仁 30g，桃仁 24g，水煎服。

功治：清肺化痰，逐瘀排脓。治肺痈咳嗽，有微热，甚则咳吐腥臭痰，胸中隐隐作痛，肌肤甲错，舌红苔黄腻，脉滑数。

【按】凡肺病如肺脓肿、大叶性肺炎、肺炎、支气管扩张有咳吐黄痰、脓痰，扁桃体、咽喉疡肿等此方均宜。成脓成痈者往往已有时日，所以笔者处方：生黄芪 20g，皂角刺 20g，当归 15g，川芎 12g，芦根 60g，冬瓜子 60g，桃仁 25g，薏苡仁 30g，桔梗 10g，鱼腥草 20，全瓜蒌 30g，水煎日 1 剂，分 6 次服。

11．**大黄牡丹汤**——《金匮要略·第十八》

大黄四两牡丹一，桃仁活血五十粒，

瓜子半升硝三合，肠痈胞痈便不利。

组成：大黄 12g，牡丹皮 3g，桃仁 24g，冬瓜仁 12g，芒硝 9g，水煎服。

功治：泻热破瘀，散结消肿。治肠痈初起：（右）少腹肿痞，按之即痛如淋，小便自调，或善屈右脚，牵引则痛剧，或身发热。

【按】凡腹腔炎症或将化脓如单纯性阑尾炎，急、慢性胆囊炎，胰腺炎，肠梗阻，盆腔炎，腹膜炎，急用此方。日久者合薏苡附子败酱散，多有良效。至局部压痛、触痛消失后方可停药，极少有复发。如果腹部拒按，出现反跳痛，欲化脓穿孔者急宜手术，不可延误！

12．**薏苡附子败酱散**——《金匮要略·第十八》

附：**阑尾化瘀汤**（南开医院）

薏苡附子败酱散，薏十附二酱五参，

扶正清热排痈脓，壮火食气热兼寒，
阑尾化瘀败酱银，大黄川楝桃薏仁，
丹芍木香草红藤，脘腹子脏脓肿清。

组成：薏苡仁30g，附子6g，败酱草15g，水煎服。

功治：排脓消肿。

【按】湿热火郁发为肠痈，时久不愈则生壮火，壮火食气，气伤则阳伤。所以，治肠痈日久则大黄牡丹汤合薏苡附子败酱散最宜。方中附子少则力薄，多则受限，改用鹿茸3～5g研服更好。患者疼痛消失，并非湿热火毒已除，继续坚持服药，至局部压痛完全消失后停药，很少有复发的。临床应用与大黄牡丹汤互参。

阑尾化瘀汤：败酱草15g，金银花15g，川楝子15g，大黄（后下）9g，牡丹皮9g，赤芍12g，桃仁9g，薏苡仁20g，木香9g，红藤15g，甘草节10g，水煎服。

功治：此方是前人治肠痈方的一个总结。阑尾炎及腹腔脓肿、盆腔脓肿，属急性炎症者均可取效，与大黄牡丹汤、薏苡附子败酱散互参，有异曲同工之妙。病程长者仍宜加附子、鹿茸，效佳。

13．**五神汤**——《外科真诠》

五神牛膝三两银，一两车苓紫地丁，
下肢丹毒委中痈，湿热疮疡有奇功。

组成：牛膝15g，金银花90g，车前子30g，茯苓30g，紫花地丁30g，水煎服。

功治：清热利湿，解毒消痈。治委中痈、多骨痈、腿胫痈、下肢丹毒因湿热者。

【按】各种感染、肿毒，若能及时服中药治疗，方便效佳，胜过各种抗生素，临床医生称五神汤是痈疡疔疮最好的“抗生素”，也是四妙勇安汤的源头，更宜于脱疽湿热郁毒期的治疗。

14．**消乳汤**——《医学衷中参西录》

附：**除湿胃苓汤**——《外科正宗》

消乳知母银翘瓜，丹参乳没炮山甲，
或入花粉公英贝，乳痈脓肿疱疹佳。
除湿胃苓赤茯苓，滑石防栀通灯心，

缠腰火丹湿毒疡，作烂流水或痒疼。

组成：知母 18g，金银花 18g，连翘 18g，瓜蒌 30g，丹参 20g，生乳香、生没药（包煎）各 12g，炮山甲（研末冲入）4g，水煎服。

功治：清热解毒，消肿止疼。

【按】各种化脓性炎症初发，立刻服用本方，疗效胜过青霉素类抗生素，贵在早期、及时。入天花粉、蒲公英、土贝母更好。

除湿胃苓汤：苍术、厚朴、陈皮、猪苓、赤茯苓、泽泻、白术、滑石、防风、山栀子、木通各 10g，肉桂、生甘草各 3g，灯心草 1 ～ 2g，水煎、食前服。

功治：清热除湿，健脾利水。治脾肺二经湿热壅遏，致生火丹，作烂疼痛，缠腰火丹（俗名“蛇串疮”）属湿者，色黄白，水疱大小不等，疱壁松弛，作烂流水，常伴纳呆腹胀，大便软溏，舌大暗红，脉缓或滑，较干者多疼。

【按】依症描述，首先是带状疱疹。火热挟湿的多种皮肤病此方均宜。带状疱疹一般好发于胸背部、腰腹部或头面部。主要表现是身体一侧呈条带状分布的红斑，其上可见簇集紧张性水疱或血疱。患者伴有明显的阵发性针刺样疼痛，或者烧灼痛、钝痛，轻触更痛，重按反而痛减，亦有自觉症状很轻者。发生于眼部的带状疱疹可引起角膜溃疡，视力下降；发生于耳部的带状疱疹可导致听力下降。笔者通过多年的临床观察发现：青壮年症状较轻、易愈，且不遗留疼痛的后遗症；老年人自觉疼痛难支，且皮疹完全消失后仍疼痛不休，历半年一年的都有。从中医症状分型：湿热壅遏型即除湿胃苓汤证：皮疹色黄淡红，水疱较大松弛，作烂流水，患者疼痛或痒痛，常伴纳呆腹满，大便软溏，舌大暗红，脉缓或滑。更多的是火毒郁结型，整个病变区域红赤，皮疹较干，色褐红或血疱，患者烧灼疼痛剧烈，甚则昼夜不能眠，或者皮疹完全消失仍疼痛久久不休，多见于老年人。

处方一：柴胡消乳汤

柴胡 25g，炙甘草 10g，瓜蒌 45g，黄芩 12g，知母 18g，金银花 20g，连翘 20g，丹参 20g，贯众 15g，制乳香、制没药（包煎）各 12 ～ 15g，炮甲珠（研入）5g 或皂角刺 15g，水煎频服。

功治：宣泄郁火，活血止痛。治带状疱疹发作初期，皮疹红赤，没有消退迹象，灼痛、刺痛不休。一般 3 剂即效，5 ～ 7 剂疼痛消失。

处方二：透脓消乳汤

生黄芪 20g，炮甲珠（研入）4g，当归 15g，川芎 15g，皂角刺 15g，金银花20g，连翘20g，知母18g，瓜蒌45g，丹参20g，贯众15g，制乳香、制没药各12g，水煎频服。

功治：托里透达，解毒止痛。用于皮疹日久或开始消退或已消退，灼痛剧烈仍不缓减者，笔者接触此型最多。本方对急性乳腺炎、各种脓肿初中期特效。

处方三：除湿胃苓汤

以上三方是笔者治疗带状疱疹、乳腺炎及各种脓肿之心法。方一是小柴胡汤合消乳汤，方二是透脓散合消乳汤。近年来的带状疱疹，火毒郁结型最多，其次是湿热壅遏型。

15．**犀黄丸**——《外科全生集》（以下为市售成药）

犀黄横痃淋巴肿，癌瘤瘰疬流注痈。
蟾酥附骨臀腿疽，发背脑疽恶疮疔。

组成：牛黄0.9g，制乳香、制没药各30g，麝香4.5g，黄米饭30g。黄米饭捣烂为丸，晒干，陈酒送服9g。

功治：乳癌、横痃、瘰疬、流注、肺痈、小肠痈等。

16．**蟾酥丸**——《外科正宗》

犀黄横痃淋巴肿，癌瘤瘰疬流注痈。
蟾酥附骨臀腿疽，发背脑疽恶疮疔。

组成：川乌、莲花蕊、朱砂各8g，乳香、没药各6g，轻粉、蟾酥各3g，麝香1.5g。

功治：解毒消肿，活血定痛。治疗疮，发背，脑疽，乳痈，附骨疽、臀腿疽，及一切恶疮。

【按】乳岩、乳癌，横痃（如梅毒引起的淋巴结肿大），瘰疬（如淋巴结结核），流注（如西医的肌肉深部脓肿、髂窝部脓肿、脓血症等），肺痈（如肺脓肿），小肠痈（如阑尾脓肿），疔疮，发背（如背部脓肿、蜂窝织炎），脑疽（即项部的疔痈肿疖，也叫对口、落头疽、脑后发、脑烁……），乳痈（乳腺炎），附骨疽（如化脓性骨髓炎），恶疮即顽固不愈的脓疮，皮肤肿瘤溃破等，均可选蟾酥丸。

17．**小金丹**——《外科全生集》

小金寒湿痰瘀结，瘰疬痰核流乳岩，
横痃贴骨蟮供头，肿硬冷痛肤不变。

组成：夏枯草、昆布、海藻、煅牡蛎、浙贝母、玄参、郁金、僵蚕、制乳香、制没药、猫爪草、黄药子。

功治：活血散结，化痰通络。治寒湿痰瘀，阻滞凝结，如流注、痰核、瘰疬、乳岩、横痃、附骨疽，蟮供头、蝼蛄串初起皮色不变，肿硬作痛者。

【按】痰核，如脂肪瘤，脂膜炎、慢性淋巴结炎。蟮供头、蝼蛄串，均为多发性毛囊炎的表现，愈后常留疤痕，毛发不长。

蟾蜍丸、小金丹，证治如上，都是市售成药。假若没有成药，首选阳和汤。确有火热表现者，透脓散合消乳汤。

笔者在临床上用升麻葛根汤、竹叶柳蒡汤、银翘散加生地黄、玄参治麻疹、风疹、过敏性紫癜；化斑汤、清营汤合银翘散治流行性红斑及红斑性皮肤病。紫癜肾及热性皮疹、班疹，尿潜血阳性为“热入血室”，银翘散合犀角地黄汤最为合拍，方中犀角以水牛角200g代替，煎后代水再煎药。黄连解毒汤、大小承气汤、芳香饮、防风通圣丸，治皮肤及疮疡热结火郁者。如已有血虚、伤气者，养营疏风汤、助阳止痒汤、荆防败毒散、保元汤、当归补血汤酌选。

笔者治疗皮肤病的心得：干性皮肤病主方解毒活血汤，湿性皮肤病主方甘露消毒丹、宣痹汤，下焦湿热性皮肤病用加味二妙散或合鸡鸣散，阴性疮疡、结核流注、骨病骨折不愈合用阳和汤。痈疡剂所选方药必须细心揣摩，临床方能大显身手。《外科全生集》的治则、方药最为有效实用，专攻外科者必读。王氏“以消为贵，以托为畏”，反对滥用刀针的治疗理念，至今仍有临床指导价值。

方名索引

一画

一贯煎……81

二画

二仙汤……87
二冬汤……86
二至丸……81
二陈汤……165
二妙散……152
丁香柿蒂汤……109
丁蔻理中汤……62
十灰散……127
十全大补汤……76
十补丸……84
十枣汤……24
十味温胆汤……166
十神汤……19
七味白术散……74
七宝美髯丹……84
七厘散……119
人参汤……62
人参败毒散……16
人参胡桃汤……76
人参健脾丸……174
人参蛤蚧散……76
八正散……153
八珍汤……76
九仙散……89
九味羌活汤……8

三画

三子养亲汤……170
三仁汤……150
三甲复脉汤……141
三层茴香丸……107
三妙散……153
三拗汤……2
三物备急丸……22
三黄石膏汤……71
三痹汤……161
干姜人参半夏丸……35
下乳汤……132
下瘀血汤……111
大半夏汤……35
大安丸……172
大补阴丸……80
大青龙汤……3
大定风珠……141
大建中汤……64

大承气汤......20
大复苏饮......52
大活络丹......138
大秦艽汤......135
大柴胡汤......69
大陷胸汤 / 丸......24
大黄甘草汤......35
大黄牡丹汤......183
大黄附子汤......22
大黄䗪虫丸......122
大清凉散......51
小儿回春丹......102
小青龙加石膏汤......8
小青龙汤......8
小金丹......186
小定风珠......141
小建中汤......63
小承气汤......20
小复苏饮......53
小活络丹......138
小柴胡汤......28
小陷胸汤......167
小清凉散......52
小续命汤......135
小蓟饮子......128
川芎茶调散......134
子龙丸......25

四画

开心散......99
天王补心丹......98
天台乌药散......107
天麻钩藤饮......140
木香导滞丸......172
木香槟榔丸......173
五仁丸......23
五皮散......155
五苓散......154
五虎追风散......138
五味消毒饮......179
五神汤......184
五根汤......14
五积散......70
五淋散......153
五磨饮子......108
不换金正气散......148
历脑汤 / 散......58
牙痛立效汤......58
止痉散......137
止嗽散......170
少腹逐瘀汤......113
中和汤......182
内补黄芪汤......182
水陆二仙丹......91
贝母瓜蒌散......169
牛黄丸......101
牛黄清心丸......101
牛蒡解肌汤......180
升阳益胃汤......86
升降散......49
升陷汤......75

升麻葛根汤……13
化肝煎……37
化斑汤……38
化瘀通气汤……122
仓廪散……16
月华丸……83
丹参饮……119
丹栀逍遥散……33
乌头桂枝汤……4
乌梅丸……177
六一散……60
六君子汤……73
六味地黄汤……79
六和汤……149
引精止血汤……129
孔圣枕中丹……98

五画

玉女煎……45
玉屏风散……89
玉真散……138
玉液汤……86
甘麦大枣汤……97
甘草泻心汤……34
甘姜苓术汤……156
甘露饮……59
甘露消毒丹……151
艾附暖宫丸……120
古今录验续命汤……143
左归丸……80
左归饮……80
左金丸……44
右归丸……85
右归饮……85
石韦散……163
石斛夜光丸……82
石膏汤……71
布袋丸……178
龙胆泻肝汤……43
平胃散……148
归肾丸……125
归脾汤……78
四生丸……127
四君子汤……73
四妙勇安汤……180
四妙散……153
四物汤……76
四逆加人参汤……64
四逆汤……64
四逆散……32
四神丸……90
四磨汤……108
生化汤……120
生乳汤……132
生脉散……76
生姜泻心汤……34
生铁落饮……96
失笑散……119
仙方活命饮……179
白头翁加甘草阿胶汤……47
白头翁汤……47

白虎加人参汤……38
白虎加苍术汤……38
白虎加桂枝汤……38
白虎汤……38
白通加猪胆汁汤……65
白通汤……65
半夏干姜散……35
半夏白术天麻汤……171
半夏泻心汤……34
半夏厚朴汤……105
加味二妙汤……153
加味止痛没药散……117
加味乌药汤……124
加味六一顺气汤……55
加味香苏散……8
加味凉膈散……54
加减葳蕤汤……18
圣愈汤……77

六画

托里透脓汤……181
地黄饮子……142
芍药甘草汤……36
芍药甘草附子汤……36
芍药汤……46
芎术丸……104
芎归胶艾汤……128
再造散……17
百合地黄汤……99
百合鸡子黄汤……99
百合固金汤……146
百合知母汤……99
达原散 / 饮……30
当归贝母苦参丸……164
当归六黄汤……48
当归龙荟丸……44
当归四逆加吴茱萸生姜汤……66
当归四逆汤……66
当归芍药散……131
当归饮子……136
当归补血汤……78
当归拈痛汤……160
当归建中汤……63
曲蘖枳术丸……173
吃力伽丸……102
回阳救急汤……65
朱砂安神丸……96
竹叶石膏汤……39
竹叶汤……18
竹叶柳蒡汤……13
竹茹汤……162
延胡索散……105
华盖散……2
血府逐瘀汤……112
舟车丸……25
会厌逐瘀汤……117
安老汤……129
安宫牛黄丸……101
导赤散……42
导痰汤……165
异功散……73

阳和汤......182
防己地黄汤......98
防己茯苓汤......155
防己黄芪汤......155
防风通圣散 / 丸......71

七画

麦门冬汤......146
麦味地黄丸......79
扶桑丸......81
赤石脂禹余粮汤......90
苇茎汤......183
苍附导痰丸 / 汤......126
芳香饮......51
苏子降气汤......109
苏合香丸......102
杏苏散......144
杏黄汤......15
杞萸三才汤......86
杞菊地黄丸......79
更衣丸......26
两地汤......125
连朴饮......152
吴茱萸汤......63
助阳止痒汤......117
牡蛎散......89
利火汤......93
利脾散......94
身痛逐瘀汤......114
肠宁汤......120
龟鹿二仙胶......83
冷哮丸......169
辛夷散......137
羌活胜湿汤......160
沙参麦冬汤......145
完带汤......93
良附丸......107
补中益气汤......74
补阳还五汤......114
补肺阿胶汤......83
阿胶鸡子黄汤......141
陈茶芽煎......137
附子汤......158
附子泻心汤......41
附子理中汤......62
妙应丸......25
鸡苏散......60
鸡鸣散......161

八画

青蒿鳖甲汤......47
拈痛汤......160
抱龙丸......102
苓甘五味姜辛汤......169
苓桂甘枣汤......156
苓桂术甘汤......156
枇杷清肺饮......115
枕中丹......98
奔豚汤......36
虎潜丸......81

肾气丸……84
易黄汤……93
固气汤……130
固本止崩汤……130
固冲汤……92
固阴煎……88
固经丸……91
败毒散……16
知柏地黄丸……79
金水六君煎……170
金铃子散……105
金锁固精丸……91
肥儿丸……178
炙甘草汤……78
河车大造丸……84
泻心汤……41
泻白散……44
泻青丸……44
泻黄散……45
定经汤……126
定喘汤……110
定痫丸……171
实脾散……159
建瓴汤……140
参苏饮……16
参附汤……65
参苓白术散……74
驻车丸……94

九画

珍珠母丸……97
指迷茯苓丸……166
荆防败毒散……16
茵陈五苓散……154
茵陈胃苓汤……148
茵陈蒿汤……149
枳术丸……173
枳术汤……173
枳实导滞丸……172
枳实消痞丸……174
枳实薤白桂枝汤……106
柏子养心丸……98
栀子干姜汤……47
栀子甘草豉汤……47
栀子生姜豉汤……47
栀子柏皮汤……149
栀子厚朴汤……47
栀子豉汤……47
厚朴七物汤……70
厚朴三物汤……20
厚朴大黄汤……20
厚朴麻黄汤……9
厚朴温中汤……107
牵正桃红四物汤……123
牵正散……137
胃苓汤……148
咳血方……127
钩藤汤……139
香苏散……8

香连丸......46
香附旋覆花汤......162
香砂六君子汤......73
香砂枳术丸......173
香砂养胃丸......162
香薷散......60
复元活血汤......118
复脉汤......78
顺肝益气汤......131
保元汤......73
保产无忧散......131
保和丸......172
胆道排石汤......26
独活寄生汤......161
急救回阳汤......116
养阴清肺汤......145
养胃汤......71
活络效灵丹......121
济川煎......23
济生肾气丸......84
宣郁通经汤......124
宣痹汤......163
宫外孕 1 号方、2 号方......121
神曲丸......97
神解散......50
除湿胃苓汤......184
除痰降火汤......58

十画

泰山磐石散......76
秦艽鳖甲散......48
蚕矢汤......152
都气丸......79
真人养脏汤......89
真武汤......157
桂苓甘露饮......61
桂枝人参汤......62
桂枝加大黄汤......4
桂枝加龙骨牡蛎汤......4
桂枝加芍药汤......4
桂枝加附子汤......4
桂枝加厚朴杏子汤......4
桂枝加桂汤......4
桂枝加黄芪汤......4
桂枝加葛根汤......4
桂枝芍药知母汤......142
桂枝汤......4
桂枝茯苓丸......121
桂枝新加汤......7
瓜蒌薤白白酒汤......106
瓜蒌薤白半夏汤......106
瓜蒌瞿麦丸......164
桃红四物汤......77
桃花汤......90
桃核承气汤......111
柴平汤......148
柴胡加龙骨牡蛎汤......29
柴胡达原饮......30
柴胡桂枝干姜汤......29
柴胡陷胸汤......168
柴胡疏肝散......32

柴葛解肌汤............................13
逍遥散....................................33
透脓散....................................181
健脾丸....................................174
射干麻黄汤............................9
胶艾四物汤............................128
胶艾汤....................................128
资生丸....................................174
凉血止血汤............................129
凉血地黄汤............................179
凉膈散....................................42
益元散....................................60
益肾汤....................................57
益胃汤....................................49
益黄散....................................94
消风散....................................136
消乳汤....................................184
海藻玉壶汤............................181
涤痰汤....................................165
调胃承气汤............................21
通气散....................................112
通乳丹....................................132
通经逐瘀汤............................116
通窍活血汤............................112
桑白皮汤................................110
桑杏汤....................................144
桑菊饮....................................10
桑麻丸....................................81
桑螵蛸散................................91
验方散偏汤............................136

十一画

理中丸 / 汤 62
理中化痰汤............................62
控涎丹....................................25
黄土汤 128
黄芩加半夏生姜汤................46
黄芩汤....................................46
黄芩滑石汤............................150
黄芪甘草汤............................118
黄芪防风汤............................118
黄芪建中汤............................63
黄芪桂枝五物汤....................67
黄芪鳖甲散............................49
黄连汤....................................35
黄连温胆汤............................165
黄连解毒汤............................40
萆薢分清饮............................159
菊花茶调散............................134
银翘散....................................11
猪苓汤....................................155
猪苓散....................................155
麻子仁丸................................23
麻杏甘石汤............................12
麻杏薏甘汤............................1
麻黄加术汤............................1
麻黄汤....................................1
麻黄附子甘草汤....................17
麻黄细辛附子汤....................17
旋覆代赭汤............................108
羚羊钩藤汤............................139

羚翘解毒丸……11
清上蠲痛汤……134
清气化痰丸……167
清化汤……50
清心莲子饮……43
清肝止淋汤……92
清金化痰汤……167
清肺汤……170
清肺排毒汤……19
清泻肝胆汤……57
清经散……125
清胃散……45
清骨散……48
清宫汤……39
清热固经汤……130
清营汤……39
清暑益气汤……61
清脾饮……30
清解汤……15
清瘟败毒饮……40
清燥救肺汤……145
混元丹……175

十二画

琼玉膏……147
越婢加术汤……12
越婢加半夏汤……12
越婢加附子汤……12
越婢汤……12
越鞠丸……104
散偏汤……136
葛花解醒汤……162
葛根汤……7
葛根黄芩黄连汤……69
葱白七味饮……18
葱豉桔梗汤……14
葶苈大枣泻肺汤……44
葵子茯苓散……155
翘荷汤……144
紫金丹……92
黑逍遥散……33
黑锡丹……66
程氏萆薢分清饮……159
傅氏加减逍遥散……92
脾约丸……23
脾肾两助丸……87
痛泻要方……34
阑尾化瘀汤……183
普济消毒饮……42
温经汤……119
温胆汤……165
温脾汤……22
滑石代赭汤……99
滋血汤……125
犀角地黄汤……39
犀黄丸……186
疏肝散结汤……122
疏凿饮子……25

十三画

蒿芩清胆汤……30
椿树根丸……94
槐花散……127
暖肝煎……67
解毒承气汤……55
解毒活血汤……115
新加香薷饮……60
新加黄龙汤……26

十四画

滚痰丸……168
碧玉散……60
酸枣汤……97
磁朱丸……97
膈下逐瘀汤……113
缩泉丸……91

十五画

增损三黄石膏汤……53
增损大柴胡汤……53
增损双解散……54
增损普济消毒饮……55
增液汤……26
增液承气汤……26
震灵丹……92
镇肝熄风汤……140

十六画以上

薏苡附子败酱散……183
橘半枳术丸……173
橘皮竹茹汤……109
橘核丸……106
礞石滚痰丸……168
藿朴夏苓汤……150
藿香正气散……149
蟾酥丸……186
鳖甲煎丸……175
癫狂梦醒汤……115
蠲痹汤……160

中医方歌

第一章 解表剂

1. **麻黄汤（发汗解表，宣肺平喘）**

麻黄去沫需先煎，杏七十粒一两甘，

麻三桂二疗伤寒，恶寒身痛喘咳安。

麻黄汤加四两术，百节重痛痹无汗；

麻杏薏甘湿热痹，湿痒软疣湿温宣。

2. **华盖散（宣肺解表，止咳祛痰）**

华盖麻杏甘赤苓，桑白皮合苏子陈，

风寒咳嗽痰不利，脉浮数伴呀呷声。

三拗汤中麻杏甘，咳嗽痰多缘伤风。

3. **大青龙汤（发汗解表，兼清里热）**

大青龙汤六麻黄，桂甘二枣十三姜，

膏如鸡子杏四十，恶寒身痛烦躁方。

4. **桂枝汤（解肌发表，调和营卫）**

桂枝汤治太阳风，桂芍生姜三两同，

枣十二枚草二两，调和营卫借粥行，

汗出怕风头痛热。加葛四医项强疼；

或加朴二杏五十，医治喘咳汗恶风；

过汗便难肢不伸，加附一枚阳气振；

倍芍缓急止腹痛；桂枝加桂治奔豚；

倍芍继增大黄二，和营泻腑表里通；

若加龙牡各三两，调和阴阳镇摄精；

乌头蜜煎桂汤送，寒疝肢厥腹痛轻；

桂枝汤加芪二两，黄汗烦躁身疼重。

5. **葛根汤（发散风寒，舒筋止痉）**

葛根四两三麻姜，桂芍炙草各二两，

麻葛先煎枣十二，下利恶寒项背强。

6. **桂枝新加汤（益气生津，调和营卫）**

桂枝新加调气阴，汗出不解脉反沉，

改芍姜四人参三，困倦乏力肢体疼。

7. **九味羌活汤（发汗祛湿，兼清里热）**

九味羌活细防风，苍术白芷草川芎，

黄芩生地鲜姜葱，恶寒头痛舌尖红。

8. **香苏散（疏风散寒，理气和中）**

香苏苍术草陈皮，恶寒烦闷气滞宜；

加味香苏增荆防，姜芎秦艽蔓荆子，

无汗脉浮苔薄白，寒热身疼流鼻涕。

9. **小青龙汤（解表散寒，温肺化饮）**

小青龙汤治水气，喘咳呕哕渴或利，

麻桂姜辛芍草三，半夏五味半升必；

渴去夏加花粉三，以下加减去麻继；

噎加附子一枚炮，小便不利增苓四，

翘花主利有争议，喘入杏仁厚朴毕。

小青龙加膏二两，止咳平喘亦清里。

10. 射干麻黄汤（宣肺平喘，降气化痰）

射三冬花紫菀辛，半夏五味各半升，
麻姜各四枣七枚，喘咳喉鸣水鸡声。
厚五麻四二姜辛，半升五味夏杏仁，
膏如鸡子麦一升，咳鸣脉浮痰热清。

11. 桑菊饮（疏风清热，宣肺止咳）

桑菊饮中杏翘梗，甘草薄荷共芦根，
酌入母膏芩贝粉，面赤干咳咽呛呜。

12. 银翘散（辛凉透表，清热解毒）

银翘量倍牛豉荷，荆桔甘芦竹叶合，
羚翘解毒去芦根，温病咽红口干渴。

13. 麻杏甘石汤（辛凉疏表，清肺平喘）

麻杏甘石辛凉剂，麻四杏仁五十粒，
石膏半斤草二两，烧咳吭喘呼吸急。

14. 越婢汤（发汗行水）

越婢麻黄用六两，石膏半斤三生姜，
枣十五枚甘草二，一身悉肿恶风康。
越婢汤加白术四，风水皮水口渴尝；
加夏半斤兼平喘，恶风不减附子挡。

15. 升麻葛根汤（解肌透疹）

升麻葛根芍药草，麻疸皮疹初起好。

16. 竹叶柳蒡汤（透疹解表，清泄肺胃）

竹叶柳蒡葛根知，荆芥薄荷合蝉衣，
甘膏粳米玄麦冬，麻疸斑疹在初起。

17. 柴葛解肌汤（解肌清热）

节庵柴葛解肌汤，石膏大枣与生姜，
芩芍桔草羌活芷，钟铃去芷桔梗羌，
加入丹皮地二母，周身疼痛及目眶，
寒减热重咽红肿，心烦不眠热病方。

18. 葱豉桔梗汤（疏风解表，清肺泄热）

葱豉桔梗薄连翘，山栀竹叶加甘草，
热邪束肺嗽咽痛，身热舌红咳嗽少。

19. 五根汤（解表清里，活血化瘀）

五根板兰葛豆根，芦茅霍六三黄红，
感冒流感猩红热，无名发热咽蛾疼。

20. 杏黄汤（清热宣肺，降气祛痰，止咳平喘）

杏黄杏仁麻石膏，白前前胡红花草，
芦根白矾宜分煎，上感气管肺炎消。

21. 清解汤（清解热毒，透疹消肿）

清解桑白地骨皮，银翘紫草蜕粳米，
浮萍薄荷牛红花，麻疸猩红腮腺宜。

22．败毒散（散寒祛湿，益气解表）

人参败毒草苓芎，二活二胡枳壳梗，
温疫伤寒噤口痢，祛邪扶正有奇功。
加入荆防去姜参，祛湿宣肺散痒肿；
便溏或咳外感频，口吃脾风多动症。
仓廪散加陈仓米，痢疾剧吐毒气冲。

23. 参苏饮（益气解表，理气化痰）

参苏前胡桔葛根，木香枳壳合二陈，
寒热头痛痰涕清，倦困气短胸脘闷。

24. 再造散（助阳益气，解表散寒）

再造参附桂甘芪，羌防芎芍姜枣细，
恶寒蜷卧肢体冷，头痛面苍脉无力。

25. 麻黄细辛附子汤（助阳解表）

麻辛各二附一枚，少阴恶寒脉细微，
或去细辛入草二，发热肢疼身倦怠。
暴喑暴聋头剧痛，浮肿气短但欲寐。

26. 葱白七味饮（养血解表）

葱白七味麦地黄，新豉葛根与生姜，

出血血虚外邪伤，头痛身热怕寒凉。

27. 加减葳蕤汤（滋阴解表）

加减葳蕤用白薇，豆豉炙草桔梗随，
滋阴发汗葱枣薄，舌红舌瘦脉数微。

28. 竹叶汤（温阳益气，疏风解表）

竹叶一把葛根三，防桔桂参草一参，
姜五附一枣十五，产后汗家中湿寒。

29. 十神汤（疏风散邪，理气和中）

十神葛根麻升麻，香附川芎赤芍加，
陈草芷苏生姜引，时疫流感有办法。

30. 清肺排毒汤（散寒祛湿，宣肺排毒）

清肺排毒射款冬，五苓麻杏甘石陈，
山药紫菀姜细辛，藿香枳实夏柴芩，
烧咳喘急胸脘闷，寒湿热疫米粥饮。

第二章　泻下剂

1. 大承气汤（竣下热结）

大承气汤朴半斤，枳实五枚四将军，
硝冲三合黄后下，痞满燥实狂厥痉。

2. 小承气汤（轻下热结）

小承气汤四大黄，枳实三枚朴二两，
改大黄三枳五枚，厚朴八两除腹胀；
厚朴一尺六大黄，枳四支饮胸满尝。

3. 调胃承气汤（缓下热结）

调胃承气半升硝，四两大黄二甘草，
痞满燥实大承气，烦渴腹满便结调。

4. 大黄附子汤（温里散寒，通便止痛）

大黄附子温下祖，黄三细二三枚附，
偏痛发热脉紧弦，阑尾胆囊胰腺服。

5. 温脾汤（攻下冷积，温补脾阳）

温脾附子硝大黄，人参甘草归干姜，
虚人便秘苔白腻，胁疼腹痛发热方。

6. 三物备急丸（开胸利气，攻逐冷积）

三物备急逐冷积，大黄干姜巴豆一，
心腹诸卒暴百病，皆因寒实大便秘。

7. 麻子仁丸（润肠泄热，行气通便）

麻仁二升一升杏，枳芍半斤黄一斤，
厚朴一尺蜜为丸，脾约便硬尿数频。

8. 五仁丸（润肠通便）

五仁柏子桃杏松，郁李陈皮蜜为引，
便秘舌燥脉细涩，养血生津肠能通。

9. 济川煎（温肾益精，润肠通便）

济川牛膝肉苁蓉，当归泽泻枳壳升，
便秘尿清腰膝软，头眩舌淡脉迟沉。

10. 大陷胸汤（泻热逐水）

大陷胸汤六大黄，冲化芒硝一升量，
后入一钱匕甘遂，胸水腹水或癫狂。
大黄八两为丸剂，半升杏仁硝葶苈，
别捣甘遂一钱匕，缓攻须用二合蜜。

11. 十枣汤（攻逐水饮）

十枣逐水效堪夸，等分大戟遂芫花，
枣汤为引平旦服，胸水腹水肿胀佳。

12. 舟车丸（行气逐水）

舟车牵牛与大黄，遂戟芫花槟木香，
青皮橘皮轻粉入，泻水消胀力量强。
控涎丹用遂戟芥，攻逐胸水与癫狂。

13. 疏凿饮子（泻下逐水，疏风消肿）

疏凿饮子秦艽羌，椒目泻通腹槟姜，
商陆苓皮赤小豆，风水皮水身肿胀。

14. 新加黄龙汤（滋阴益气，泄火通便）

新加黄龙草硝黄，玄海参归麦地姜，
口燥舌焦精神疲，便秘腹痛或谵狂。

15. 增液汤（增液润燥）

增液生地玄麦冬，更合承气硝黄竣，
大便干硬增液汤，热结便秘承气通。
咽红口疮牙周肿，消渴干燥综合征。

16. 更衣丸（泻火，通便，安神）

更衣丸用芦荟七，辰砂五分共研细，
泻火通便安神志，烦躁郁怒失眠宜。

17. 胆道排石汤（清热利湿，行气止痛，利胆排石）

胆道排石二三金，木香枳军绵茵陈，
合大柴胡透脓散，诸般结石通可用。

第三章　和解剂

1. 小柴胡汤（和解少阳）

小柴胡汤柴半斤，三两人参姜草芩，
半夏半升枣十二，寒热往来和解应；
烦而不呕去参夏，加蒌一枚神安宁；
渴去夏加花粉四，参四两半能生津；
腹中痛当去黄芩，加芍三两疼痛轻；
或去枣加牡蛎四，兼攻胁下痞而硬；
若兼心悸尿不利，去芩加入四两苓；
咳去生姜人参枣，加干姜二味半升；
不渴还有表微热，去参加桂三两省。

2. 柴胡桂枝干姜汤（和解少阳，温化水饮）

柴桂干姜化痰饮，桂芩三两柴半斤，
姜草牡二花粉四，胸胁满结寒热停。

3. 柴胡加龙骨牡蛎汤（和解少阳，通阳泄热，重镇安神）

柴胡四加龙牡汤，夏三枣六二大黄，
龙牡芩苓桂两半，同量铅丹人参姜。
抑郁焦虑神紊乱，癫痫失眠谵言狂。

4. 蒿芩清胆汤（清胆利湿，和胃化痰）

蒿芩清胆枳竹茹，陈夏茯苓加碧玉。
胸闷胁胀吐酸苦，寒热如疟脉滑数。

5. 达原散（开达膜原，辟秽化浊）

达原槟榔厚朴芩，知芍姜甘草果仁，
憎寒壮热苔秽浊，怪味异味温疫论。
柴胡达原去知芍，枳桔青皮荷叶梗，
咳痰不爽胸膈闷，苔如积粉糙涩硬。
清脾青皮草果仁，朴术柴芩半夏苓，
炙甘草加姜五片，温疟温疫热多用。

6. 四逆散（透邪解郁，疏肝理脾）

四逆散芍柴草枳，肢厥欲睡脉微细，
咳加五味姜五分，加桂五分缘心悸，
尿不利入五分苓，腹痛一枚制附子，
后重薤白煮三升，方从少阴调肝脾。
柴胡疏肝草陈皮，芎芍枳壳香附宜，
胁痛脘胀或太息，活血止痛疏肝气。

7. 逍遥散（疏肝解郁，养血健脾）

逍遥散用当归芍，柴苓术草加姜薄，
气痛胁胀神烦躁，头眩乳疼经不调；
丹栀逍遥清郁热，颧红乳胀经行早。
加生熟地黑逍遥，气郁崩漏或血少。

8. 痛泻要方（补脾柔肝，祛湿止泻）

痛泻要方术芍风，陈皮理气水泻升，
肠鸣腹痛泻还疼，后重加薤坠香槟。

9. 半夏泻心汤（寒热平调，散结除痞）

半夏泻心夏半升，三两干姜草芩参，
黄连一两枣十二，调和肠胃最多用，
心下痞硬或肠鸣，干呕便溏脘闷疼；
或改干姜为一两，加生姜四肠雷鸣；
甘草泻心草四两，狐惑口疮泄利频。

10. 黄连汤（寒热并调，和胃降逆）

黄连三两寒热剂，二参三草姜桂枝，
枣十二枚夏半升，寒热未罢呕痛利。

11. 大半夏汤（降逆止呕，润肠通腑）

大半夏汤人参蜜，胃反呕吐虚弱体。
大黄四两甘草一，食入即吐饮食积。

12. 干姜人参半夏丸（温中止呕）

干姜人参半夏丸，妊娠呕吐属虚寒，
姜参一两夏半升，寒甚姜夏等为散。

13. 奔豚汤（疏肝清热，降逆止痛）

奔豚腹痛气冲胸，二两归芎芍草芩，
姜夏四两葛根五，一升李根降逆冲。

14. 芍药甘草汤（疏肝柔筋，缓急止痛）

芍药甘草治转筋，老年去杖此方名。
筋挛肉拘诸般疼，寒冷加附脚能伸。

15. 化肝煎（疏肝理气，泻热和胃）

化肝青陈芍丹皮，泽泻或草土贝栀，
怒气伤肝郁火逆，胁痛脘胀出血止。

第四章　清热剂

1. 白虎汤（清热生津）

白虎阳明四大热，知母六两米六合，
一斤石膏二两草，加参三两止烦渴；
或加桂三治温疟，骨节烦疼时呕恶；
或入犀角与玄参，化斑汤解斑疹毒。
白虎汤中加苍术，湿温近治风湿热。

2. 竹叶石膏汤（清热生津，益气和胃）

竹叶两把膏一斤，半夏粳米各半升，
一升麦冬二草参，身热短气心烦闷。

3. 清营汤（清营解毒，透热养阴）

清营透热阴血凉，热谵瘾疹舌干绛，
犀角丹参连连翘，银花竹叶增液汤。
清宫竹叶犀玄参，麦冬连翘莲子心，
神昏谵语热不宁，邪陷心包误汗因。

4. 犀角地黄汤（清热解毒，凉血散瘀）

犀角地黄芍药丹，热入营血服之安，
吐衄便血斑紫黑，昏狂蓄血腹还满。

5. 黄连解毒汤（泻火解毒）

黄连解毒柏栀芩，三焦火盛是主因，
烦狂火热昏谵语，吐衄发斑痈疽疔。

6. 清瘟败毒饮（清热解毒，凉血泻火）

清瘟败毒栀桔草，大剂犀地连石膏，
丹玄竹芩翘知芍，壮热狂躁斑疹消。

7. 泻心汤（泻火燥湿）

泻心芩连各一两，大黄二两合成方，
胸痞烦热吐衄血，黄疸睑肿口舌疮；
壮火食气加附子，多汗困倦表阳伤。

8. 凉膈散（泻火通便，清上泄下）

凉膈草芩栀子翘，薄荷竹叶大黄硝，
舌红苔黄胸膈热，身热面赤鼻唇焦。

9. 普济消毒饮（清热解毒，疏风散邪）

普济消毒芩连鼠，陈草玄桔蓝柴胡，
马勃僵荷连翘升，时行大头痄腮除。

10. 导赤散（清心利水养阴）

导赤地草竹木通，清心养阴利涩淋，

口疮面赤喜冷饮，小便黄赤尿急疼。

11. 清心莲子饮（益气阴，清心火，止淋浊）

清心莲子石莲参，地骨黄芩白茯苓，
芪草车前麦门冬，烦渴梦遗及淋崩。

12. 龙胆泻肝汤（清泻肝胆实火，清利肝经湿热）

龙胆泻肝栀芩柴，生地车前子当归，
木通泽泻生甘草，肝经实火湿热揣。
疮疹耳聋头胁痛，阴肿痒汗与筋痿。

13. 泻青丸（清肝泻火）

泻青龙胆羌防风，栀子大黄当归芎，
肝经郁火目赤肿，烦怒急惊脉实攻。

14. 当归龙荟丸（清泻肝胆实火）

当归龙荟栀四黄，青黛木香与麝香，
头眩便秘尿赤涩，肝胆实火如狂尝。
左金连六吴萸一，胁痛口苦吞酸良。

15. 泻白散（泄肺清热，平喘止咳）

泻白桑皮地骨皮，炙甘草后下粳米，
泄肺清热平喘咳，皮肤蒸热脉数细。
葶苈大枣泻肺汤，肺痈支饮悬饮利。

16. 清胃散（清胃凉血）

清胃生地归黄连，丹皮升麻石膏诠，
牙痛面热龈肿烂，齿衄口臭口渴烦。
玉女地膏麦知膝，齿松烦热消渴安。

17. 泻黄散（泻脾胃伏热）

泻黄重用防风草，藿香栀子生石膏，
口臭口疮唇鼻肿，吐舌弄舌睑肿消。

18. 芍药汤（清热燥湿，调气和血）

芍药三十芩连桂，大黄炙草槟木归，
腹痛后重便脓血，久利宜将升陷配。
香连连四倍木香，下利脓血痛泻坠。

19. 黄芩汤（清热止利，和中止痛）

黄芩三两十二枣，二两芍药炙甘草，
呕加生姜夏半升，身热腹痛下利好。

20. 白头翁汤（清热解毒，凉血止痢）

白头翁二治热痢，三两连柏与秦皮，
里急腹痛便脓血，加草胶二产后宜。

21. 栀子豉汤（清热除烦）

栀子豉汤疗虚烦，懊侬窒塞苦难言，
呕加生姜或干姜，气短加入二两甘，
栀子厚朴合枳实，劳复心烦腹痛满。

22. 青蒿鳖甲汤（养阴退热）

青蒿鳖甲知地丹，夜热早凉身不汗。
舌红苔少脉细数，津亏阴虚发热安。

23. 秦艽鳖甲散（滋阴养血，清热除蒸）

秦艽鳖甲治风劳，地骨柴胡及青蒿。
当归知母乌梅引，骨蒸痨嗽肌肉削。

24. 清骨散（清虚热，退骨蒸）

清骨青蒿银柴胡，甘草秦艽鳖知母，
地骨胡连疗骨蒸，潮热盗汗脉细数。

25. 当归六黄汤（滋阴泻火，固表止汗）

当归六黄盗汗良，芪柏芩连二地黄，
自汗盗汗唇口干，便干溲赤热口疮。

26. 黄芪鳖甲散（益气养阴，清透虚热）

黄芪鳖甲桑骨皮，艽菀参苓柴半知，
地芍冬桂桔甘草，羸瘦倦困劳热宜。

27. 益胃汤（养阴益胃）

益胃沙参麦地黄，玉竹炒香合冰糖，
口干咽燥舌无津，热病汗下胃阴伤。

28. 升降散（升清降浊，泻火解毒）

升降散用白僵蚕，蝉蜕大黄姜黄煎，

重用米酒蜂蜜引，郁火疫毒此方先。

29. 神解散（清热透邪，解毒泻火）

神解神曲蜕僵蚕，银花生地通车前，
三黄桔梗加蜜酒，憎寒壮热脘闷满。

30. 清化汤（发表散邪，泻火解毒）

清化蚕蝉银翘梗，泽兰陈皮草玄参，
芩连栀子龙胆草，白附子入蜜酒引，
咽痛牛蒡秘大黄，壮热憎寒面目肿。

31. 芳香饮（芳香涤秽，清泻火毒）

芳香茯苓苦玄参，蚕蝉荆芥膏花粉，
陈曲芩草蜜酒引，头肿舌烂发斑疹，
心胸胁痛吐黄痰，咽喉闭塞头齿疼。

32. 大清凉散（通泻三焦热毒）

大清凉散蚕蝎蝉，归地龙胆栀子丹，
二泽知麦草芩连，银花木通合车前，
五味子加蜜酒尿，目赤咽肿谵狂癫。

33. 小清凉散（升清降浊，凉血解毒）

小清凉散银花膏，芩连归地合紫草，
丹栀僵蚕蜕泽兰，蜜酒童便冷服好。
壮热烦躁咽不利，面赤口颊腮肿消。

34. 大复苏饮（清热解毒，镇心安神）

大复苏饮蜕蚕苓，归地丹栀知连芩，
人参麦冬天麻犀，甘草滑石蜜酒引。
形如醉人两目睁，汗多热谵神不清。

35. 小复苏饮（清热解毒，泻火逐秽）

小复蜕蚕曲牡丹，芩连柏栀地车前，
知桔木通蜜酒尿，积滞神昏谵狂安。

36. 增损三黄石膏汤（内外分消，宣泄热毒）

增损三黄石膏汤，栀豉薄荷蝉蜕僵，
知母蜂蜜黄酒送，壮热焦渴语烦狂。

37. 增损大柴胡汤（和解达邪，泻火解毒）

增损大柴胡汤方，升降散合柴三黄，
栀荷枳芍陈皮姜，阵热乍寒郁少阳。

38. 增损双解散（发表清里，泻火解毒）

增损双解升降芍，荆防石滑栀子翘，
连草芩桔薄归硝，疮痈咽痛毒痢讨。

39. 加味凉膈散（凉膈解郁，宣泄温毒）

加味凉膈升降散，芩连栀子翘荷甘，
竹叶芒硝伴蜜酒，大头壮热烦闷谵。

40. 加味六一顺气汤（泻火解毒，逐秽达邪）

加味六一顺气汤，柴蜕蚕芩连硝黄，
枳朴草芍蜜酒引，喉痹舌卷缩阴囊。

41. 增损普济消毒饮（疏散疫邪，清热解毒）

增损普济消毒饮，栀子牛蒡翘连芩，
玄桔甘兰蜕蚕陈，大黄蜜酒疗天行。

42. 解毒承气汤（泻火解毒，通便逐秽）

解毒首用大承气，蜕蚕三黄栀子济，
温邪壅滞三焦热，痞满燥实谵厥逆。

43. 益肾汤（解毒活血，利水消肿）

益肾归芍芎丹参，桃红土茯茅豆根，
公英地丁或参芪，夏枯降压肾炎通。

44. 清泻肝胆汤（清泻肝胆）

清泻肝胆柴芩青，竹茹枳夏栀蔓荆，
大青龙胆苍耳子，眩晕羞明此方醒。

45. 除痰降火汤（除痰降火，安神定志）

除痰降火枳竹茹，柴芩夏青志菖蒲。
龙胆栀子金礞石，竺黄南星珍珠母，
痰盛送服滚痰丸，癫狂梦惊失眠图。

46. **历脑汤/散（清热解毒，活血通窍）**
历脑猫鹅菖蓟芷，银蒲蚕蝉葶耳子，
红花沙参麻军藿，鼻鼻窦炎头痛止。
47. **牙痛立效汤（清热泻火，祛风止痛）**
牙痛青地羌防膏，桑皮芩连栀胆草，
元胡知柏木通甘，火郁加附秘加硝。
48. **甘露饮（养阴清热，解毒退黄）**
甘露饮有草二冬，二地石斛芩茵陈，
枇杷枳壳各等分，睑肿龈烂咽喉疼，
牙宣黄疸或疮疹，单服凉药效不灵。

第五章　祛暑剂

1. **新加香薷饮（祛暑解表，清热化湿）**
新加香薷厚银翘，扁豆鲜花一起熬，
暑瘟口渴汗不出，发热无汗胸闷好。
香薷散有扁豆朴，脘闷痛泻暑伤表。
2. **六一散（清暑利湿）**
六一祛暑能利湿，滑石六两甘草一；
加辰砂名益元散，祛暑清心安神宜；
或加青黛名碧玉，清暑还解肝胆热；
加薄荷名鸡苏散，专为暑热感风设。
3. **桂苓甘露饮（清暑解热，化气利湿）**
桂苓甘露祛暑湿，滑石石膏寒水石，
五苓甘草同煎服，霍乱烦渴头痛热。
4. **清暑益气汤（清暑益气，养阴生津）**
清暑益气草洋参，石斛麦冬连荷梗，
竹叶知母合粳米，翠衣利尿又生津。
身热多汗心烦渴，溲赤脉虚神不振。
东垣归身参芪升，二术神泽味葛根，
青陈黄柏麦冬草，虽言清暑性偏温。

第六章　温里剂

1. **理中丸/汤（温中祛寒，补气健脾）**
理中亦名人参汤，参术草姜各三两，
吐泻腹痛便稀溏，阳虚失血脉虚大，
喜唾胸痹慢惊风。挟感桂枝人参汤，
寒加附子逆丁蔻，理中化痰苓夏尝。
2. **吴茱萸汤（温中补虚，降逆止呕）**
吴萸一升六两姜，枣十二枚参三两，
吐利肢厥烦欲死，头痛干呕吐涎方。
3. **小建中汤（温中补虚，和里缓急）**
小建中即桂枝汤，加饴一升芍六两，
虚痨里急腹中痛，悸衄虚烦失精方；
加芪两半扶中阳，加归四两产后尝。
4. **大建中汤（温中补虚，缓急止痛）**
大建中汤参二两，二合蜀椒四干姜，
饴糖一升后化入，胸腹攻痛阴寒伤。
5. **四逆汤（回阳救逆）**
四逆干姜草二两，生附一枚能回阳，
腹痛下利脉沉微，漏汗身热反怕凉，
神衰欲寐肢厥冷，加参一两固阴阳。
6. **白通汤（破阴回阳，宣通上下）**
白通加葱能通阳，生附一枚一两姜，
干呕神烦利无度，面赤脉微名戴阳，
或加人尿猪胆汁，反佐还图通阴阳。
7. **参附汤（益气回阳固脱）**
参附汤为急救方，附子人参需十两，
黏汗冷汗气喘喝，面苍脉微肢体凉，
或合龙牡或山萸，量因症变救阴阳。
8. **回阳救急汤（回阳固脱，益气生脉）**
回阳救急用六君，桂附干姜五味并，

加麝三厘或胆汁，冷蜷吐泻脉伏沉。

9. 黑锡丹（升降阴阳，坠痰定喘）

黑锡肉蔻与硫黄，桂附楝木沉茴香，
芦巴故纸阳起石，喘汗冷泻阳痿良。

10. 当归四逆汤（温中散寒，养血通脉）

当归四逆二通甘，归桂芍药细辛三，
大枣二十五枚擘，脉细欲绝手足寒。
加茱二升姜半斤，兼散内寒酒水煎。
腰腿疼痛经不调，冻疮子痛及寒疝。

11. 黄芪桂枝五物汤（益气温经，和血通痹）

黄芪桂枝五物汤，芪芍桂三六两姜，
枣十二枚通血痹，风痹中风麻木康。

12. 暖肝煎（温补肝肾，行气止痛）

暖肝归杞乌药桂，沉香生姜苓小茴，
少腹疼痛按之冷，水疝子肿阴困坠。

第七章　表里双解剂

1. 葛根黄芩黄连汤（解表清里）

葛根先煎用半斤，炙草二两三连芩，
痢加秦皮白头翁，身热下利舌黄红。

2. 大柴胡汤（和解少阳，内泻热积）

大柴胡汤半斤柴，姜五枳实用四枚，
芩芍三两枣十二，夏半升加军二该，
心下满痛或痞硬，协热下利便秘开。

3. 厚朴七物汤（解肌散寒，和胃泻肠）

厚朴七物十枚枣，姜五桂二三军草，
枳实五枚朴半斤，腹痛脉浮大便少。

4. 五积散（发表温里，行气化痰，活血消积）

五积散中苍桔草，归芍芎芷苓枳壳，
麻桂干姜陈夏朴，寒热胸满腹痛消。

5. 防风通圣丸（疏风解表，泻热通便）

防风通圣芩军硝，荆麻荷栀术草翘，
归芎芍桔滑石膏，疏风泄热通里表，
便结尿浊憎寒热，疮肿疡疹痔漏好。

6. 石膏汤/三黄石膏汤（清热解毒，发汗解表）

石膏汤用芩柏连，麻黄豆豉山栀添，
壮热无汗躁昏谵，身重口渴或发斑。

7. 养胃汤（发表通里，消食化痰）

养胃半夏厚苍苓，橘红藿香草果仁，
参草姜片乌梅引，憎寒壮热内伤冷。

第八章　补益剂

1. 四君子汤（益气健脾）

四君补气为先行，人参白术甘草苓，
肢软食少或便溏，面色痿白语低吟。
益以陈夏名六君，祛痰补气利痰饮；
继增木香与砂仁，香砂六味脾湿醒；
六君去夏名异功，脾虚气滞腹满灵。

2. 保元汤（益气温阳）

保元益气温阳功，参芪肉桂草姜引，
男妇虚痨幼科痘，倦怠少气畏寒振。

3. 参苓白术散（益气健脾，渗湿止泻）

参苓白术扁豆梗，山药炙草砂薏仁，
莲肉共研枣汤引，脾虚吐泻纳少增。
七味白术四君藿，葛根木香吐泻平。

4. 补中益气汤（补中益气，升阳举陷）

补中益气芪术陈，参柴升草当归身，
困倦热汗脉虚洪，久泻下垂外感频。

5. 升陷汤（益气升陷）

升陷重用生黄芪，升麻柴胡桔梗知，
气促脉微或结代，喘喝难行伤心气。
升陷当归加鹿茸，失血贫血血压低。

6. 生脉散（益气生津，敛阴止汗）

生脉散即生脉饮，人参五味麦门冬，
暑热体倦咽干渴，久咳肺痿短气轻。

7. 人参蛤蚧散（补肺益肾，止咳定喘）

人参蛤蚧二母苓，桑皮甘草苦杏仁，
虚热喘咳痰血脓，面浮肺痿或失音。
人参胡桃生姜引，胸满喘急睡不宁。

8. 四物汤（补血调血）

四物归芍二地芎，血虚百病此方宗，
崩漏血瘕脐腹痛，恶露不下坚硬疼。
四君四物八珍汤，气血双补是名方；
继加黄芪与肉桂，**十全大补气阳伤**；
磐石十全去苓桂，加续砂芩固胎良。

9. 圣愈汤（补气养血）

圣愈四物与参芪，失血过多气血虚。
桃红四物亦调经，痛经崩漏虚夹瘀。

10. 当归补血汤（补气生血）

当归补血东垣笺，黄芪一两归二钱，
证像白虎烦渴甚，经产疮溃虚热煎。

11. 归脾汤（益气补血，健脾养心）

归脾汤用参术芪，茯神炙草归远志，
枣枣木香龙眼姜，安神摄血益心脾。
悸忡失眠面萎黄，带多便血崩淋漓。

12. 炙甘草汤（益气滋阴，通阳复脉）

炙甘草汤即复脉，枣卅草四三姜桂，
半升麻麦一斤地，二两参胶酒水兑。
肺痿痰血虚汗热，伤寒心悸脉结代。

13. 六味地黄汤 / 丸（填精滋阴补肾）

六味地黄八两地，丹苓泽三山山四，
腰膝酸软头目眩，消渴汗遗囟不闭。
六味地黄加知柏，骨蒸劳热盗汗止；
杞菊地黄能明目；**麦味都气咳喘宜**。

14. 左归饮（滋阴补肾，填精益髓）

左归地萸山药苓，杞草补肾壮水功，
为丸菟丝除苓草，川牛龟鹿二胶增。
眩晕遗泄腰腿酸，自汗盗汗咽燥宁。

15. 大补阴丸（滋阴降火）

大补阴丸熟地龟，黄柏知母猪脊髓，
遗汗膝疼肢软痿，骨蒸潮热体虚羸。

16. 虎潜丸（滋阴降火，强壮筋骨）

虎潜足痿筋痿方，柏知龟板熟地黄，
陈皮白芍虎胫骨，锁阳干姜制丸尝。

17. 二至丸（补益肝肾，滋阴止血）

二至补肾又养肝，旱莲女贞蜜为丸，
或入桑葚熬成膏，梦遗视花发白痊。
桑麻又名扶桑丸，桑叶芝麻白蜜炼，
头昏久咳便燥秘，风湿麻痹肤燥干。

18. 一贯煎（滋阴疏肝）

一贯地倍杞麦冬，沙参归楝或蒌仁，
胸脘胁痛咽口燥，疝瘕癥块酸不吞。
或合桃核或透脓，大病顽疾建奇功。

19. 石斛夜光丸（滋阴补肾，清肝明目）

石斛夜光枳膝芎，二地二冬杞丝苁，
青葙草决犀羚角，参苓草味连蒺风，

杏仁山药杭菊花，瞳散视昏内障明。

20. 补肺阿胶汤（养阴补肺，镇咳止血）

补肺阿胶马兜铃，牛蒡甘草糯杏仁，
咳喘咽燥痰带血，脉细苔少舌瘦红。

21. 月华丸（滋阴润肺，消痰止咳）

月华丸滋肺肾阴，二冬二地沙贝苓，
桑菊百部胶三七，獭肝山药痨瘵宁。

22. 龟鹿二仙胶（滋阴填精，益气壮阳）

龟鹿二仙加参好，再入枸杞熬成膏，
腰膝酸软目昏花，遗精阳痿体瘦削。

23. 七宝美髯丹（补益肝肾，乌发壮骨）

七宝美髯归杞故，赤白苓乌牛膝菟，
腰膝酸软发早白，梦滑筋痿齿摇固。

24. 河车大造丸（滋阴清热，补肾益肺）

河车大造地二冬，杜仲牛膝龟甲参，
盐柏再加肉苁蓉，须发早白耳失聪。

25. 肾气丸（补肾壮阳，化生肾气）

肾气丸中八两地，桂附各一山山四，
苓泽丹皮各三两，益阴振阳补肾气。
腰困膝肿下身冷，痰饮消渴转胞急；
济生加入车牛膝，温肾退肿小便利；
十补丸加茸五味，膝软冷肿面黑治。

26. 右归饮（温补肾阳，填精补血）

右归熟地萸山药，枸杞杜仲桂附草，
为丸应当去甘草，加入菟丝龟鹿胶，
神疲畏寒腰膝酸，阳痿便溏或遗尿。

27. 升阳益胃汤（升阳益胃，健脾除湿）

升阳益胃芪独羌，六君柴芍连泽防，
面惨蜷卧食不香，易感难愈便稀溏。

28. 玉液汤（益气滋阴，固肾止渴）

玉液山药芪内金，知母五味葛花粉，
饮多食多小便频，或合白虎加人参。
二冬花粉参草苓，知母荷叶上消灵。
杞萸山药天地人，三消竭肾尿浊清。

29. 二仙汤（温肾阳，补肾阴，泻肾火）

二仙巴戟归知柏，温阳泄火益肾水，
失眠焦虑脾气躁，阵热阵汗精力衰。

30. 脾肾两助丸（健脾益气，滋补肝肾）

脾肾两助参莲戟，山山补骨菟丝子，
五味车前蔻砂陈，纳呆汗出梦滑遗。

31. 固阴煎（养阴固精）

固阴熟地参山药，菟萸远志五味草，
带下漏崩梦滑遗，功血阴挺经不调。

第九章　固涩剂

1. 玉屏风散（益气固表止汗）

玉屏风散术防芪，表虚自汗易感宜。
牡蛎散有芪麻根，诸虚自汗盗汗止。

2. 九仙散（敛肺止咳，益气养阴）

九仙人参苦桔梗，桑皮五味贝款冬，
乌梅阿胶罂粟壳，肺虚久咳汗喘宁。

3. 真人养脏汤（涩肠固脱，温补脾肾）

真人养脏参术芍，当归肉蔻罂粟壳，
木香诃子肉桂草，虚寒久泻久痢好。

4. 四神丸（温肾暖脾，固肠止泻）

四神肉蔻吴茱萸，故纸五味姜枣泥，
久泻肾泄五更泄，腹痛腰酸子冷愈。

5. 桃花汤（涩肠止泻、温中散寒）

桃花一姜一升米，分用一斤赤石脂。
赤石脂与禹余粮，各研一斤止久痢。

6. 金锁固精丸（补肾涩精）

金锁固精潼蒺藜，芡实龙牡莲莲须；
水陆二仙金樱芡，肾虚遗精滑精宜。

7. 桑螵蛸散（温补心肾，涩精止遗）

桑螵蛸散远志龙，归龟菖蒲参茯神，
尿如米泔神恍惚，滑精遗尿小便频。
缩泉乌药药智仁，尿频尿遗下元冷。

8. 固经丸（滋阴清热，止血固经）

固经龟板白芍芩，黄柏香附樗树根，
酒糊为丸酒为引，热郁经多及漏崩。

9. 固冲汤（益气健脾，固冲摄血）

固冲汤用焦术芪，龙牡杭芍茜草萸，
棕炭五倍海螵蛸，崩中漏下因气虚。

10. 震灵丹（止血化瘀）

震灵丹用禹余粮，石脂石英没乳香，
代赭五灵朱砂研，止血化瘀崩不畅。

11. 傅氏加减逍遥散（疏肝解郁，利湿清带）

傅氏加减逍遥散，柴苓白芍栀子甘，
茵陈橘皮共细研，带青腥臭气郁肝。

12. 清肝止淋汤（清肝泻火，健脾止带）

清肝止淋生地胶，重用一两豆归芍，
丹柏牛膝香附枣，带下挟血赤带消。

13. 易黄汤（补益脾肾，清热祛湿，收涩止带）

易黄一两山药芡，黄柏白果合车前。
带下黄白腰腿酸，腥臭异味质稠黏。

14. 完带汤（补中健脾，化湿止带）

完带一两术山药，参芍车前苍术草，
陈皮柴胡黑芥穗，健脾疏肝白带少。

15. 利火汤（清火利湿止带）

利火术苓大黄栀，川连王不车前子，
石膏知母刘寄奴，带黑阴肿尿疼止。

16. 椿树根丸（清热化湿，收敛止带）

椿树根丸良姜炭，芍柏二钱椿两半，
尿带秽臭阴刺痛，梦遗滑泄再不犯。

17. 驻车丸（清热燥湿，养阴止痢）

驻车丸治冷热痢，湿热久郁大肠气，
黄连炮姜当归胶，或愈或发痛则利。

18. 益黄散（温中理气，健脾止泻）

益黄诃子草青陈，丁香木香加术参，
脾虚吐泻腹胀膨，疳积身瘦不乳饮。

第十章　安神剂

1. 朱砂安神丸（镇心安神，清热养血）

朱砂安神治失眠，当归生地甘草连，
惊悸怔忡梦纷纭，心胸懊侬神乱烦。
生铁落饮二冬玄，翘钩胆辰菖橘远，
茯苓茯神丹参贝，心烦狂乱神不安。

2. 珍珠母丸（滋阴养血，镇心安神）

珍珠母丸犀角参，归地茯沉柏枣仁，
龙齿薄银朱砂衣，失寐惊悸神不宁。
磁朱又名神曲丸，心悸癫痫耳目聋。

3. 酸枣汤（养血安神，清热除烦）

酸枣汤能安神灵，虚痨虚烦不寐宁，
枣仁二升一两草，二两芎劳知母苓。
甘麦大枣三两草，小麦一升十枚枣，
或合百合或酸枣，随证化裁疗脏躁。

4. 天王补心丹（滋阴养血，补心安神）

天王补心有三参，苓桔远志归二冬，

地黄五味柏枣仁，悸烦不眠梦遗停。

5. **柏子养心丸（补益气血，养心安神）**

柏子养心参芪芎，枣仁五味茯茯苓，
归远桂草夏曲朱，胆怯不寐心易惊。
枕中龟板菖志龙，心安神宁耳目聪。

6. **防己地黄汤（养血清热，祛风通络）**

防己地黄地二斤，己草一钱三桂风，
独语如狂言妄行，焦虑抑郁神不宁。

7. **百合地黄汤（养阴清热，安神定志）**

百合地黄各十两，神郁食行卧失常，
口苦尿赤脉微数，**百合知母心烦尝**；
或改百合鸡子黄，虚烦呕吐胃阴伤。
滑石代赭百合汤，尿赤呕吐呃逆康。

8. **开心散（安神补气，利湿化浊）**

开心散用二两苓，菖一四分远志参，
忧思气郁神不振，遇事好忘没记性。

第十一章　开窍剂

1. **安宫牛黄丸（清热解毒，开窍醒神）**
2. **牛黄清心丸（清热解毒，开窍安神）**

安宫牛黄凉开窍，烦躁昏谵或狂叫，
中风昏迷舌红绛，小儿惊风邪热扰。
牛黄清心同安宫，神昏烦躁不狂闹。

3. **小儿回春丹（开窍定惊，清热化痰）**
4. **抱龙丸（开窍定惊，清热化痰）**

小儿回春抱龙丸，身热昏睡热挟痰，
发惊发厥肢抽搐，夜啼痛泻或哮喘。

5. **苏合香丸（芳香开窍，行气止痛）**

苏合香丸开寒凝，中风中气邪闭神，
肢厥苔白脉迟沉，亦疗心腹诸卒疼。

第十二章　理气剂

1. **越鞠丸（行气解郁）**

越鞠丸解六般郁，苍附川芎栀神曲，
脘腹胀痛膈痞闷，嗳腐吞酸呕逆愈：
气郁木香槟榔陈，气滞血瘀加桃红，
痰多半夏瓜蒌星，气郁化火加连芩，
食积山楂麦砂仁，湿盛泽泻猪茯苓，
胀满枳朴力可行，寒加吴萸效莫论。

2. **金铃子散（疏肝泄热，活血止痛）**

金铃子量等玄胡，行气活血止痛楚。
延胡索散归芍蒲，桂草姜黄木没乳，
七情伤感心腹痛，一切血气疼痛服。

3. **半夏厚朴汤（行气散结，降逆化痰）**

半夏一升苓四两，三两厚朴五生姜，
干苏叶二日四服，咽炙脔因七情伤。

4. **枳实薤白桂枝汤（通阳散结，祛痰下气）**

枳实四个半斤薤，桂一朴四蒌一枚，
中虚改合人参汤，逆气抢心及胸背。

5. **瓜蒌薤白白酒汤（通阳散结，行气祛痰）**

瓜蒌薤白白酒汤，通阳散结胸痹方，
行气祛痰蒌一枚，白酒七升薤八两。
改薤三加夏半升，通阳祛痰宽胸膛。

6. **橘核丸（行气止痛，软坚散结）**

橘核川楝藻带昆，桃仁厚朴通桂心，
枳实元胡广木香，疝气子肿偏坠疼。

7. **天台乌药散（行气疏肝，散寒止痛）**

天台乌药茴木香，青皮槟榔高良姜，
川楝巴豆共研末，小肠疝引子痛胀。

8. **三层茴香丸（温经散寒，行气止痛）**

三层茴香疗寒疝，沙参木香与川楝，
二料继加槟荜茇，三料更把苓附搬。
阴囊胀坠子硬肿，一应小肠气寒疝。

9. **厚朴温中汤（行气除满，温中燥湿）**

厚朴温中炙草陈，木香草蔻干姜苓，
纳差苔腻脉弦沉，脘腹胀满或痛疼。
良附良姜香附均，胃疼胁胀因寒凝。

10. **四磨汤（行气降逆，宽胸散结）**

四磨汤治七情伤，人参沉香乌槟榔，
胸膈胀闷气喘喝，痞满神郁食不香。
五磨枳实木香入，去参行气消闷胀。

11. **旋覆代赭汤（降逆化痰，益气和胃）**

旋覆代赭三草复，代一参二生姜五，
半夏半升枣十二，心下痞硬噫气除。

12. **橘皮竹茹汤（降逆止呃，益气清热）**

橘皮竹茹各二升，草五参一姜半斤，
枣三十枚日三服，哕逆干呕舌当红。
丁香柿蒂生姜参，虚寒呃逆脉迟沉。

13. **苏子降气汤（降气平喘，祛痰止咳）**

苏子降气夏肉桂，前胡厚草姜枣归，
短气胸闷呼吸难，喘咳痰多色黏白。

14. **定喘汤（宣降肺气，清热化痰）**

定喘白果杏苏麻，芩草桑皮夏冬花，
内热外寒痰稠黄，喘咳气急脉数滑。
桑白皮汤夏栀芩，杏苏贝母连姜引，
肺热苔黄脉滑数，痰多稠黄喘咳宁。

第十三章　理血剂

1. **桃核承气汤（泻热逐瘀）**

桃核承气桃五十，二两芒硝草桂枝，
大黄四两硝后化，瘀血出血创伤施。

2. **下瘀血汤（泻热逐瘀）**

下瘀血汤蜜为丸，桃䗪二十大黄三。
恶露不下经血闭，癥瘕腰疼癃闭兼。

3. **通窍活血汤（活血通窍）**

通窍全凭好麝香，桃红大枣老葱姜，
川芎赤芍黄酒煎，脱发白睛红疼痒，
酒糟口臭肤青紫，白紫癜风痨病尝。
通气香附柴倍芎，耳聋不闻多服康。

4. **血府逐瘀汤（活血化瘀，行气止痛）**

血府逐瘀归地桃，红花枳壳赤芍草，
柴胡桔梗芎牛膝，胸痛头痛情急躁，
小儿夜啼灯笼热，呃逆不眠心忙跳。

5. **膈下逐瘀汤（活血祛瘀，行气止痛）**

膈下逐瘀五灵丹，归芎桃红赤芍甘，
乌药元胡香附壳，积聚肚疼肾泻安。

6. **少腹逐瘀汤（活血祛瘀，温经止痛）**

少腹茴香与炒姜，元胡灵脂没芎当，
蒲黄官桂赤芍药，调经种子安胎良。

7. **身痛逐瘀汤（活血行气、祛瘀通络，通痹止痛）**

身痛逐瘀秦归芎，桃红草羌没五灵，
香附牛地芪苍柏，肩臂腰腿周身疼。

8. **补阳还五汤（补气活血通络）**

补阳还五赤芍芎，地龙当归桃仁红，
四两黄芪寒加附，偏瘫语謇尿不灵。

9. 癫狂梦醒汤（平肝散郁，祛邪除痰）
癫狂梦醒重桃仁，香附青柴陈夏通，
甘草桑腹赤苏子，狂躁失眠脑震灵。
10. 解毒活血汤（解毒凉血活血）
解毒活血连翘桃，红花枳壳葛赤芍，
柴胡甘草归生地，热瘀吐泻皮肤好。
枇杷清肺桑白连，黄柏人参甘草节，
粉刺药疹酒渣鼻，粟状红斑皮脂炎。
11. 急救回阳汤（活血通经、回阳救逆）
急救回阳参附姜，白术甘草桃红方，
吐泻身冷汗淋漓，转筋烦渴津液伤。
12. 通经逐瘀汤（活血化瘀，解毒透疹）
通经逐瘀桃仁红，麝香赤芍甲皂龙，
连翘柴胡或大黄，斑疹势急躁烦攻。
13. 会厌逐瘀汤（活血解毒，凉血利咽）
会厌逐瘀是病源，桃红甘桔地归玄，
柴芍枳壳加蝉蜕，声嘶水呛失音痊。
14. 助阳止痒汤（益气散瘀，通络止痒）
助阳止痒芪桃红，皂刺赤芍甲珠冲，
痘疹身痒或哑音，各种皮炎麻痘疹。
15. 加味止痛没药散（活血退翳，泻火明目）
加味止痛没药散，血竭大黄朴硝研，
石决另加茶调服，白睛红疼云翳痊。
16. 黄芪防风汤（补气升阳）
黄芪防风治脱肛，四两黄芪一钱防。
黄芪四两草八钱，尿痛如割急煎尝。
17. 复元活血汤（活血祛瘀，疏肝通络）
复元活血汤柴胡，花粉桃红炮甲珠，
大黄一两及归草，跌打损伤瘀痛舒。

18. 七厘散（化瘀消肿，止痛止血）
七厘血竭没乳香，儿茶朱红冰麝香，
金创烧烫无名毒，酒调内服外敷良。
19. 失笑散（活血祛瘀，散结止痛）
失笑蒲黄五灵脂，心腹经痛恶露施。
丹参饮中檀砂仁，心胃胁疼头痛止。
20. 温经汤（温经散寒，养血祛瘀）
温经半夏半升与，一升麦冬三吴萸，
二两参桂归芎芍，胶草丹皮生姜俱，
不孕漏下经紊乱，烦热下利体质虚。
21. 艾附暖宫丸/汤（理气补血，暖宫调经）
艾附暖宫四物芪，肉桂川断吴茱萸，
肢凉腹冷难身孕，经迟量少色淡稀。
22. 生化汤（养血活血，温经止痛）
生化芎三归八两，桃二五分草炮姜。
或加坤草黑芥穗，回缩子宫有专长。
肠宁汤主血虚疼，当归参麦胶地黄，
山药川断肉桂草，恶露经后腹痛康。
23. 活络效灵丹（活血祛瘀，通络止痛）
活络效灵归丹参，乳没活血祛瘀癥。
去归加入赤桃仁，宫外Ⅰ号不稳定；
Ⅱ号继增莪术棱，专攻已成包块型。
24. 桂枝茯苓丸（活血化瘀，缓消癥块）
桂枝茯苓化瘀癥，桂苓丹芍桃等分，
腹痛漏下胎不宁，保胎催生调月经。
25. 大黄䗪虫丸（活血消癥，祛瘀生新）
大黄䗪虫四两芍，一升桃杏虻蛴螬，
䗪虫半升一两漆，水蛭百枚三军草，
二芩十两干地黄，癥瘕肿块肤甲燥，
面黯潮热经血闭，血痹尫羸干血痨。

26. 化瘀通气汤（化瘀通气，利水消胀）

化瘀通气柴丹参，归芍郁桔牡桃红，
川楝紫菀䗪椒葶，水蛊腹胀肝不宁。

27. 疏肝散结汤（疏肝理血，软坚散结）

疏肝散结柴赤芍，当归川贝夏枯草，
丹元二参海浮石，牡蛎昆布合海藻，
病在颈项枳壳梗，胸乳公英大瓜蒌，
宫瘤泽兰牛芜蔚，诸般肿瘤增生消。

28. 牵正桃红四物汤（养血活血，祛风通络）

牵正桃红四物汤，桑麻鸡血羌二防，
病久蜈荆䗪虫入，面歪异汗麻冷康。
赤换白芍合止痉，面肌痉挛肢挛商。

29. 加味乌药汤（行气活血，调经止痛）

加味乌药汤砂仁，二香元胡炙草伦，
或加川乌归桃红，痛经呕恶脘胀疼。
宣郁通经归芍苓，丹栀白芥子郁金，
柴胡香附生甘草，痛经躁热血紫红。

30. 清经散（清热凉血）

清经地骨熟地芍，苓柏丹栀知母蒿；
两地玄参地一两，地骨白芍麦冬胶。
月经先期舌红燥，潮热盗汗血黏稠。

31. 滋血汤（益气补血，健脾生血）

滋血养血治闭经，四物参芪山药苓；
归肾熟地山山苓，菟丝枸杞归杜仲，
玄地丹栀量加减，调脾调肾经血行。

32. 苍附导痰汤/丸（开痰散结，行气解郁）

苍附导痰二陈汤，枳壳南星神曲姜，
痰湿体胖久不孕，带多血少经不畅。

33. 定经汤（疏肝补肾，养血调经）

定经一两菟归芍，柴苓芥穗地山药，
肝肾不足情易激，或前或后经不调。

34. 十灰散（凉血止血）

十灰散用大小蓟，丹栀茜荷茅棕皮，
大黄侧柏萝卜引，血热吐咳咯衄宜。

35. 四生丸（凉血止血）

四生丸用三种叶，荷叶蕲艾侧柏鲜，
生地共捣如泥煎，热郁呕吐衄咯血。

36. 咳血方（清肝宁肺，凉血止血）

咳血青黛海浮石，蒌仁诃子黑山栀。
槐花柏叶芥穗壳，肠风脏毒下血止。

37. 小蓟饮子（凉血止血，利水通淋）

小蓟饮子藕蒲黄，木通滑石生地当，
炙草山栀淡竹叶，尿血尿赤热淋康。

38. 黄土汤（温阳健脾，养血止血）

黄土八两须先煎，苓草术附胶地三，
养血止血温脾阳，诸般出血因虚寒。

39. 胶艾汤（养血止血，调经安胎）

胶二艾三四芍药，归三地六二芎草，
补血止血能安胎，经多崩漏胞阻调。

40. 安老汤（补脾益肾，养阴止血）

安老一两地参芪，归术山萸黑芥穗，
胶草香附木耳炭，绝经复行带多宜。

41. 引精止血汤（健脾补肾，凉血止血）

引经止血重地术，参苓车前山茱萸，
黄柏黑姜芥穗炭，交感出血漏红除。

42. 凉血止血汤（益气滋阴，凉血止血）

凉血止血地倍芪，玄茅草柏苓牛膝，
重用麦冬或山萸，鼻衄热性出血宜。

43. 固气汤（补气摄血）

固气汤用参一两，苓术甘草归地黄，
杜仲山萸志五味，血崩胎堕救急方。

44. 清热固经汤（清热凉血，固经止血）

清热固经治热崩，地骨地榆地栀芩，
胶龟牡藕棕炭草，骨蒸颧红经妄行。

45. 固本止崩汤（补气摄血，固冲止血）

固本止崩姜芪参，一两地术半归身，
或入乌贼升麻芍，补气摄血止淋崩。

46. 顺肝益气汤（健脾益气，平冲降逆）

顺肝益气治恶阻，一两人参当归苏，
熟地白芍炒神曲，麦冬砂仁陈苓术。

47. 保产无忧散（益气养血，理气安胎，顺产）

保产无忧归芍芎，贝丝羌草枳朴冲，
炒艾炙芪芥穗姜，逐月间服胎儿宁，
安胎保胎又催产，矫正胎位有奇功。

48. 当归芍药散（养血调肝，健脾利湿）

当归芍药芍一斤，三两归芎四术苓，
泽半斤或入丹芩，腰酸腹痛保胎灵。

49. 下乳汤（疏肝理气，养血通乳）

下乳青柴四物梗，漏芦通草草花粉，
芝麻王不芷甲珠，乳少乳胀奶不通。

50. 生乳汤（通乳丹）（补气养血，生化乳汁）

生乳一两人参芪，当归二两二猪蹄，
桔梗木通麦门冬，虚人无乳服之宜。

第十四章　治风剂

1. 川芎茶调散（疏风止痛）

川芎茶调细荆防，香附荷芷甘草羌，
疏风能止诸头痛，为末饭后茶调尝。
菊花茶调加蚕菊，风热上攻头痛康。
清上蠲痛芎细当，蔓荆草芷羌独防，
芩菊苍术麦门冬，偏正头风效更强。

2. 大秦艽汤（祛风通络，养血活血）

大秦艽用羌独防，石膏归芍二地黄，
芎芷辛芩苓甘术，内外中风效非常。
小续命汤麻黄参，芩桂草芍芎杏仁，
防防附子生姜引，半身不遂风湿痛。

3. 消风散（疏风养血，清热除湿）

消风当归地防风，蝉蜕知母荆苦参，
胡麻苍牛膏草通，湿疹风疹荨麻疹。
当归饮子荆防草，四物三色血虚因。

4. 散偏汤（行气活血，通络止痛）

散偏芎芍草柴胡，白芥郁李芷香附。
验方散偏羌防菊，芎芍芩连芷没乳，
蔓荆三仙天麻草，偏正头痛头风图。

5. 陈茶芽煎（清热利湿、通络止痛）

陈茶银玄防蔓荆，黑豆辛芎天麻灯，
土茯四两须先煎，郁火偏正头痛停。
辛夷防风羌细辛，藁本白芷升麻芎，
木通甘草各等分，鼻塞头痛嗅不灵。

6. 牵正散（祛风化痰，通络止痉）

牵正散主口眼斜，等分白附僵蚕蝎。
止痉等分蝎蜈蚣，痉厥抽搐挛痛研。

7. 玉真散（祛风化痰，定搐止痉）

玉真散治破伤风，羌芷防风生南星，

白附天麻各等分，或用热酒或尿引。
五虎追风蝉蚕星，天麻全蝎朱砂冲。
牙关紧闭体僵直，动作失调不由人，
共济失调不安腿，挛痛儿童抽动症。

8. **小活络丹（祛湿除痰，化痰通络，活血止痛）**

小活络丹天南星，二乌乳没与地龙，
肢节挛痛腰腿疼，麻木不仁缘中风。

9. **大活络丹（祛湿除痰，通经活络）**

大活络丹五十味，面歪中风身不遂，
腰腿麻疼关节痛，颈胸腰椎虚人对。

10. **羚羊钩藤汤（凉肝息风，增液舒筋）**

俞氏羚羊钩藤汤，桑菊茯神鲜地黄，
贝芍竹茹生甘草，发热惊厥抽风良。
钩藤热郁正气伤，参草天麻蝎羚羊。

11. **镇肝熄风汤（镇肝熄风，滋阴潜阳）**

镇肝熄风牛赭重，龙牡龟板芍天冬，
玄参茵陈麦芽草，川楝应将石膏增，
目胀耳鸣脑热痛，眩晕颠仆渐中风。

12. **建瓴汤（镇肝熄风，滋阴安神）**

建瓴倍加牛山药，代赭龙牡地黄芍，
柏子仁加铁锈水，中风悸烦失眠好。

13. **天麻钩藤饮（平肝息风，清热活血，补益肝肾）**

天麻钩藤石决明，牛膝栀芩杜寄生，
益母茯神夜交藤，失眠头痛眩晕停。

14. **阿胶鸡子黄汤（滋阴养血，柔肝息风）**

阿胶鸡子黄白芍，石决钩藤牡蛎草，
生地茯神络石藤，筋惕瘛疭眩晕调。

15. **大定风珠（滋阴息风）**

大定风珠地黄芍，三甲麦味麻仁胶，
甘草鸡子黄后入，筋脉动惕欲脱牢。
小定淡菜生龟板，胶鸡童便依次调。
三甲复脉甘草胶，地芍麦冬心动消。

16. **地黄饮子（滋肾阴，补肾阳，开窍化痰）**

地黄饮子山茱斛，桂附巴戟苁蓉茯，
麦味菖志姜枣薄，瘖痱踉跄欲倒仆。

17. **桂枝芍药知母汤（祛风除湿，温阳散寒，佐以清热）**

桂枝芍药知母汤，桂防知四五术姜，
芍三甘麻附二枚，体虚关节肿痛大。

18. **古今录验续命汤（祛风扶正，开泄表闭）**

古今录验续命汤，杏四十粒芎一两，
麻桂参归膏姜草，各用三两风痱良。
四肢软瘫或言难，还治咳逆面肿大。

第十五章　治燥剂

1. **杏苏散（轻宣凉燥，理肺化痰）**

杏苏散内二陈前，生姜大枣枳壳桔，
或入苏芥莱菔子，燥咳凉咳噎干痊。

2. **桑杏汤（轻宣温燥，润肺止咳）**

桑杏栀豉沙贝梨，温燥干咳咽燥宜。
翘荷桔草栀绿豆，干咳咽痛窍不利。

3. **清燥救肺汤（清燥润肺，益气养阴）**

清燥救肺桑膏杷，参杏草胶麦胡麻，
干咳喘逆身热痛，鼻咽口舌燥干夸。

4. 沙参麦冬汤（甘寒生津，清养肺胃）

沙参麦冬生扁豆，玉竹花粉桑叶草，
咽干口渴或发热，舌红少津咳痰少。

5. 养阴清肺汤（养阴清肺，解毒利咽）

养阴清肺地麦芍，玄贝丹皮薄荷草。
酌加桑叶银翘芩，咽燥热疫白喉消。

6. 百合固金汤（滋润肺肾，止咳化痰）

百合固金贝母当，麦冬玄参二地黄，
桔梗白芍生甘草，喘咳痰血盗汗康。

7. 麦门冬汤（滋养肺胃，降逆下气）

麦冬七升三合粳，枣十二枚二草参，
降逆和胃夏半升，咳呛痰黏虚热宁。
加入山药以代粳，丹芍桃红治倒经。

8. 琼玉膏（滋阴润肺，益气补脾）

琼玉参苓生地蜜，痨瘵咯血短力气。
五劳七伤诸不足，养生健身效堪奇。

第十六章　祛湿剂

1. 平胃散（燥湿运脾，行气和胃）

平胃苍术草陈朴，脘胀口淡呕恶吐，
嗳气吞酸怠惰卧，体沉苔腻脉缓服；
胃苓寒湿困脾适；**不换金加半夏藿**；
柴平祛湿治温疟；茵陈胃苓阴黄除。

2. 藿香正气散（解表化湿，理气和中）

藿香正气腹皮苏，甘桔陈苓术厚朴，
夏曲白芷姜枣引，霍乱瘴疟水土服。
六和砂仁六君藿，杏仁扁豆木瓜朴，
脾虚湿伤头重痛，脘闷困倦濡泻除。

3. 茵陈蒿汤（清热利湿退黄）

茵陈蒿汤治阳黄，茵陈先煎用六两，
栀十四枚大黄二，阴黄加附子干姜。
栀子柏皮栀十四，草一柏二亦退黄。

4. 藿朴夏苓汤（芳香化浊，行气渗湿）

藿朴夏苓有三仁，泽泻豆豉合猪苓，
湿温恶寒热不扬，面垢苔滑胸脘闷；
三仁半叶滑朴通，温留气分湿邪重；
身热不扬苔厚润，胸闷不饥身重痛；
黄芩滑石通猪苓，腹皮苓皮白蔻仁，
湿热交炽苔黄滑；偏表偏湿偏热分。

5. 甘露消毒丹（利湿化浊，清热解毒）

甘露消毒蔻藿香，茵陈滑石木通菖，
芩翘贝母射干薄，暑疫湿温湿热疮。

6. 连朴饮（清热化湿，理气和中）

连朴菖夏芦栀豉，霍乱吐泻因湿热；
蚕矢汤用大豆豉，苡仁木瓜芩连栀，
半夏通草淡吴萸，霍乱转筋服须急。

7. 八正散（清热泻火、利水通淋）

八正等量通车前，大黄滑石瞿麦扁，
炙草栀子灯心引，热淋血淋尿痛痊。
五淋散主血热淋，赤芍赤苓归栀甘。

8. 二妙散（清热燥湿）

二妙黄柏与苍术，**三妙当把牛膝伍**，
四妙继增薏苡仁，湿热肿疼带疮愈。
加味二妙黄柏术，桑苡忍冬木瓜卓，
牛膝防己驱风湿，麻痿肿疼带疮除。

9. 五苓散（利水渗湿，温阳化气）

五苓散用半两桂，泽泻一两六铢兑，
猪茯白术十八铢，烦渴不饮伴浮脉，
头眩吐涎脐下悸，诸般积水吐利瘥。
茵陈量倍五苓散，黄疸湿重利水快。

10. 猪苓汤（利水渗湿，养阴清热）

猪苓利水能育阴，等量胶泽滑二苓，
或呕或咳或下利，尿难发热渴喜饮。
改散二苓术等分，血淋发热尿不灵。

11. 防己黄芪汤（益气祛风，健脾利湿）

防己黄芪两一芪，七钱半术一两己，
甘草半两姜枣引，风湿风水汗多宜。
防己茯苓六两苓，防桂黄芪三两均，
合草二两治皮水，脉浮肢肿聂聂动。

12. 五皮散（利水消肿，理气健脾）

五皮皮水妊肿宜，陈苓姜桑大腹皮。
或入五加地骨皮，均可增强消肿力。
葵子茯苓疗子肿，身重恶寒尿不利。

13. 苓桂术甘汤（温阳化饮，健脾利湿）

苓四桂三二术草，胸胁支满眩悸讨。
去术加入十五枣，悸动欲作奔豚消。
干姜苓四二术草，腰腹困重是肾着，
加茸川断狗羌茜，腰椎突出劳损好。

14. 真武汤（温阳利水）

真武温阳利水饮，三两生姜芍药苓，
附子一枚白术二，呕去附改姜半斤，
咳加半升五味子，一两干姜与细辛，
伤寒发热心下悸，眴肿颤摇眩仆停。

15．附子汤（温经助阳，祛寒化湿）

附子少阴寒湿侵，二枚附子二两参，
四两白术三芍苓，背寒肢冷骨节疼。

16. 实脾散（温阳健脾，行气利水）

实脾厚朴术附姜，茯苓草果槟木香，
木瓜炙草姜枣引，水肿腹胀大便溏。

17. 萆薢分清饮（温肾利湿，分清化浊）

萆薢分清菖乌药，益智泽泻茯苓草，
膏淋白浊如米泔，舌淡脉沉湿浊消。
程氏萆薢分清饮，黄柏菖蒲术茯苓，
车前丹参莲子心，白浊膏淋尿黄清。

18. 羌活胜湿汤（祛风胜湿止痛）

羌活胜湿独活芎，蔓甘藁本与防风。
项强肩凝转侧难，头肩腰背重痛轻。
当归拈痛羌防芩，参草二术泽猪苓，
知葛苦参升茵陈，湿热疮疡遍身疼。

19. 蠲痹汤（祛风除湿，蠲痹止痛）

蠲痹当归芍芪羌，防风甘草姜黄姜，
肩项臂痛手脚麻，阴雨寒冷痛难当。

20. 独活寄生汤（祛风湿，止痹痛，益肝肾，补气血）

独活寄生艽防辛，地芍归芎桂茯苓，
杜仲牛膝人参草，腰膝僵痛或不仁。
三痹去寄加芪断，手足拘挛风痹宁。

21. 鸡鸣散（行气降浊，宣化寒湿）

鸡鸣苏陈桔槟榔，木瓜吴萸姜皮姜，
脚气足胫肿冷痛，筋脉浮肿脚痛康。
或合加味二妙散，湿热下注均可商。

22. 香砂养胃丸（温中散寒，和胃止痛）

香砂养胃术厚苓，藿草香附枳实陈，
半夏白蔻焦三仙，纳呆吞酸胃闷疼。

23. 葛花解酲汤（化酒祛湿，温中和胃）

葛花解酲香青陈，参术二苓蔻砂仁，
神曲干姜枳椇泻，酒家呕逆神乱宁。
竹茹汤独重葛根，草夏姜枣竹茹引，
胃热心烦喜冷饮，酒客呕吐不能停。

24. 香附旋覆花汤（祛痰行水，行气宽胸）

香附旋覆花汤方，时邪悬饮胸疼胀，

苏陈苓夏薏苡仁，或入葶苈十枣汤。

25. 宣痹汤（清热祛湿，通络止痛）

宣痹汤治湿热痹，防杏夏滑翘薏苡，
栀子蚕沙赤小豆，痛加姜黄海桐皮。
骨节疼烦或发热，加地膏茜皮肤宜。

26. 石韦散（清热利水，活血通淋）

石韦瞿麦车前子，王不天葵合滑石，
大黄金钱量加减，尿浊尿石尿痛止。

27. 瓜蒌瞿麦丸（温肾利水，生津润燥）

瓜蒌瞿麦一瞿麦，花粉二两附一枚，
薯蓣苓三化水气，尿闭苦渴缘停水。
当归贝母苦参丸，功主妊娠小便难。
归母苦参各等分，加滑石粉亦治男。

第十七章　祛痰剂

1. 二陈汤（燥湿化痰，理气和中）

二陈陈夏草茯苓，燥湿化痰此方宗，
痰多肢困胸膈闷，眩悸舌润呕恶心。
加入枳实与竹茹，**汤名温胆可宁神**；
黄连加入温胆汤，化痰清火心神宁。
导痰枳实南星加，痰涌眩厥胸痞松；
继加菖参涤痰汤，痰迷心窍言不能。

2. 十味温胆汤（益气养血，化痰宁心）

十味温胆熟地参，二陈汤合炒枣仁，
枳实远志味姜枣，心虚胆怯神悸惊。

3. 指迷茯苓丸（燥湿行气、软坚化痰）

指迷茯苓丸半夏，风硝枳壳姜汤下，
中脘停痰肩臂疼，肢肿咯痰脘闷罢。

4. 清气化痰丸（清热化痰，理气止咳）

清气化痰杏蒌仁，茯苓枳实芩胆星，
陈夏姜汁糊丸服，痰黄黏稠胸膈闷。
清金化痰栀蒌仁，桔梗二母芩麦冬，
桑皮苓草化橘红，痰黏黄稠及肺痈。

5. 小陷胸汤（清热化痰，宽胸散结）

小陷胸治小结胸，一两黄连夏半升，
瓜蒌一枚涤痰热，心下痞闷按之疼。

6. 柴胡陷胸汤（和解清热，涤痰宽胸）

柴胡陷胸半连芩，枳实桔梗姜蒌仁，
口苦苔黄脉滑数，少阳证兼胸闷疼。

7. 滚痰丸（泻火逐痰）

礞石滚痰芩大黄，佐以风硝与沉香，
癫狂惊悸奇诡状，便秘苔黄脉滑长。

8. 贝母瓜蒌散（润肺清热，理气化痰）

贝母瓜蒌天花粉，桔梗茯苓化橘红，
肺燥痰黏咳不爽，加连栀芩治中风。

9. 苓甘五味姜辛汤（温肺化饮）

苓甘五味姜辛汤，苓四甘辛姜三两，
五味半升日三服，痰多稀白胸不畅。

10. 冷哮丸（散寒涤痰）

冷哮冬花麻草辛，川乌矾皂杏胆星，
蜀椒紫菀半夏曲，因凉即发寒哮灵。

11. 三子养亲汤（温肺化痰，降气消食）

三子苏芥莱菔子，降气快膈化痰食，
或合二陈或杏苏，咳喘食少痰多止。
金水六君二陈地，归姜痰喘气阴虚。

12. 止嗽散（宣肺疏风，止咳化痰）

止嗽甘草桔白前，百部紫菀陈荆芥。
燥咳瓜蒌知贝母，诸般咳嗽痰少研。

13. 清肺汤（祛痰止咳）

清肺芩栀桔桑皮，陈苓杏贝五味子，
归草二冬姜枣引，一切咳嗽痰多宜。

14. **半夏白术天麻汤（化痰熄风，健脾祛湿）**

半夏白术天麻汤，茯苓橘红草枣姜，
或入蔓荆减白术，痰厥头痛眩晕康。

15. **定痫丸（涤痰息风，开窍安神）**

定痫二茯贝天麻，丹麦菖志陈姜夏，
蝎蚕胆星珀竹沥，姜汁甘草和朱砂，
素虚当加人参芪，平肝熄风控痫发。

第十八章　消食剂

1. **保和丸（消食化滞，理气和胃）**

保和苓夏山楂曲，陈翘莱菔消食积；
脘腹痞满及胀痛，厌食或泻苔厚腻。
加术二两名大安，消中兼补小儿宜。

2. **枳实导滞丸（消食导滞，清热祛湿）**

枳实导滞芩连黄，苓术神泽滞泻畅；
后重湿热兼气滞，木香导滞加槟榔。

3. **木香槟榔丸（行气导滞，攻积泄热）**

木香槟榔青陈皮，枳柏黄连牵牛子，
大黄香附蓬莪术，里急后重利或秘。

4. **枳术汤（行气消痞）**

枳术术三八两枳，心下旋盘结水气。
元素枳术术倍枳，健脾消痞化饮食；
或名曲蘖或香砂，均可增强消食力。

5. **健脾丸（健脾和胃，消食止泻）**

健脾异功山药连，香砂肉蔻合三仙，
脾虚食停脉细弱，脘闷苔腻及溏泻。

6. **资生丸（健脾开胃，消食止泻）**

资生山药扁四君，莲子薏藿陈桔梗，
连泽芡实三仙蔻，中虚痊夏胎滑灵。

7. **枳实消痞丸（消痞除满，健脾和胃）**

枳实消痞四君连，麦芽夏曲厚姜全，
脾虚气滞寒热结，痞满纳差或便泻。

8. **鳖甲煎丸（软坚消癥，行气活血，祛湿化痰）**

鳖甲煎丸治疟母，十二分硝鳖甲主，
三分姜芩军桂朴，紫葳石韦射鼠妇，
阿胶三分蜂巢四，䗪虫芍药牡丹五，
蜣螂柴六瞿桃二，一分葶苈参夏伍。
胁下癥结痞块生，腹痛消瘦经闭图。

9. **混元丹（活血化饮，行气消积）**

混元赤芍鳖甲苓，青柴莪棱鸡内金，
牡蛎甲珠刺茵陈，红花枳壳大力参，
五迟水疝厌食积，肝硬腹胀水血凝。

第十九章　驱虫剂

1. **乌梅丸（温脏安蛔）**

乌梅三百归椒四，六两附柏参桂细，
十六两连干姜十，肢厥腹痛或泻痢，
沉疴疑难怪异症，面暗黄如杨桃皮。

2. **肥儿丸（杀虫消积，健胃清热）**

肥儿丸内有使君，肉蔻香连曲麦槟，
猪胆为丸疗疳积，面黄腹大便滞清。

3. **布袋丸（补脾消积驱虫）**

布袋四君及使君，芜荑芦荟合夜明，
装袋入煎猪肉汤，疳积羸瘦虚热甚。

第二十章　痈疡剂

1. **仙方活命饮（清热解毒，消肿溃坚，活血止痛）**

仙方活命首银花，陈防芷归芍刺甲，
花粉乳没贝草节，痈疡肿毒初起伐。

2. **五味消毒饮（清热解毒，消散疔疮）**

五味消毒银公英，天葵菊花紫地丁，
或入丹翘连赤苓。疔毒痈疖脓肿深。
凉血地黄归芍芩，地榆槐角连花粉。
枳壳升麻草荆芥，痔肿肠风脓血停。

3. **四妙勇安汤（清热解毒，活血止痛）**

四妙勇安银玄三，二两当归一两甘，
清解活血能止痛，脱疽瘀肿溃臭烂。

4. **牛蒡解肌汤（疏风清热，凉血消肿）**

牛蒡解肌丹栀翘，荆薄斛玄夏枯草，
颈项红肿发寒热，颊肿龈痛牙痛消。

5. **海藻玉壶汤（化痰软坚，理气散结，滋阴泻火）**

海藻玉壶带昆布，青陈半夏翘贝母，
独活草节当归芎，气肉石瘿多服著。

6. **透脓散（托毒溃脓）**

透脓芪甲归芎皂，疮痈肿毒瘀滞消。
托里透脓参芪术，归芷升麻青皮草，
甲珠皂刺热酒引，气虚气陷须比较。

7. **阳和汤（温阳补血，散寒通滞）**

阳和汤疗阴性疮，鹿胶三钱地一两，
二钱白芥一桂草，五分炮姜与麻黄，
乳癖土贝加五钱，芪甲细辛斟酌尝。

8. **中和汤（益气透达，和血消散）**

中和汤有四君芪，白芷归芎合陈皮，
乳没双花皂英刺，痈疡半阴半阳宜。

9. **内补黄芪汤（补益气血，养阴生肌）**

内补黄芪参草苓，地芍归芎麦门冬，
远志官桂生姜枣，疮疡痈疽善后功。

10. **苇茎汤（清肺化痰，逐瘀排脓）**

苇茎冬瓜各二两，八钱桃仁薏一两，
胸痛痰臭脉滑数，咽喉溃烂肺脓疡。

11. **大黄牡丹汤（泻热破瘀，散结消肿）**

大黄四两牡丹一，桃仁活血五十粒，
瓜子半升硝三合，肠痈胞痈便不利。

12. **薏苡附子败酱散（排脓消肿）**

薏苡附子败酱散，薏十附二酱五参，
扶正清热排痈脓，壮火食气热兼寒，
阑尾化瘀败酱银，大黄川楝桃薏仁，
丹芍木香草红藤，脘腹子脏脓肿清。

13. **五神汤（清热利湿，解毒消痈）**

五神牛膝三两银，一两车苓紫地丁，
下肢丹毒委中痈，湿热疮疡有奇功。

14. **消乳汤（清热解毒，消肿止疼）**

消乳知母银翘瓜，丹参乳没炮山甲，
或入花粉公英贝，乳痈脓肿疱疹佳。
除湿胃苓赤茯苓，滑石防栀通灯心，
缠腰火丹湿毒疡，作烂流水或痒疼。

15. **犀黄丸（清热解毒、化痰散结）**

16. **蟾酥丸（解毒消肿，活血定痛）**

犀黄横痃淋巴肿，癌瘤瘰疬流注痈。
蟾酥附骨臀腿疽，发背脑疽恶疮疔。

17. **小金丹（活血散结，化痰通络）**

小金寒湿痰瘀结，瘰疬痰核流乳岩，
横痃贴骨蟮供头，肿硬冷痛肤不变。

后 记

应学生之邀，同道同学们鼓励，笔者将一生行医的临床心得记录于相关方证的应用中，望能帮助读者进一步加深对方证的理解。笔者的同学和同仁看了后戏曰：先生是“绣出鸳鸯任君看，不把金针度与人”。笔者认真回答：误也、非也！博大精深的祖国医学，任你穷毕生之精力探究，也只得九牛一毛、沧海一粟，安敢保守自负！说到传承，感慨万千，任何学问也好，艺术也罢，若无专心致志之士，你便使出浑身解数，实难育出栋梁之材，“此事难知”，是先哲王好古所叹！其实，现代人只要静下心来做学问，“不以物喜，不以己悲”。认真学习，勤于探索，出点成果很容易。不像我们那个年代的人，文化基础即是一大难关。谚曰：“秀才学医如笼中捉鸡”。如今医学院校毕业的学生，博士、硕士、学士，比比皆是，何止秀才！正如陈修园勉励后学“医学实在易”。关键是要排除干扰，静下心来，勤奋好学，不耻下问，持之以恒，细想勤练，自然而然就会开了“天眼”，这就是学医人的一个“悟”字，它其实源于一个“勤”字。这个“勤”快则五年，慢则十年，必成一方名医。再回过头来看看自己的历程，一定会由衷地感叹“值”！这就是为医之正道。因为理论与实践还是有鸿沟要逾越的，虽然有了系统的理论，临证若无人指点，必然会多走不少弯路。韩愈所道至理名言“古之学者必有师”。笔者所以几经周折，历时数十载撰写此书，目的就是想让刚到临床尚没有从师机会的年轻医生有所借鉴，通过对本书的阅读、记诵，达到“无师自通”。已经临床的同道欲求深造，本书也是一本值得参考的工具书，为此增加了“方名索引”。这是几代中医人的研究成果，笔者无非是把先贤的知识综合整理，加了点自己的临床经验而已。作为一名临床医生，就应该写点临床上经得起验证、可以重复的东西，把自己一生学医行医的经验及个人见解写出来，免得文随人去而抱憾九泉。

李鸿琦　己亥年壬申月于药香斋

二〇二〇年　庚子孟春修订

二〇二二年　壬寅中秋重修